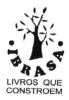

Coleção "Saúde" – 44

VOLUMES PUBLICADOS:

1. Controle sua Pressão .... W. A. Brams
2. Vença o Enfarte .... W. A. Brams
3. Glândulas, Saúde, Felicidade .... W. H. Orr
4. Cirurgia a seu Alcance .... R. E. Rotenberg
5. Ajude seu Coração .... Vários autores
6. Saúde e Vida Longa pela Boa Alimentação .... Lester Morrison
7. Guia Médico do Lar .... Morris Fishbein
8. Vida Nova para os Velhos .... Heins Woltereck
9. Coma Bem e Viva Melhor .... Ancel e Margareth Keys
10. O Que a Mulher Deve Saber .... H. Imerman
11. Parto sem Dor .... Pierre Vellay
12. Reumatismo e Artrite .... John H. Bland
13. Vença a Alegria .... Harry Swart
14. Manual de Primeiros Socorros .... Hoel Hartley
15. Cultive seu Cérebro .... Robert Tocquet
16. Milagres da Novacaína .... Henry Marx
17. A Saúde do Bebê Antes do Parto .... Ashley Montagu
18. Derrame – Tratamento e Prevenção .... John E. Sarmo/Marta T. Sarmo
19. Viva Bem com a Coluna que Você Tem .... José Knoplich
20. Vença a Incapacidade Física .... Howard A. Rusk
21. O Bebê Perfeito .... Virgínia Apgar/Joan Beck
22. Acabe com a Dor! .... Roger Dalet
23. Causas Sociais da Doença .... Richard Totman
24. Alimentação Natural – Prós & Contras .... Maria C. F. Boog,
Denise G. Da Motta e Avany X. Bon
25. Dor de Cabeça – Sua Origem/Sua Cura .... Claude Loisy e Sidney Pélage
26. O Tao da Medicina .... Stephen Fulder
27. Chi-Kong – Os Exercícios Chineses de Saúde .... G. Edde
28. Cronobiologia Chinesa .... Gabriel Faubert e Pierre Crepon
29. Nutrição e Doença .... Carlos Eduardo Leite
30. A Medicina Nishi .... Katsuso Nishi
31. Endireite as Costas .... José Knoplich
32. Medicinas Alternativas .... Vários autores
33. A Cura pelas Flores .... Aluízio J. R. Manteiro
34. Domine seus Nervos .... Claire Weekes
35. A Medicina Ayur-Védica .... Gérard Edde
36. Prevenindo a Osteoporose .... José Knoplich
37. Salmos para a Saúde .... Daniel G. Fischman
38. Alimentos que Curam .... Paulo Eiró Gonsalves
39. Plantas que Curam .... Sylvio Panizza
40. Tudo sobre a Criança .... Paulo Eiró Gonçalves – Organizador
41. Sucoterapia .... Giovanna C. Bernini
42. Quando não há Médico .... Katsuzo Nishi
43. Nutrição e Saúde (A Terapia por meio dos Alimentos) .... Giovanna C. Bernini

O Poder
das
Ervas
Vida Natural

André Rezende

RESENDE, André

O Poder das Ervas: vida natural / André Rezende
São Paulo: IBRASA, 2006
392p. (Coleção Saúde; 45)

Bibliografica
ISBN 85-348-0275-0

1. Saúde   2. Ervas Medicinais   3. Medicina
Alternativa   I.Título   II.Série

CDU   633.88

Índice para catálogo sistemático:

1. Ervas Medicinais: 633.88
2. Saúde – Medicina Alternativa: 615.89
3. Saúde – Medicamentos   615.2

Maria José Oliveira
Bibliotecária CRB 5641/8

O Poder das Ervas

Vida Natural

André Rezende

IBRASA - Instituição Brasileira de Difusão Cultural Ltda.
São Paulo - SP

Direitos desta edição reservados à

IBRASA
Instituição Brasileira de Difusão Cultural Ltda.
Rua 13 de Maio, 446
Tel/Fax: (0xx11) 3284-8382
e-mail: ibrasa@ibrasa.com.br
home page: www.ibrasa.com.br

Copyright © 2006 by
André Rezende

Nenhuma parte dessa obra poderá ser
reproduzida, por qualquer meio, sem prévio
consentimento dos editores. Excetuam-se as
citações de pequenos trechos em resenhas
para jornais, revistas ou outro veículo de
divulgação.

Originais:
Márcia Martins

Capa:
Antonio Carlos Ventura

Ilustrações:
Custódio

Editoração Eletrônica:
Alex Andrade

Revisão:
Edna G. Luna
Maria Inez de Souza

Coordenação e Produção Editorial:
Tania Jorge

Publicado em 2006

IMPRESSO NO BRASIL - PRINTED IN BRAZIL

DEDICATÓRIA

Dedico esta obra a todas as pessoas que são solidárias, carinhosas, atenciosas e que se preocupam em preservar a natureza e melhorar a qualidade de vida dos seres vivos:

Agricultores, agrônomos, assistentes sociais, ativistas do Green Peace, biólogos, bombeiros, cientistas, colecionadores, comunicadores de rádio e de televisão, dentistas, ecologistas, editores, enfermeiros, escritores, fisioterapeutas, fitoterapeutas, fotógrafos, funcionários da saúde, funcionários do Ibama, fazendeiros, geólogos, herbistas, jornalistas, médicos, metereologistas, nutricionistas, pajés, perfumistas, pesquisadores, poetas, polícia florestal, preservadores do meio ambiente, professores, produtores, religiosos, sitiantes, terapeutas holísticos, terapeutas, vegetarianos, veterinários, voluntários etc.

"A Natureza é pródiga", essa é uma frase costumeira plena de verdade. Quando os homens efetivamente se conscientizarem de que a preservação da natureza é a continuidade da vida, o mundo será mais iluminado.

O livro de André Rezende é um verdadeiro aprendizado e um retorno a um dos segmentos mais antigos da ciência, a fitoterapia, o resultado de muitos anos de pesquisa doado aos leitores.

Venho acompanhando o trabalho desse naturopata preocupado com a utilização correta das plantas medicinais, atuando em sua profissão com ética e seriedade.

André Rezende há 25 anos estuda com afinco a natureza, pesquisando em cada planta a sua essência, o seu poder de melhorar a qualidade de vida do ser humano.

"Vida natural", muito mais do que um livro é um verdadeiro ensinamento que nos encanta a cada página, ao descobrirmos o poder da natureza.

É como se entrássemos no túnel do tempo e pudéssemos conviver com a sabedoria dos índios, dos cientistas que descobriram nas plantas os poderes curativos de muitos males.

A trajetória continua e certamente iluminada porque André é assim...

Homem e natureza harmonizados representam a razão de tudo, a essência...

Nazareth Moreaux
(jornalista e bióloga)

O uso de fitoterápicos é tão antigo quanto a humanidade, isto é uma verdade, mas seu uso vem por muito tempo sendo feito de maneira indiscriminada, sem orientação profissional, em boa parte das vezes aplicado de maneira até mesmo irresponsável, portanto não produzindo os resultados esperados. Acredito que por isso, até hoje, a fitoterapia não tenha alcançado seu merecido lugar, isso sem mencionar a falta de interesse da indústria farmacêutica em produzir medicamentos a baixo custo, visto que não seria admissível cobrar preços exorbitantes por preparações feitas de plantas e ervas às vezes encontradas em nosso quintal.

Vida Natural, chega em boa hora, André Rezende nesta obra aborda o tema de maneira brilhante, colocando com simplicidade e ao mesmo tempo profundo conhecimento e responsabilidade tudo que gostaríamos de saber sobre o universo natural, o que torna fascinante o mergulho no tempo por vezes ainda tão controverso.

Dr. Marcos Victoriano Porto Pacheco
Pediatra

Mais uma vez, orgulhosamente registramos o poder da irmanização dos grandes homens oriundos de Minas Gerais, dessa vez, nosso homem surgiu no triângulo mineiro: André Rezende, um herdeiro de conhecimento sobre as ervas no campo da fitoterapia.

Ainda criança, aos doze anos, acompanhou o avô e no decorrer dos anos prosseguiu com seu pai as pesquisas sobre as ervas e seus efeitos sobre os benefícios que elas poderiam trazer à humanidade. André Rezende é um homem simples e despido de vaidades materiais. Certa vez, li algo em que o mesmo afirma: ide em vossas matas, em vossos jardins e em bosques que lá encontrarás e aprendereis o quanto é significativo a existência das ervas à sobrevivência, a abelha ao sugar o mel de uma flor é prenúncio do continuismo da vida. O nosso André Rezende é incansável, eterno e conhece tudo sobre as ervas existentes em nosso planeta.

Nesta sua obra estão alguns de seus conhecimentos, como fazer uso das ervas de maneira sensata e equilibrada. Seu currículo é de causar inveja ou admiração aos seus amigos e leitores enriquecendo o mesmo ainda é um excelente palestrante assim como conferentista.

Para que você o conheça como eu o conheço, basta adquirir uma de suas obras, como eu fiz, é aquele pequeno-grande volume: "fome! doenças! por quê? no qual seu substancial está contido justamente nas dicas de alimentos e receitas, a maneira mais prática no aproveitamento dos alimentos. Aliás, essa é uma de suas obras que em muito iria contribuir a todas as escolas e entidades que fornecem alimentos aos seus alunos e albergados.

Hildebrando Martins de Castro
Escritor

Sumário

Introdução, 13

Capítulo 1
GUIA DE CONSULTAS E UTILIZAÇÃO DAS ERVAS MEDICINAIS, 15

Capítulo 2
FITOTERAPIA, 51

Como Usar a Fitoterapia, 53

Processos para Utilização das Plantas, 58

Receitas de Soluções Terapêuticas, 62

Receitas de Pomadas Terapêuticas, 85

Receitas para Essências Medicinais, 86

Receitas de Pastas Terapêuticas, 89

Óleos Extraídos das Plantas Medicinais, 105

Xaropes Medicinais, 109

Capítulo 3
TRATAMENTOS, 117

Capítulo 4
O PODER DOS CHÁS, 133

História dos Chás, 135

Chás Medicinais, 136

Receitas de Chás, 139

Capítulo 5

A MARAVILHA DA ALIMENTAÇÃO SAUDÁVEL, 159

Elementos Básicos da Alimentação, 162

Alimentos que Equilibram o Organismo, 168

Sobre Ervas e Frutas, 178

Receitas Saudáveis, 180

Capítulo 6

AS PLANTAS DE A a Z, 203

Tratamentos Terapêuticos, 205

Soja na sua Mesa - Cura e prevenção de Doenças, 233

Receitas de Soja, 235

Dieta Curativa de Uvas, Para Previnir e Curar Muitas Doenças, 243

Capítulo 7

O PODER DOS SUCOS, 247

Receitas de Sucos Medicinais, 251

Coquetéis de Verão, 260

Dicas sobre as Frutas, 261

Sucos, 269

Capítulo 8

O PODER DAS FLORES, 271

Noções Básicas Sobre Florais de Bach, 273

Capítulo 9

BELEZA E SAÚDE, 281

Os 13 mandamentos para uma pele fresca e linda, 284

Receitas Naturais para a Beleza dos Cabelos e da Pele, 285

Para Nutrir e Clarear a Pele, 288

Para Ativar a Circulação e Retirar os Cravos, 289

Máscaras, 290

Emagreça sem Misterios, 298

Tabela de Calorias, 300

Dieta para Obesos, 309

Beleza, 315

Capítulo 10

DICAS E RECEITAS RAPIDINHAS, 317

Dicas Caseiras, 319

Medicina Caseira, 328

Especiarias, 335

Ervas, 338

Temperos, 341

Receitas Caseiras, 347

Outras Dicas Caseiras, 358

INTRODUÇÃO

Fitoterapia e seu uso

A fitoterapia tem se tornado cada vez mais popular entre os povos de todo o mundo. Há inúmeros medicamentos no mercado que utilizam, em seus rótulos, o termo "produto natural". Produtos à base de ginseng, carqueja, guaraná, confrei, ginko biloba, espinheira-santa e sene são apenas alguns exemplos. É essa utilização das plantas para o tratamento de doenças que constitui, hoje, um ramo da medicina conhecido como **"FITOTERAPIA"**.

O uso das plantas como remédio é tão antigo quanto a própria humanidade. A crença popular de que as plantas não fazem mal é uma realidade distorcida. Havia um conceito popular de que o que vem da natureza não faz mal. Isso não é correto. Todo fitoterápico deve ser usado segundo a orientação de um profissional. Há ainda muitas plantas cujos efeitos não são conhecidos e seu uso pode prejudicar a saúde. Todavia, há vários estudos científicos que comprovam que a fitoterapia pode oferecer soluções eficazes e mais baratas para diversas doenças.

O uso adequado dessas preparações traz benefícios para a saúde humana, ajudando no combate às doenças infecciosas, disfunções metabólicas, doenças alérgicas e traumas diversos, entre outros. O crescimento do uso de fitoterápicos deve-se à competência científica de estudar, testar e recomendar o uso de determinadas plantas. É considerado fitoterápico toda preparação farmacêutica (extratos, tinturas, pomadas e cápsulas) que utilizam, como matéria-prima, partes de plantas (folhas, caules, raízes, flores e sementes) de conhecido efeito farmacológico. Simplificando: a fitoterapia é uma saída eficaz e inteligente para reduzir gastos.

Quais são os benefícios e riscos dos fitoterápicos?

Quando utilizadas de maneira adequada, as ervas e plantas apresentam efeitos terapêuticos às vezes superiores aos dos medicamentos convencionais, com efeitos colaterais minimizados. Um bom exemplo disso é a valeriana (*valeriana officinalis*), que vem sendo usada no tratamento de insônia e que, ao contrário dos medicamentos convencionais, não provoca dependência nem tolerância. No entanto, se ingerida em grandes quantidades e por tempo prolongado, ela pode ser tóxica para o fígado.

Cuidado com a automedicação!

A automedicação é um grande problema, porque muitas pessoas utilizam plantas que crescem nos próprios quintais ou as coletam em terrenos baldios ou florestas. Por vezes, essas plantas são confundidas com outras que possuem características semelhantes, como o mesmo tipo de folhas, flores, frutos, caules ou raízes. E as plantas que crescem próximas a rodovias podem apresentar concentração elevada de metais como chumbo, zinco e alumínio, entre outros, cujos efeitos são indesejáveis.

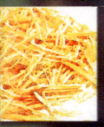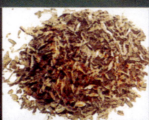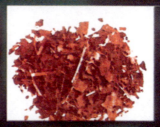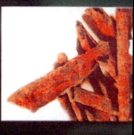

ERVAS

Nas fotos seguintes, algumas ervas encontram-se em estado natural e outras desidratadas.

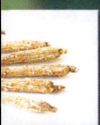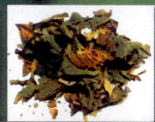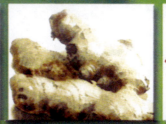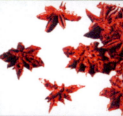

ABÚTUA
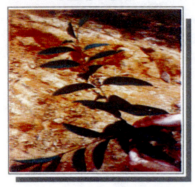

AGONIADA
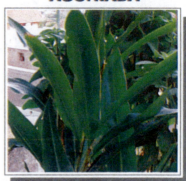

ALCACHOFRA
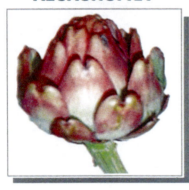

ALCAÇUZ
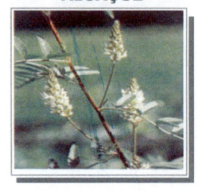

ALECRIM
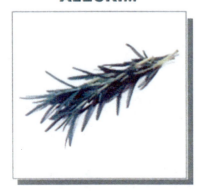

ALFAVACA
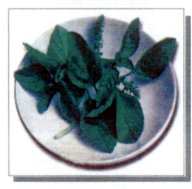

ANGICO

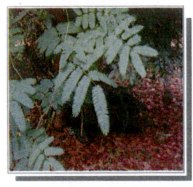

ANIZ ESTRELADO

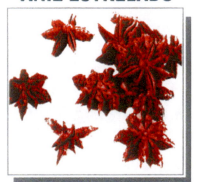

ARNICA

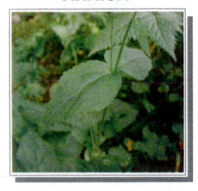

ARRUDA

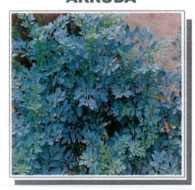

ARTEMÍSIA

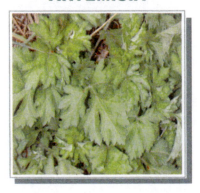

ASSA-PEIXE

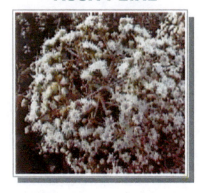

BÁLSAMO

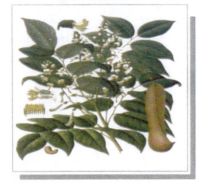

BARBATIMÃO

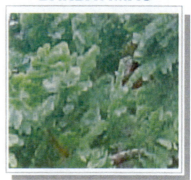

BARDANA

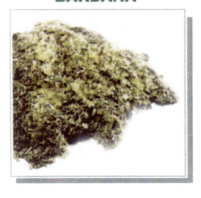

BATATA DE PURGA

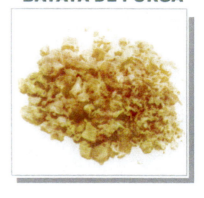

BÉTULA

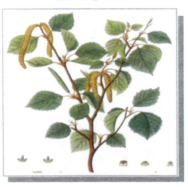

BOLDO DO CHILE

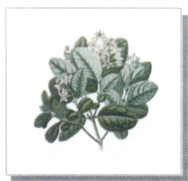

BUGRE

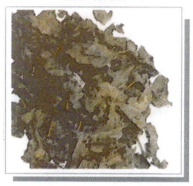

CABELO DE MILHO

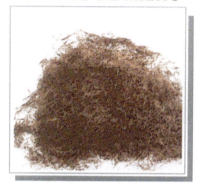

CAJUEIRO ROXO

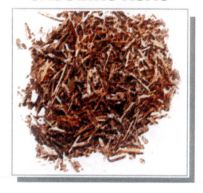

CALENDULA

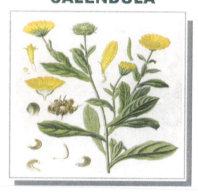

CAMBARÁ

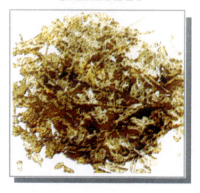

CANELA

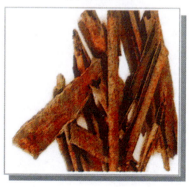

CAPIM CIDRÃO

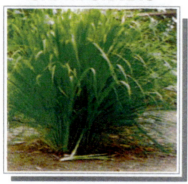

CAROBA

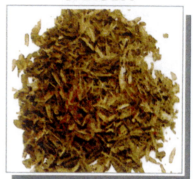

CAROBINHA DO CAMPO

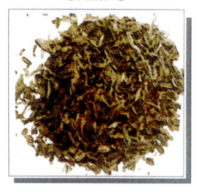

CARQUEJA DOCE

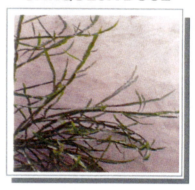

CARQUEJA

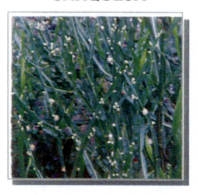

CARRAPICHO

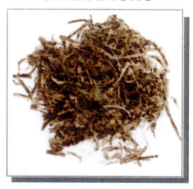

CASCA DE IMBURAMA

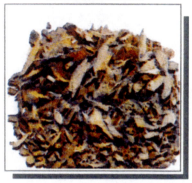

CATUABA

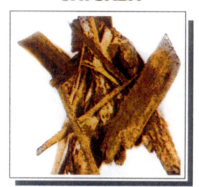

CAVALINHA

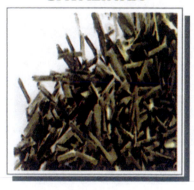

CENTÁURIA MENOR

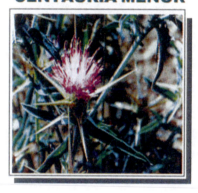

CHAPÉU DE COURO

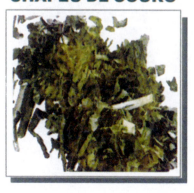

CRAVO DA ÍNDIA

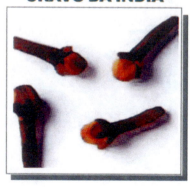

DAMIANA

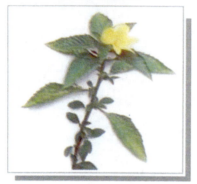

DENTE DE LEÃO

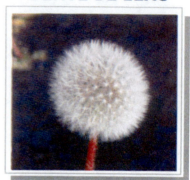

DOURADINHA

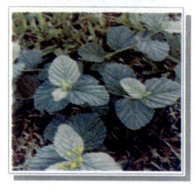

ERVA DE BICHO

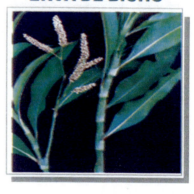

ESPINHEIRA SANTA

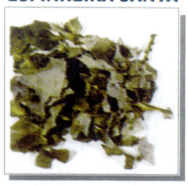

EUCALIPTO

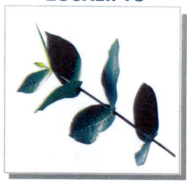

FARELO DE TRIGO

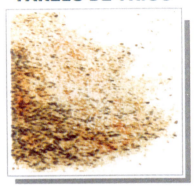

FUCUS

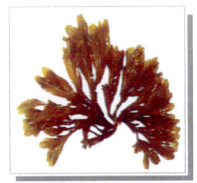

GARCÍNIA

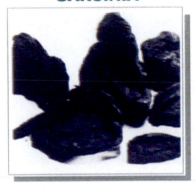

GENGIBRE

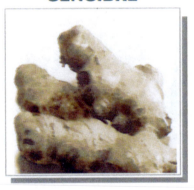

GINKO BILOBA

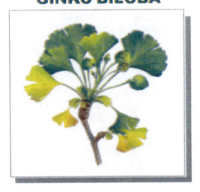

GRAVIOLA

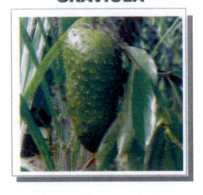

GUACO

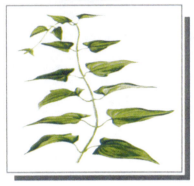

GUARANÁ

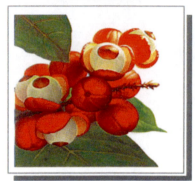

GUAÇATONGA

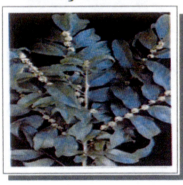

HAMAMELIS

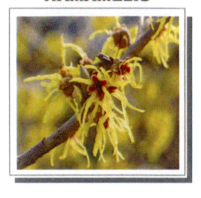

HIBISCUS

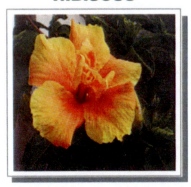

HIPÉRICO

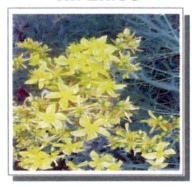

IPÊ ROXO

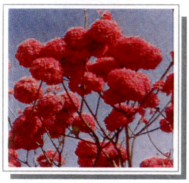

JABORANDI

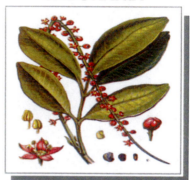

JARRINHA

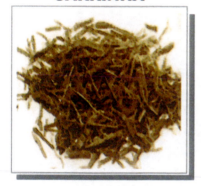

JOÃO COSTA

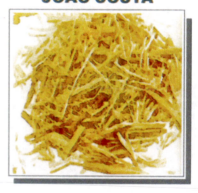

JURUBEBA

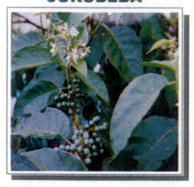

LOSNA

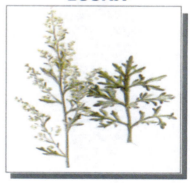

MALVA

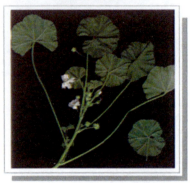

MARAPUANA

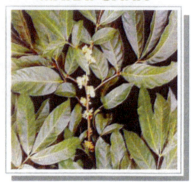

MELÃO SÃO CAETANO

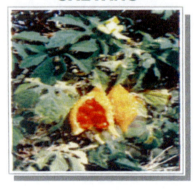

MUTAMBA

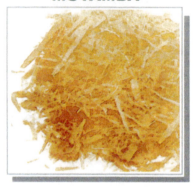

NOGUEIRA

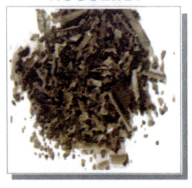

PARIPAROBA

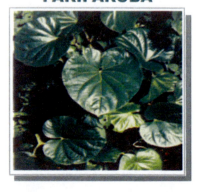

PFAFIA GINSENG

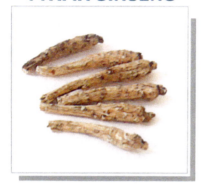

PICÃO BRANCO

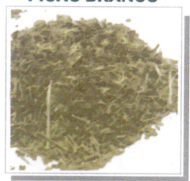

POEJO

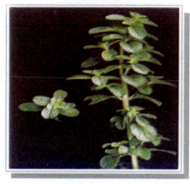

QUEBRA PEDRA

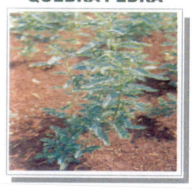

QUINA QUINA

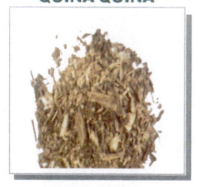

QUIXABA

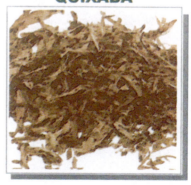

ROSA BRANCA

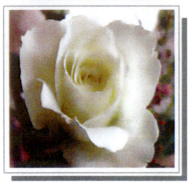

ROSA RUBRA

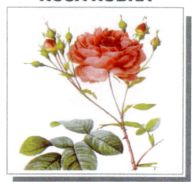

SALSA PARRILHA

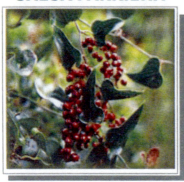

SÁLVIA

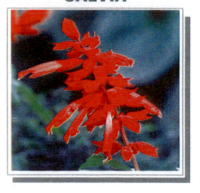

SETE SANGRIAS

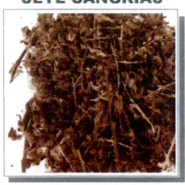

TANCHAGEM

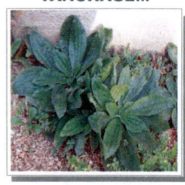

XIII

TAYUIÁ

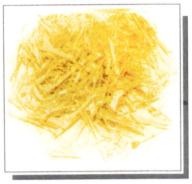

UNHA DE GATO

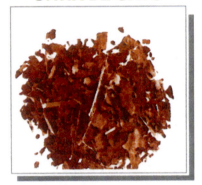

URUCUM

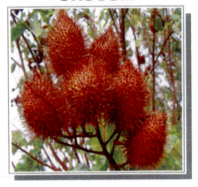

VELAME DO CAMPO

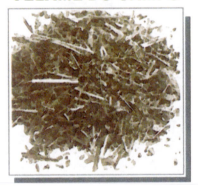

VERBENA

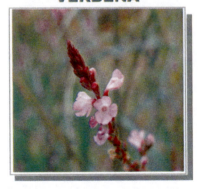

Capítulo 1

Guia de Consultas e Utilização das Ervas Medicinais

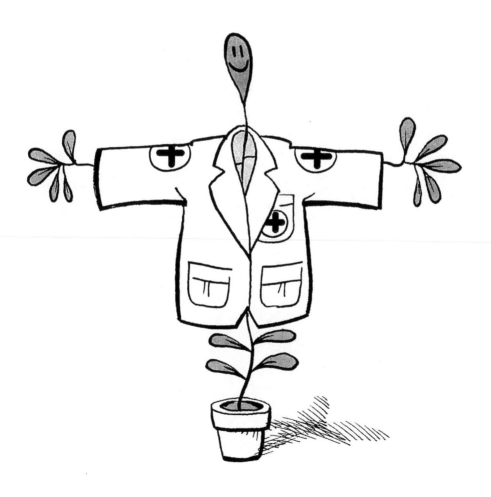

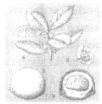
ABACATEIRO: "Persea Gratíssima": Rico em vitaminas e proteínas. É diurético, combate a gota, o ácido úrico e elimina cálculos renais e biliares. É preferível usar as folhas secas, pois as verdes são estimulantes e aumentam as palpitações cardíacas. A massa do abacate é fortificante dos cabelos e tem alto poder cicatrizante.

ABÓBORA: "Cucurbita máxima": O chá de suas folhas é indicado para problemas de estômago, antitérmico, antiinflamatórios dos rins, fígado e do baço. O suco das folhas picadas é usado para queimaduras e erisipela. O fruto cozido é antidiarréico. A sua flor é boa para dor de ouvido. As sementes anti-helmíntico.

ABRICÓ: "Mammea Americana L.": As sementes são anti-helmínticas e o látex é empregado contra picadas de insetos.

ABSINTO: "Artemísia absinthum" (Rama): Um ótimo estimulante, em pequenas doses. Ameniza a anemia e descarrega a bílis. Uma boa receita é fazer um chá com hortelã e canela. **Evitar na gravidez e na lactação.** Nervos, fígado, vermes, gazes, afecções.

ABUTUA: "Abuta candollei" (Madeira moída): A raiz e o tronco são as partes usadas. Muito útil nas dificuldades da menstruação atrasada, cólicas e nas febres intermitentes.

ACEROLA: Fortificante, calmante, antioxidante, rico em Vitamina C.

ADORMIDEIRA: "Minosa pudica": Colagogo, empregada para problemas estomacais, purgativa, icterícia. Em uso externo serve para banhos para reumatismo e gargarejos para inflamações na garganta.

AGONIADA: "Plumeria lancifolia" (Madeira moída): Calmante das histerias, ameniza cólicas, menstruações difíceis e dolorosas e febres intermitentes. Substitui o quinino.

AGRIÃO: "Sisymbrium nasturtium": Com 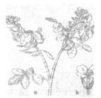 enxofre em grande quantidade é um ótimo anticaspa, diminui a queda de cabelos, é também um tônico estimulante, cicatrizante, depurativo, antiinflamatório, descongestionante, digestivo, diurético e antiescorbútico.

AGRIMÔNIA: "Agrimonia eupatoria L.": O chá desse vegetal tem excelente efeito diurético.

AIPO: "Apium graveolens L.": Tem efeito 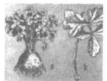 diaforético, carminativo, febrífugo e afrodisíaco. Suas raízes são utilizadas nos casos de escorbuto, nas doenças das vias urinárias, para expelir os gases intestinais e no combate da suspensão menstrual.

ALAMANDA: "Allamanda cathartica": Uso 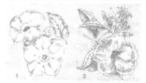 externo para piolhos, sarna e caspa.

ALCACHOFRA: "Cynara scolymus L." (Fo- 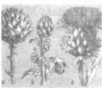 lhas): Ótimo diurético e eliminador do ácido úrico, reumatismo, atua nos distúrbios hepáticos e digestivos, aumenta a secreção biliar e faz baixar a pressão arterial. **Evitar na lactação.**

17

ALCAÇUZ: "Glycyrhiza glabra" (Madeira moída): De sabor adocicado e mentolado, é emoliente empregado na bronquite e tosses crônicas. Já foi empregado na fabricação de creme dental e balas.

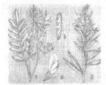

ALCAPARRA: Anemia, fígado, afecções biliares, falta de apetite, gastrite, baço, prisão de ventre.

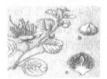

ALCARAVIA: "Carum Carvi": Refrescante, energética, facilita a digestão, alivia distúrbios estomacais e intestinais.

ALECRIM: "Rosmarinus officinalis L." (Folículos): Muito útil da debilidade cardíaca, é excitante do coração e do estômago. Combate à flatulência, males do fígado, rins e intestinos. O chá é bom para combater a tosse, asma e gripe. Em banhos alivia o reumatismo e cura ferida. Dosagem: De 5 g a 10 g por litro, tomar 2 a 3 xícaras /dia.

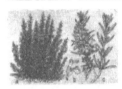

ALECRIM-DO-CAMPO: "Lantana microphylla": É estimulante, diaforético, carminativo, emenagogo, tônico. O chá de suas folhas combate às afecções catarrais, as tosses, bronquites, reumatismo.

ALECRIM-DO-MATO: "Lantana Microphilla": Para banho ou cataplasma, nas dores reumáticas.

ALECRIM-ESTRANGEIRO: "Rosmarinus Officinalis L.": Cardiotônico, contra a tosse, asma e febres. Usa-se em banhos para aliviar dores reumáticas.

ALFACE: "Lactuca sativa": Tem um grande poder sedativo, por isso é muito usado nos casos de perturbações do sistema nervoso, nas vertigens, insônia etc. Também é um ótimo digestivo e possui efeito carminativo leve.

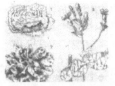

ALFAFA: "Medicago sativa" (Planta inteira): Originária da África e Ásia, se aclimatou no Brasil. Por ser muito nutritiva, tem servido até hoje de comida de cavalo, mas hoje, médicos e nutricionistas descobriram nela um ótimo suplemento alimentar. Rica em vitaminas (B, C, D, E, K), sais minerais, potássio, magnésio, fósforo e cálcio. Age nas anemias e hemorragias. Revigorante nos casos de fadiga e alimentação insuficiente.

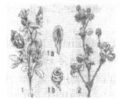

ALFAVACA: "Ocimum selloi" (Folhas): Tem poder anti-séptico, cura feridas e hematomas.
A infusão: Forte pode ser usada em gargarejos e bochechos contra dor de garganta, mau hálito e aftas. Serve ainda contra queda de cabelos.

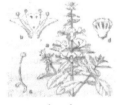

ALFAZEMA: "Lactuca sativa" (Semente francesa): Poderoso anti-séptico, cicatrizante, estimula a circulação periférica, antidepressivo e sedativo. É ainda desodorante, purificante e ótimo repelente de insetos. Tem perfume forte quando é usada pura, em sabonetes, essências e xampus. Uso externo.

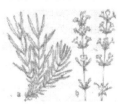

ALGODÃO-DE-PREÁ: "Emilia sonchifolia": Para tratamento de feridas, eczemas, chagas, escaras. Usar o chá das folhas externamente.

ALGODOEIRO: "Gossypium herbacum": A 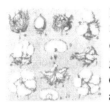 parte usada é a casca da raiz recente e tem propriedade diurética e emenagogo. Ameniza cólica e dores do parto. Há quem afirme ter propriedades anticoncepcionais, tanto para mulheres como para homens. **Deve ser evitada na gravidez.**

ALHO: "Allium sativum L.": Tem efeito es- 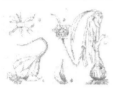 timulante, carminativo, expectorante. Indicado no tratamento de diversas moléstias, como gripe, coriza, resfriado, rouquidão, afecções catarrais agudas ou crônicas, tosses rebeldes. Atua com eficácia na prisão de ventre e é um ótimo estomáquico, aumentando a secreção dos sucos digestivos e facilitando a digestão. Funciona ainda como vermífugo e antitóxico.

ALTEIA: "Althaea officinalis L.": Constitui um bom emoliente, sendo usado em toda inflamação externa, assim como em inflamações dos intestinos, nas diarréias, nas disenterias e na prisão de ventre, quando se deve cozinhar a planta para fazer lavagens ou clisteres. A planta cozida também é utilizada para combater inflamações da mucosa que reveste a bexiga internamente e para debelar inflamações da uretra.

ALUMA: Gazes, colesterol, fígado, inflamações da vesícula, cálculos biliar.

AMBURANA: "Amburana Cearencis": Indicação para bronquite e asma, gripes e resfriados em forma de chá. Para banhos, alivia dores reumáticas.

AMEIXEIRA: "Prunus Doméstica L.": Tan- 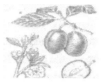 to as folhas como o fruto, servem para soltar o intestino e regularizar as funções digestivas. Como conseqüência melhoram a pele.

AMENDOIM: Suas sementes são estimu- 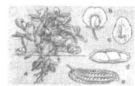 lantes. É indicado para fortalecer as vistas e a pele. As folhas são reativadoras das células, como tônico em forma de chá. Em forma de creme usado para rejuvenescimento da pele.

AMOR-DO-CAMPO: "Hedysarum Idefonsianum": Diurética e depurativa. Usada nas moléstias da pele. Combate as inflamações das vias urinárias.

AMOREIRA: "Morus Nigra": As folhas 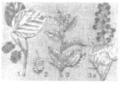 são empregadas no combate ao diabetes, pedras nos rins e limpar a bexiga. Recentemente, descobriu-se ser útil na reposição hormonal.

ANDIROBA: "Carapa guianensis Aubl.": Semente amazônica que serve como repelente e como reconstituinte celular da derme, eliminando inflamações e dores superficiais. Tem ação purgativa na eliminação de vermes.

ANGÉLICA: "Angelica Officinalis" (Plan- ta inteira): Planta aromática procedente do Hemisfério Norte. Muito indicada no trato digestivo e na insuficiência de suco gástrico e problemas estomacais. **Não é recomendado a diabéticos.**

ANGICO: "Piptadenia Colubrina": Adstringente e depurativa. Usa-se nas diarréias, disenterias, tosse e bronquites. Externamente em lavagens de feridas.

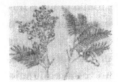

ANIL: "Indigofera Anil": Antiespasmódico, diurético, purgativo, sedativo, problemas estomacais, febre, epilepsia, icterícia. O sumo das folhas é indicado para sarna.

ANIS: "Pimpinella anisum L.": A semente de anis favorece as secreções salivares, gástricas e a lactação. É indicada em dispepsias nervosas, enxaqueca de origem digestiva, cólicas infantis, deficiências cardiovasculares (palpitações e angina), asma, espasmos brônquicos e aumenta o leite materno. **Evitar o uso prolongado, pode causar intoxicação e confusão mental.**

ANIS-ESTRELADO: "Illicium stellatum": Chá saboroso e aromático. Estimulante gastrointestinal nas azias, cólicas estomacais e dores reumáticas. Catarros crônicos.

ANTÚRIO: Aplicar a solução das flores sobre o couro cabeludo para combater queda de cabelo.

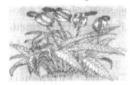

APERTA-RUÃO/PIMENTA-DE-FRUTO GANCHOSO: "Piper aduncum" (Planta inteira): Diurético, adstringente e tônico digestivo. A raiz em uso externo, combate a erisipela.

APERTA-RUÃO: Mau hálito, fígado, hemorragia, diarréia. Adstringente. Pode ser usado em feridas.

ARAÇÁ: Suas cascas, folhas e raízes combatem diarréias, disenterias, doenças do coração, das vias urinárias.

ARATICUM: É tônico e adstringente. A gosma da casca e folhas são indicadas contra cólicas, diarréia e reumatismo. O pó de sua semente, misturado ao azeite, combate piolhos.

ARNICA: "Arnica Montana" (Planta inteira): Poderoso antiinflamatório, tônico, estimulante, anti-séptico e analgésico. Um fitocomplexo que bloqueia a inflamação causada por traumatismos e reabsorve as células necróticas. Indicado em contusões, entorses, hematomas, flebites, furúnculos e até nas afecções bucais.

AROEIRA: "Schinus terebenthifolius" "Schinus antarthritica" (Casca): Indicada como antiinflamatório e antialérgico; combate a diarréia, bronquite e o reumatismo. Balsâmico e adstringente, empregada nas doenças de vias urinárias, como cistite. Nas bronquites, gripes e resfriados, combate a febre e as secreções. Usada na forma de banho bem quente para dor ciática, diarréia e disenteria. Sua casca pode ser usada também contra feridas, tumores e inflamações em geral.

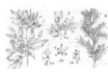

ARREBENTA CAVALOS: Pano branco (manchas da pele) e na urticária.

ARROEIRA MANSA: Febre, reumatismo, sífilis, artrite, digestivo, dores ciáticas, gota. Pode ser usada em banhos quentes para tirar dores do corpo.

ARRUDA: "Ruta graveolens L." (Planta inteira): A RUTINA (princípio ativo) aumenta a resistência de vasos capilares sangüí-

neos, evita a ruptura, provoca uma leve contração do útero, estimula as fibras musculares. Indicado especialmente nos reumatismos, nevralgias, verminoses e problemas respiratórios, sua inalação abre os brônquios. É emenagogo, antiespasmódico e estimulante.
ARTEMÍSIA DO CAMPO: "Arthemisia campestris". Tem poder emenagogo, antiespasmódico, diaforético, diurético. A decocção das folhas e das raízes é muito indicada nos casos de atraso e ou supressão da menstruação. Usadas externamente são empregadas na caxumba, nas hemorróidas ou nas febres e diarréias decorrentes da dentição.
ARTEMÍSIA: "Artemísia vulgaris" (Rama): Planta feminina que tem ação estimulante sobre o útero e **deve ser evitada por mulheres grávidas**, por ser emenagogo. Combate problemas de ovários, ciclo menstrual irregular, lombrigas e anemia.
ASSA-FÉTICA: "Férula asafoetida": Usada largamente na Índia como tempero e empregada pela medicina védica por seu efeito estimulante, carminativo, antiespasmódico e anti-helmíntico.
ASSA-PEIXE: "Bohemeria caudata" (Folhas): Muito eficaz contra a gripe, tosse forte e bronquite, aliviando dores no peito e nas costas. Estanca o sangramento nas gengivas.
AVELÓS: "Euphorbia ticuralli": Acredita-se que o suco leitoso produzido pelo avelós combate os tumores cancerosos e verrugas. O seu látex, em doses extremamente baixas, é usado contra o câncer. Também é purgativo e anti-sifilítico. Contudo, por ser uma substância muito irritante recomenda-se usar apenas uma gota diluída num copo de água, no máximo 3 vezes ao dia.

AVENCA: "Adiantum Capillus-veneris" 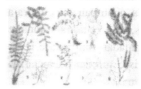 (Folhagem): Tem ação protetora sobre peles sensíveis e age contra queda de cabelos. Combate males respiratórios como bronquite e tosse com catarro.
AZEDINHA: "Oxalis curniculata L.": O cozimento da raiz é indicado contra o escorbuto, e segundo o uso popular o suco da planta faz desaparecer as verrugas. O chá debela as febres, as diarréias, as disenterias, combate a intumescência do abdome (gases).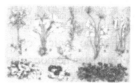
BABOSA: "Aleos Humilis": Em dose moderada, sua resina pode ser empregada na prisão de ventre, e as folhas são resolutivas (cura as inflamações), constituindo um bom emoliente nos casos de tumores e outras inflamações da mesma natureza. Combate inflamações do fígado, a icterícia, a dispepsia, afecções do estômago, fraqueza geral. Tem acentuada ação sobre o útero e estimula o fluxo menstrual.
BÁLSAMO: "Toluifera balsamun": Uso externo. Usa-se nas esfoladuras, feridas, contusões, sarnas.
BÁLSAMO-DE-TOLÚ: "Myroxylon toluifera": Sua resina é utilizada no combate a tosses, bronquites, rouquidão, laringites, catarro do pulmão, asma, além de ser expectorante. Usado no tratamento de doenças das vias urinárias, na leucorréia, blenorragias e hemoptises.
BAMBU: O chá de suas folhas ajuda a cortar os vômitos.

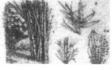

21

BANCHÁ: "Thea sinensis" (Planta inteira): Originária da China, acompanha a cultura a mais de 4.000 anos, como chá tradicional e digestivo de fino paladar, diurética e levemente tônica. Análises químicas detectaram a presença de cafeína.

BARBATIMÃO: "Stryphnodendron barbatiman" (Cascas): Rica em tanino. Usa-se externamente reduzindo-a a pó e aplicando sobre úlceras, impigens e hérnias (20 g cozidas em meio litro da água, em banhos e lavagens). Internamente como tônico, cozinhando a casca para combater hemorragias uterinas, catarro vaginal e diarréias.

BARDANA: "Arctium lappa L." (Folhas): Indicada na limpeza da pele e como antibiótico, é diurética, hipoglicemiante, ou seja, indicada aos diabéticos, também é antiinflamatória, bactericida, depurativa e cicatrizante, além de agir no couro cabeludo em dermatites descamantes.

BATATA-DE-PURGA: "Ipomoea altíssima": Depurativo do sangue, doenças da pele, irregularidades menstruais, hemorragia nasal, furúnculos.

BATATA-DOCE: "Ipomoea batatas": Indicada para aumentar a lactação. 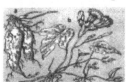 Com as folhas os gargarejos são indicados para inflamações bucais. Rica em betacaroteno.

BATATA-INGLESA: Crua e ralada combate as inflamações, abscessos, picadas de insetos, reumatismo local e queimaduras. 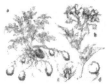 Seu suco cura úlceras estomacais, gastrites.

BEGÔNIA: De toda a planta se faz um chá bom para as afecções das vias urinárias, cistite, uretrite etc.

BELADONA: "Atropa belladona L.": Planta arbustiva encontrada geralmente à beira de rios e represas, com flores brancas ou rosas em forma de 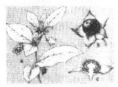 copo de leite. Suas folhas em infusão curam dores fortes de cabeça, epilepsia, convulsões, fortes palpitações do coração e até cólicas menstruais. É um bom sedativo para o sistema nervoso.

BERGAMOTA (MEXIRICA): "Citrus Bergamia": Indicada para digestão, dispepsia, gases, perturbações digestivas.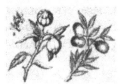

BERINJELA: Indicada para combater o colesterol e anemia. Alimento rico em proteínas substitui a carne vermelha.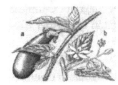

BERTALHA: "Basella rubra": Como emoliente, é recomendada para o tratamento das inflamações em geral.

BÉTULA: "Bétula Alba": Cicatrizante, depurativa, sudorífica e diurética. Tem ação na obesidade, na gota, no reumatismo, 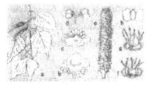 na desintoxicação e na bexiga. Evita cólicas e previne a icterícia.

BOLDO-CHILENO: "Peamus boldus" (Folhas): Planta originária dos Andes chilenos. Com odor que lembra a hortelã, é um poderoso 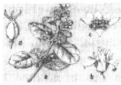 digestivo e hepático, com propriedades tônicas e estimulantes, ativa a secreção salivar, biliar e gástrica em casos de hiperacidez e dispepsias. Muito utilizado em hepatite crônica e aguda.

BOLSA-DE-PASTOR: "Capsella bursis pastoris": Uso externo: eczemas, coceiras, doenças da pele em geral. Pingar chá alivia dores de ouvido. Bom para mulheres de meia-idade e seus problemas. **Contra-indicado para quem tem pressão alta.**

BORRAGEM: "Borago officinalis" (Planta inteira):

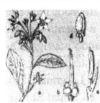

Planta medicinal e alimentícia que lembra o cheiro do pepino, por isso se torna uma salada muito nutritiva. Possui vitamina C, alcalóides, é antiinflamatória, expectorante, adstringente e altamente diurética. Indicada em casos de inflamações de bexiga e pedras nos rins. Auxilia na eliminação de toxinas e na melhoria da pele.

BUCHINHA-DO-NORTE: "Luffer Opercullata": Usada como inalação para combater a sinusite e problemas respiratórios.

CAAPEBA: "Piper umbellata": O cozimento das raízes é utilizado para banhos contra as hidropisias e as enfermidades do útero. O chá da raiz pode ser empregado nas doenças do fígado, como desobstruente, nas afecções das vias urinárias, nas manifestações sifilíticas, nas úlceras, afecções do estômago, leucorréia, suspensão da menstruação. A decocção da casca é eficaz nas tosses e em outros males do aparelho respiratório. As folhas são usadas para erisipela, inflamações nas pernas, inchaços.

CABELO-DE-MILHO: "Zea Mays L.": Poderoso diurético regula as funções dos rins e da bexiga removendo areias e pedras. O chá de cabelo-de-milho baixa a pressão e desintoxica o sangue. **Não se recomenda o uso em casos adiantados de inflamação nos rins ou bexiga.**

CACTO-MANDACARU: "Cactus grandiflorus": Estimulante do coração, similar a "Digitális", utilizado nas perturbações cardíacas, circulatórias, reumatismo e angina peitoral. Não se acumula no organismo.

CAFÉ: "Coffea Arábica L." (Folhas): É um es-

timulante cerebral e tônico do coração, acelerando o coração. Tem quase o mesmo efeito do "cafezinho", mas não tem tanta cafeína.

CAINCA: "Chiococca racemosa": O cozimento das raízes é recomendado contra tosse, rouquidão, bronquite, angina, laringite, doenças do aparelho urinário, prisão de ventre, hidropisia, asma, inapetência e diversas dermatoses, como o herpes, por exemplo.

CAJUEIRO: "Anacardium occidentale L."

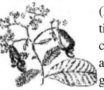

(Folhas e cascas): É estimulante do organismo, combate o diabetes e é anti-hemorrágico. Em gargarejos cura inflamações da garganta e aftas. Ameniza irritações vaginais, em banhos locais.

CAJUZINHO-DO-SERRADO: "Anacardium humili": Indicado para abaixar o diabetes, diarréia, combate a tosse.

CALÊNDULA: "Calendula officinalis L." (Flores): Famosa por ser antialérgica e cicatrizante, ainda cura e diminui a gastrite e a úlcera duodenal, pois tem ação antitumoral. O ácido oleanóico é anti-séptico, suaviza e refresca peles sensíveis e queimadas pelo sol. Favorece a regeneração de tecidos danificados.

CAMBARÁ-DE-ESPINHO: "Lantana camara": O chá das folhas e das flores é utilizado contra tosses, afecções catarrais, resfriados, gripes, bronquites, asma e coqueluche.

CAMBUÍ: "Eugenia crenata": Em gargarejos para higiene bucal combate hemorragias da gengiva, aftas e tártaro dentário.

CAMOMILA: "Matricaria chamomilla L.": 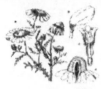 De origem egípcia é calmante, digestiva, em casos de inflamações agudas e crônicas da mucosa gastrintestinal, colites, cólicas. Muito eficiente em dores da barriga de nenê, causado por gases. Também é antialérgico e antiinflamatório, podendo reconstituir a flora intestinal.

CANA-DO-BREJO: "Costus spicatus" (Planta inteira): Excelente diurético, ajuda a eliminar pedras na bexiga, sífilis e inflamações nos rins. Ainda combate à arteriosclerose. A raiz em pó serve de cataplasma contra hérnias, inchaços e contusões.

CANCEROSA: "Maytenus Ilicifolia": Problemas estomacais, gastrite, úlcera, e câncer.

CANELA: "Cinnamomum zeylanicum" (Casca da árvore): Originária do Sri Lanka, sudeste da Índia, é aromática, estimulante da circulação, do coração e aumenta a pressão. Provoca a contração de músculos e do útero, por isso é emenagogo. É excelente no tratamento dos diabetes.

CANELA-DA-CHINA: "Cinnamomum zeylanicum": Planta excitante, diaforética, antiespasmódica e aromática. Indicada no tratamento do escorbuto, de escrófulas (tuberculose ganglionar linfática), digestão difícil e outras afecções do estômago, na leucorréia e febres adinâmicas. Estimula o trabalho do coração e eleva a pressão sangüínea. É usado externamente em fricções para eliminar certos germes que atacam o couro cabeludo.

CANFOREIRA: "Cinnamomum camphora": A madeira, raiz e casca triturada e depois destiladas, fornecem um óleo essencial amarelo que dá origem à cânfora, produto de largo emprego medicinal. Usada externamente, serve como anestésico; internamente, é um ótimo estimulante cardíaco e respiratório.

CANTINGUEIRA: "Caesalpinia Paraensis": Contra a embriaguez ocasiona o enjôo de bebidas alcoólicas.

CAPIM-CIDRÃO: "Cymbopogom citratus" (Folhas de capim): Originária da Índia, é sedativa, sonífera, analgésica e antitérmica, promove uma diminuição da atividade motora e aumenta o sono. Acalma a histeria e crises nervosas. Além disso, quando mastigada as folhas cruas clareiam os dentes.

CAPIM-ROSÁRIO: "Croix Lacgrima": Diurético e depurativo, atua na asma. Em banhos para aliviar dores e sintoma de reumatismo.

CAPUCHINHO: "Propaelum majus": Indicado para quedas de cabelo.

CARAMBOLA: "Averhoa carambola" (Folhas): Ótimo diurético, elimina pedras nos rins e da bexiga, combate febres e ameniza o diabetes.

CARAPIÁ: "Dorstênnia arifolia" (Raízes): Depurativo, estimulante digestivo, age contra anemia. A raiz é empregada como cataplasma para apressar a cicatrização de ossos fraturados.

CARDAMOMO: "Eletteraria cardamomum": O chá e o óleo das sementes têm efeitos estimulantes, carminativos e expectorantes.

CARDO SANTO: "Cardus benedictus" (Planta inteira): Tônico amargo, adstringente, diurético, expectorante e anti-séptico. Indicado em problemas gástricos, indigestão, asma e catarro nos brônquios.

CAROBA: "Jacaranda brasiliana": A decocção da raiz ou da casca pode ser usada externamente para lavar feridas e, em gargarejos, para debelar doenças da garganta.

Usado internamente, combate as moléstias da pele de caráter sifilítico, a bouba (doença infecciosa que provoca alterações semelhantes às da sífilis), feridas, úlceras, escrófulas, blenorragias, dores nos ossos, reumatismo e artritismo.

CAROBA-DO-CAMPO: "Jacaranda peteroides": É empregada para combater a impigem, urticária, coceiras, feridas, úlceras, boubas, dermatoses, escrófulas, dores reumáticas e artritismo.

CAROBINHA: "Jacaranda copaia" (Folhas): Um dos melhores depurativos do sangue, contra sífilis, por ser adstringente, promove o emagrecimento e uma limpeza do sangue e da pele, dores reumáticas e amebas intestinais.

CARQUEJA: "Baccharis triptera" (Planta inteira): Age sobre fígado e intestinos, limpa as toxinas do sangue, além de ser um ótimo hipoglicemiante. Indicado em casos de gastrite, má digestão, azia, cálculos biliares e prisão de ventre.

CARRAPICHINHO: "Aconthospermum brasilium": As folhas, os talos e as raízes, em decocção, são utilizados para debelar o impaludismo, os males do fígado, afecções da bexiga, blenorragia, dores do estômago e dos intestinos, causadas pelo acúmulo de gases ou flatulência.

CARRAPICHO: "Desmodium Ascendens": Diurético, usado em casos de escassez de urina.

CARVALHO (CASCA): "Quercus Robur": Adstringente, anti-séptico. Usado para diabetes, bronquites, diarréia, hemorróidas, fissura anal, inflamações do útero. Uso externo: ulcerações da pele.

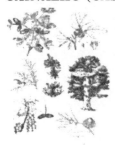

CARVÃO-VEGETAL: O carvão vegetal de madeira mole e não resinosa é utilizado desde o antigo Egito com fins medicinais. Por ser altamente absorvente, é empregado na eliminação de toxinas, em casos de envenenamento ou intoxicação. Rápido na ação é utilizado pelos índios em picadas de cobras e aranhas. Uso interno e externo.

CASCA-DANTA: "Drymis Vinteri": Para combater vermes no sangue. Fraquezas, má respiração, sinusites.

CÁSCARA-SAGRADA: "Rhamnus purshiana" (Cascas): De origem colombiana era usada pelos índios da Amazônia colombiana como um forte laxante, que restabelece o tônus natural do cólon do intestino e normaliza as funções do intestino.

CASCARRILHA: O chá de sua casca é indicado nas afecções gástricas, na atonia do tubo digestivo, nas cólicas ventosas, nas diarréias e disenterias, e nas febres intermitentes. Em bochechos, combate as inflamações da boca e da garganta. Em clisteres, é boa para hemorróidas.

CÁSSIA: "Cássia fistula": indicado como laxativo.

CASTANHA-DA-ÍNDIA: "Aesculus hippocastanum" (Semente): Excelente tônico circulatório, isso é percebido 15 a 30 minutos após sua ingestão, ameniza a dor nas pernas e nas costas. Ativa a circulação, prevenindo acidentes vasculares.

CATINGA-DE-MULATA: "Leucas martinicensis": É indicado nos casos de asma, dores artríticas, gota, histerismo e reumatismo. O banho com as folhas é indicado para sarna. Em forma de solução, no lar, combate insetos. Anti-helmíntico, emenagogo e abortivo.

CATUABA: "Erythroxilum catuaba" (Madeira moída): Afrodisíaco e tonificante, contém um alcalóide semelhante à atropina, que age lentamente dando energia ao organismo e me-

25

lhora a circulação sangüínea. Indicado em casos de fadiga ou impotência sexual. Pode ter uso contínuo.

CAVALINHA: "Equisetum arvense" (Talos): Antiinflamatório, adstringente, e revitalizante. Indicado no trato de problema genital, urinário e menstruação excessiva. Age nos brônquios, limpando secreções dos pulmões e do sangue. Repõe o silício perdido nas terapias de emagrecimento.

CEBOLA: "Allium cepa": Tem ação carminativa, digestiva, tônica, diaforética e afrodisíaca. Usada como chá, é desobstruente das vias respiratórias, anti-séptica para a garganta, combate a gripe e funciona como expectorante. 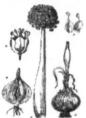 Ingerida crua por alguns dias, promove uma boa desintoxicação do organismo, combate o reumatismo, a artrite e elimina o ácido úrico. O sumo da cebola crua é muito utilizado pela medicina natural com os mesmos propósitos.

CEDRO-ROSA: "Cedrela graziovii": É adstringente, pelo teor de ácido tânico, e tônico, aconselhado na fraqueza orgânica, disenterias e artritismo. Também é usado em banhos no combate à orquite (inflamações dos testículos) e feridas.

CELIDÔNIA MAJOR: "Chelidonius Majus": Atua nos tumores, nas crises de asma, cãibras estomacais, depressões orgânicas, artrite e gota. Uso externo: verrugas, lavagem de feridas, manchas da pele.

CELIDÔNIA: "Trixis divaricata": Emenagogo, antiinflamatória, antioftálmica, distúrbios uterinos.

CENOURA: "Daucus carota": (Raiz): Indicada nos casos de fraqueza é fortificante dos músculos, combate a prisão de ventre, a epilepsia, aumenta o leite materno e dissolve cálculos renais. Combate úlceras e tosse, bronquites e previne contra a gota, reumatismo e artrite. Seu suco atua no processo de pigmentação da pele, fortifica os ossos, combate a anemia e ajuda no crescimento das crianças.

CENTÁUREA-DO-BRASIL: É estomáquica corrigindo qualquer distúrbio gastrintestinal. Suas raízes combate os vermes intestinais e é excelente aperiente. É de grande eficácia no combate às febres.

CENTÁUREA-MENOR: O sumo das flores desta planta é excelente remédio para o estômago, eficaz nas dispepsias, na anorexia e como aperiente. Tem efeito carminativo nas flatulências, acidez do estômago e opilação do fígado. Combate às febres, a gota e os vermes intestinais. Externamente, combate úlceras e feridas.

CENTELLA ASIÁTICA: "Hidrocotile asiática" (Planta rasteira): O bioquímico francês Jules Lépine descobriu que esta planta tem um alcalóide que pode rejuvenescer o cérebro, os nervos e as glândulas endócrinas. Os chineses atribuem a ela um valor igual ao ginseng. Com propriedades tonificantes ela normaliza a produção de colágeno, liberando células adiposas. Por isso é tão indicada para terapias de emagrecimento e da pele.

CEREFÓLIO: As sementes em infusão são indicadas para os seguintes casos: debilidade do estômago, diabetes. Enfermidades nervosas, enfermidades da bexiga, gota e histerismo. O vapor do cozimento desta planta dá bons resultados no tratamento das hemorróidas. O cataplasma feito com as folhas frescas desinflama os seios das lactentes. O suco das folhas dá bom resultado na asma, nas enfermidades da pele e nas impurezas do sangue.

CEUDONIA: Indicada como calmante na inflamação da vesícula biliar, contra as cãibras do estômago e contra as crises de asma.

CHÁ-DE-BUGRE: "Cordia eucalyculata": É a conhecida Porangaba. Elimina ácidos úricos, dores reumáticas e artríticas, estimula a circulação do sangue, combate a obesidade e o mau colesterol.

CHAPÉU-DE-COURO: "Equinodorus macrophyllus": Depurativo muito conhecido nas terapias de pele, tem efeito laxativo e estimulante da bílis. Pela ação nos rins e fígado reduz o ácido úrico e o reumatismo.

CHICÓRIA: "Chicorium endivia": Indicada para males do fígado e dos rins, combate a anemia e tem propriedades diuréticas, calmantes e laxativas.

CHORÃO: O cozimento de suas folhas e cascas combate a caspa e a queda dos cabelos. É um grande calmante, enfraquecendo os desejos sexuais.

CHUCHU: "Schium edule": A casca do legume e suas folhas são usadas em forma de chá: diurético, abaixa o colesterol e a pressão alta.

CINAMOMO: "Melia azedarach": O fruto é considerado excelente vermífugo, **mas se usado em quantidade elevada é venenoso.** As folhas são resolutivas, aconselhadas no tratamento externo das adenites.

CINCO-FOLHAS: O chá de suas folhas e raízes é depurativo sangüíneo e produz bons resultados no tratamento da sífilis, blenorragia, reumatismo e moléstias da pele. Sendo um poderoso diurético, útil na obesidade e nas moléstias do útero, da bexiga e da uretra. Para ser usado como diurético, é bom usar as folhas em cozimento, consumindo um litro por dia.

CIPÓ-CABELUDO OU SEDA: "Mikania cardifolia": Planta trepadeira; indicada em cólicas menstruais, reumatismo e inflamações da bexiga. Retém a perda da albumina, cessa a nefrite e a cistite. Reduz o ácido úrico.

CIPÓ-CABOCLO: "Mikania Hirsutissima": Purgativo. No uso externo em banhos contra inchaços nos pés e pernas.

CIPÓ-CHUMBO: É adstringente, estomáquico e diurético. O chá de toda esta planta combate diarréias com sangue, expectoração com sangue e icterícia. O gargarejo feito com esta planta é bom para as afecções da garganta e angina. O suco fresco é útil na amigdalite e na rouquidão. Seca e reduzida a pó são boas para aplicar sobre as feridas e ulcerações, pois apressa a cicatrização.

CIPÓ-CRAVO: "Tynnanthus fasciculatus": É empregado nas dispepsias, na digestão difícil, na inapetência e para eliminar gases intestinais. Tido também como afrodisíaco.

CIPÓ-CRUZ OU CRUZEIRO: "Chiccocca brachiata": Purgativo e diurético. Indicado para reumatismo, bronquite e lagirintites.

CIPÓ-DÁGUA: "Anphilophium vauthieri": O cozimento das cascas é utilizado como purgativo e diurético. Combate também o reumatismo articular e muscular, nevralgias, agitações e palpitações nervosas.

CIPÓ-ESCADA: Suas folhas e cascas são indicadas para lavar feridas, úlceras e caspas. Seu chá é diurético.

CIPÓ-IMBÉ: De grande utilidade nas inflamações dos testículos e recomendado em banhos nos casos de erisipela, inflamações reumáticas e otite.

CIPÓ-MIL-HOMENS: "Aristolochia brasiliensi": Planta trepadeira, que serve como estimulante dos rins, fígado e baço, ameniza cólica intestinal e a febre. Tem ação emenagoga, **por isso não é indicado na gravidez.** Cura picadas de cobras, ingerindo e aplicando a planta moída sobre o ferimento de queimaduras e feridas.

CIPÓ-PRATA: "Banistera Argirrophylla": Diurético, elimina ácido úrico. Atua na bexiga e nos cálculos renais.

CIPÓ-DE-SÃO-JOÃO: É regulador de menstruações e calmante.

CIPÓ-SUMA: "Anchietea salutays": Excelente depurativo contra moléstias da pele. Torre a casca e tome 2 colheres de sopa no dia da mudança de estação.

CIPRESTE: "Cupressus sempervirens": O chá é indicado para banhos de assento e lavagens genitais-vaginais. O sumo extraído das folhas é usado para verrugas.

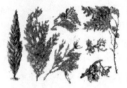

CIRTOPÓDIO: "Cyrtopodium punctatum": Considerado um poderoso antiinflamatório e supurativo de uso externo, pois expulsa o pus acumulado, fazendo cessar as dores. Aplicado nos furúnculos, no antraz (infecções comum em animais), no panarício (inflamação que comprometem os tecidos em torno da unha), em contusões, machucaduras, blefarites, conjuntivites, cancros venéreos, erisipela, dor de dente e de ouvido.

COCLEÁRIA: Planta excelente contra as afecções escorbúticas da boca; mastigando-se as folhas, firma as gengivas. Preparada em saladas ou sucos atua contra o escorbuto, os catarros pulmonares, a asma e enfermidades crônicas da pele.

COCO: A água de seu suco cura hidropisia, além de ser um excelente remédio contra a pressão alta. Sua carne é altamente nutritiva.

COCO-DE-DENDÊ: Empregado para combater angina, dores de cabeça, cólicas abdominais e edemas nas pernas.

COENTRO: "Coriandrum sativum": Estimulam as funções digestivas e combate os gases intestinais.

COERANA: Suas folhas, em cataplasmas ou em banhos, são emolientes, sedativas, antiespasmódicas e boas contra o reumatismo, a dificuldade de urinar, as enfermidades cutâneas e as hemorróidas. **Obs.: o uso interno desta planta é perigoso, em virtude de seu princípio tóxico.**

COMINHO: "Cuminum cyminum": O chá, preparado com os frutos, tem efeito salutar nas afecções das vias urinárias, nas perturbações do estômago, nos gases intestinais, além de ser emenagogo. Usa-se também nas orquites.

CONDURADO: "Marsdenia amylacea": Indicado nas dores de estômago, gastrite, dispepsias e reumatismo. Também é empregado como depurativo.

CONFREI: "Symphytum officinale": Como alimento tem efeito nutritivo, tônico e diurético. Como chá ou para uso tópico age como cicatrizante, hemostático e emoliente. Combate a anemia e a fraqueza em geral.

CONGONHA-DO-BUGRE: "Villaresia congonha": Com as folhas secas faz-se um chá que auxilia no emagrecimento, quando usado diariamente. Tida como tônico cardíaco, é útil também nos casos de perda da albumina, no combate ao ácido úrico, para estimular a diurese e regularizar as funções renais, na eliminação dos cálculos renais e no tratamento do artritismo e do reumatismo.

COPIABEIRA: "Copaifera officinalis": O óleo desta planta constitui um excelente balsâmico e anti-séptico do aparelho urinário. Indicado contra a blenorragia crônica ou aguda, contra as doenças de origem sifilítica, hemorragias, tosse, bronquite, moléstia da pele, incontinência da urina, catarro da bexiga, leucorréia, diarréia, disenteria e urticária.

COQUEIRO: "Cocos nucifera": Age como diurético, fortificante e vermífugo.

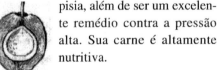

CORAÇÃO-DE-JESUS: Suas folhas são aplicadas nos casos de anúria, dispepsias e febres intermitentes. O chá deve ser preparado com 10 gramas da planta para cada litro de água.

CORDÃO-DE-FRADE: "Leonotis nepetaefolia": Ótimo diurético, que ameniza dores de estomago e fortalece convalescentes. Dá um bom xarope para tosse e problemas respiratórios. Indicado contra hemorragias. Males do estômago, asma e também para lavar feridas.

CORO-ONHA: (Olho de boi) – Evita o derrame, bem como ameniza suas seqüelas. É tônico e calmante dos nervos, de grande eficácia nos casos de epilepsia. Usa-se 1 grama do pó de sua semente por dia, em uma xícara de água quente. Deixe esfriar e tome aos poucos.

CORTICEIRA: Sua casca acalma insônia e dores, é boa para o fígado agindo contra a hepatite. Ainda combate pressão alta e prisão de ventre.

COTÓ: Indicado nas afecções da bexiga e das vias urinárias, diarréia, dispepsia, gota, reumatismo e sífilis. Além de ter grande poder depurativo.

COUVE: "Brassica oleracea": Serve para combater o escorbuto, os vermes intestinais, as afecções das vias respiratórias, a anemia, a paralisia e as doenças dos ouvidos. Seu suco facilita a cura de úlceras do estômago.

CRATAEGUS: "Crataegus Oxialanta": Cardiotônico, preventivo contra acidentes vasculares e hipertensão.

CRAVO-DA-ÍNDIA: "Sygygium aromaticum": Digestivo, regulariza o fluxo menstrual. Considerado afrodisíaco.

CRAVO-DE-DEFUNTO: "Tajetes erectus": Serve para vermes intestinais, ascaris, oxiúros, para bronquites, tosses e resfriados.

CRAVOS-DOS-JARDINS: Para causar sudorese, aliviar dores de cabeça e tonteiras.

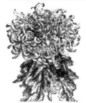

CRISÂNTEMOS: "Pyrethrum parthenium": Contra cólicas, falta de apetite, indigestões, sinusites e males de estômago. Combate a insônia e acalma os nervos.

CRUÁ: Suas sementes são emenagogos, enérgicas e antifebris. Come-se de 5 a 10 g de cada vez, de 3 a 4 vezes ao dia. O chá feito com o cozimento das cascas do fruto é bom remédio para os intestinos. Os talos e as folhas são indicados para afecções uterinas, clorose, leucorréia e metrite.

CURRALEIRA: Planta de grande poder depurativo, indicada para tratar as afecções, sífilis, cancros venéreos, erupções da pele e úlceras.

DAMIANA: "Tumera diffusa" (Talo): Afrodisíaca e poderosa tônica contra impotência, muito usada no passado. Ainda ajuda na digestão, é diurética e laxativa.

DEDALEIRA: ""Lafoensia pacari" (Folhas e flores): Tônico cardíaco vascular forte, regulariza as batidas do coração. Para quem tem disparos no batimento, "delirium tremens", assim como pneumonia, asma cardíaca. É a mesma erva usada em encapsulados.

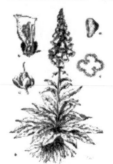

DENTE-DE-LEÃO: "Taraxacum officinale" (Planta inteira): Tônico hepático, diurético e depurativo do sangue, age no fígado e nos rins, é indicado para diabéticos. Fortifica os nervos, mas sua ingestão diária não pode ultrapassar três xícaras, sem adoçantes.

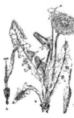

DIGITALIS: "Digitalis purpúrea": Cardiotônico e cardiopatias valvulares.

DOURADINHA: "Waltherea douradinha" (Folhas): Diurético eficiente na dificuldade em urinar, inflamações da bexiga, eliminando pedras. Contra problemas pulmonares, bronquite e tosse.

DOURADINHA-DO-CAMPO: "Policourea rígida": Por sua ação diurética é utilizada nas inflamações da bexiga e quando o ato de urinar é lento e doloroso.

DRÓSERA: "Drosera rotundifolia": Poderoso expectorante e antiespasmódico. Combate as tosses nervosas, bronquites.

EMBAÚBA: (ou Umbaúba) – "Cecropia palmata" (Folhas): Neste vegetal encontra-se propriedades semelhantes à Digitális, aumenta a energia da contração do músculo cardíaco. Como poderoso diurético, ameniza a pressão e regula as batidas do coração. Seu xarope é ótimo contra asma e bronquite. **Não fazer uso contínuo.**

EMBURANA: "Torresea cearensis" (Fruto moído): Bronco dilatador que provoca um relaxamento. Indicado nas manifestações de bronquite, tosse e asma. Ameniza cólica intestinal e uterina.

ENDRO: "Anethum graveolens" (Semente): Combate ânsias de vômitos, cura inflamações de garganta. Ameniza flatulência, cólicas intestinais e de estômago. Tem propriedades calmantes.

EQUINÁCEA: "Echinacea Angustifolia": Antitérmica, ativa os glóbulos sangüíneos. Bom para fazer gargarejos nos abscessos dentários. Bom em compressas nas feridas pulmonares.

ERVA-BALEEIRA/SALICÍNIA: "Cordia curassiva" (Planta inteira): Planta comum no litoral. Antiinflamatória, cicatrizante, tem a propriedade de remover hematomas e irritação gástrica.

ERVA-CIÁTICA: Puxa o veneno do reumatismo para fora. Esmague a erva e aplique, fora das juntas, deixe agir durante 30 a 50 minutos, formara então, no local, uma bolha de água amarela. Abra até secar ou cura-se com alguma pomada.

ERVA-CIDREIRA: "Melissa officinalis" (Folhas): Tranqüilizante e sedativa, induz ao sono e permite o controle das emoções. Indicada em crises nervosas, taquicardia, histerismo e depressão. O mirceno é o responsável pelo seu papel analgésico, no alívio de dores e da pressão alta.

ERVA-COBRE: Em banhos, é empregada contra gota e reumatismo. O suco das folhas dá bom resultado em fricções, nas partes doloridas, em casos de reumatismo, gota, nevralgias e contusões.

ERVA-DA-GRAÇA: "Aloysia gratissima": Ramos e folhas são referidos como anticatarral, sudorífera, estomacal e recomendada para doenças da bexiga e nos resfriados.

ERVA-DE-BICHO: "Polyonum acres" (Planta inteira moída): De origem asiática, nasce em lugares úmidos, muito utilizada contra hemorragias, com propriedades coagulantes. Tem efeito circulatório, diminuindo a fragilidade capilar, hemorróidas e varizes. Melhora o desempenho cerebral e o raciocínio.

ERVA-DE-BUGRE: "Casearia sylvestris" (Folhas): Emagrecedor, diurético, anticolesterol, diminui inchaço das pernas, estimula a circulação e o coração. Útil em doenças de pele, cura mordidas de cobras e aranhas.

ERVA-DE-LAGARTO: Seu sumo é indicado contra sífilis, reumatismo, coceiras e feridas rebeldes.

ERVA-DE-PASSARINHO: "Strutantus flereaulis" (Folhas): Adstringente nas moléstias do útero, irritações vaginais e ulcerações da pele, em banhos locais. Ingerido em doses menores, ameniza o diabetes e a pneumonia.

ERVA-DE-SANTA-LUZIA: "Piolia straliotres": Seu sumo é indicado contra sífilis, reumatismo, coceiras e feridas rebeldes.

ERVA-DE-SANTA-MARIA/ MENTRUZ: "Chenopodium ambrosioides" (Folhas/talo/flores): Cura indigestão, hemorróidas, varizes, facilita a menstruação, a circulação e combate doenças nervosas.

ERVA-DE-SÃO-JOÃO: "Agerathum conyzoides" (Planta inteira): Antifebril, muito eficiente contra dores de estômago, cólicas e gases. Não confundir com "Herb San John" (Hipérico).

ERVA-DOCE: "Pimpinella anisum" (Semente): Calmante para crianças, combate insônia, náuseas, cólicas e vômitos. Restabelece a menstruação e aumenta o leite materno.

ERVA-DUTRA: Largamente empregada nos abscessos internos, anginas, diarréia rebelde, hemoptises, rouquidão e vômitos. As partes da planta utilizadas para o preparo do chá são as folhas e talos.

ERVA-MACAÉ: "Leunurus sibiricus" (Planta inteira): Indicada nas doenças de pele como a erisipela, combate o colesterol e a pressão alta.

ERVA-MATE: "Ilex paraguaiensis". Indicação: O chimarrão ou o chá dá resistência à fadiga e ativa a circulação, reanimando as forças do corpo e estimulando o cérebro. Para embelezar a pele fazer banho com as folhas.

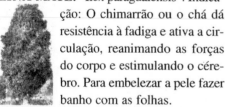

ERVA-POMBINHA: "Phyllanthus acutifolius": Poderoso diurético, eliminador de ácido úrico, é utilizado para combater as afecções do fígado, a icterícia, diabetes, cólica dos rins, moléstias da bexiga, urina escassa, leucorréia, gonorréia e doenças da pele.

ESPINHEIRA-SANTA: "Maytenus ilicifolia" (Folhas): Seu uso é indicado no tratamento de várias doenças do fígado e aparelho digestivo, especialmente em úlceras. Atua ainda sobre as fermentações anormais do intestino, aliviando dores, normaliza as funções gastrintestinais, é ainda anti-séptica e cicatrizante. No final dos anos 80, a Central de Medicamentos (Ceme) divulgou um estudo oficial em que comprova as propriedades terapêuticas desta erva.

ESPINHEIRO-DE-CARNEIRO: É bom contra asma e bronquite. Sua raiz tomada em bom chimarrão corrige o vício do álcool.

ESTOMALINA: "Stomalium": Ameniza dores de estômago e fígado causados pela má digestão.

EUCALIPTO: É antiespasmódico. Combate febres, gripes, diabetes, bronquite, asma, gangrena pulmonar, males da bexiga e das cadeiras.

EUCALIPTO-AROMÁTICO: "Eucaliptus glóbulos" (Folhas): Poderoso anti-séptico, indicado para uso em inalações, para problemas respiratórios e pulmonares, bronquite, asma, inflamações da garganta.

EUFRÁSIA: "Euphrasia officinalis": Como chá, tem ação febrífuga. Com ela é preparado um colírio muito usado nas conjuntivites e inflamações dos olhos em geral.

FÁFIA: "Pfaffia Paniculata": Ginseng Brasileiro – Raiz moída: É tida como rejuvenescedora, revitalizante e inibidora do crescimento das células cancerígenas. Ativa a circulação do sangue, estimulante das funções sexuais e combate o estresse, e tem grande sucesso no Japão. Há quinze anos vem sendo alvo de extração predatória.

FAVA-DE-SANTO-INÁCIO: "Fevillea trilobata": Recomendada na icterícia e na hepatite. O óleo é purgativo e combate o reumatismo. Também tem sido indicada no tratamento de animais pesteados e magros, ministrando-se uma ou meia fava picada misturada às rações próprias para a engorda.

FEDEGOSO: "Cássia occidentalis": Ação laxativa, hepática e nas vias urinárias. É purgativo, reconstituinte e bom medicamento contra as febres, inclusive as palustres. Combate as afecções das vias urinárias, a hidropisia, as moléstias do fígado, a gonorréia e a dismenorréia. Também é eficaz no tratamento da erisipela.

FEIJÃO-ANDU ou GUANDO: "Cajanus indicus": O seu chá serve para dores, tosse, bronquites, febre, e inflamações, hemorragias, gengiva fraca. Em forma de gargarejo para inflamações na boca e na garganta. Em lavagem nas feridas ulcerosas. Costuma-se colocar as folhas sob o travesseiro para um sono tranqüilo.

FEL-DA-TERRA: "Jenolorus echinatur": Sudorífero, paralisias e cólicas. Tônico. Estimula as funções das vias digestivas, dispepsias. Desperta o apetite.

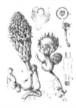

FENO-GREGO: "Trigonella foenum-graecum": Semente altamente nutritiva, que estimula o apetite, engorda. Indicado nas fraquezas típicas de gripes, anemia ou convalescença. Melhora a pele e evita rugas. Estimulante e resolutivo. As sementes, por serem emolientes, são usadas para a preparação de ungüentos e cataplasmas que servem para combater tumores e outras inflamações purulentas.

FIGO: Bom alimento para os nervos. O chá de suas folhas serve para fazer gargarejos, curar gengivas e diabetes, bom para eliminar cálculos dos rins e fígado.

FIGUEIRILHA: "Dorstenia brasiliensis": Anticonceptiva, antidisentérica, antipirética, antileucorréica, antiofídica, anti-reumática, sudorífera, diurética, emenagogo, emética, estimulante digestivo, fluidificadora do aparelho respiratório, purgativa e tônica.

FITOLACA: "Phytolacca spp": O chá tem ação vomitiva e catártica. Pode ser aplicado como gargarejo nas infecções e inflamações da garganta em geral.

FLOR-DA-NOITE: Combate os males do coração, causados pelo excesso de café, alcóol e fumo. Atua contra o nervosismo, febres, resfriados e dores de cabeça.

FLOR-DE-CORAL: O cozimento de suas cascas serve para combater as hepatites crônicas e as obstruções do fígado.

FLOR-DE-JASMIM: "Jasminum Officinalis": Saboroso, diurético, estimulante. Combate à falta de ar, tosses e gripes.

FLOR-DE-LARANJEIRA: "Citrus Vulgaris": Calmante, atua contra insônia, cálculos renais, febre.

FOLHA-DE-NABO: "Brassica Napus Procubens": Bom para tosse, bronquite, sinusite, nas afecções de rins e bexiga. Uso externo, bom para corrimentos vaginais.

FOLHAS-DE-AMORA: "Morus negra": Combate diabetes, pedras nos rins, catarro da bexiga, problemas de menopausa, afecções da garganta.

FOLHAS-DE-CAQUI: "Diospyros caqui": Rica em vitamina C. Combate toxinas, insônia, descalcificação, doenças respiratórias, febres e gripes.

FORTUNA: "Bryophyllum calycimum": É indicado para os casos de aftas, calo, erisipelas, feridas, frieiras, picadas de inseto, queimaduras, tumores, úlceras, verrugas. Faça o suco das folhas e o aplique direto no local.

FRANGULA: "Raemus frangula" (Cascas): Poderoso laxante, com efeito semelhante a Cáscara-sagrada. Auxilia na digestão difícil e em distúrbios hepáticos.

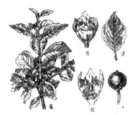

FUCUS: "Fucus vesiculosos" (Alga): Indicada para casos de hipotireoidismo, obesidade e disfunções da tireóide com baixa taxa de iodo. Contra-indicado em casos de hipertireoidismo, problemas cardíacos, gravidez e lactação.

FUMÁRIA: "Fumaris officinalis": Bom para erupções e afecções da pele. Diurética e depurativa. Bom para males do fígado, icterícia, bronquite, reumatismo, arteriosclerose.

FUNCHO: "Foemiculum Vulgare": Afecções urinárias, digestivas, contra gases e azia. Estimula o apetite, é digestivo, atua contra os gases. Sua raiz é diurética e faz aumentar o leite das mães.

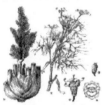

GAMELEIRA: "Fícus radula": O chá feito com a casca desta planta expulsa lombrigas e combate a hidropisia.

GARCÍNIA: "Garcínia cambogia": Usada no tratamento da obesidade diluindo a gordura, contra o diabetes e como moderador do apetite. Na Índia é usada para evitar problemas digestivos.

GARRA-DO-DIABO: "Harpagophytum procumbens" (Talo fatiado): Antiinflamatório de origem africana, nasce apenas nos desertos, é indicada contra reumatismo, diabetes, arteriosclerose (melhora a flexibilidade das artérias) e doenças do fígado.

GENCIANA: "Gentiana lútea" (Madeira): Estimulante digestivo, depurativa, indicada na falta de apetite, anorexia, problemas gastrintestinais. É contra-indicado em casos de úlcera gástrica.

GENGIBRE: "Zingiber officinale" (Raiz): Estimulante gastrintestinal, é ainda um bom antiinflamatório que apresenta resultados contra o reumatismo e artrites. Muito bom para quem trabalha com a voz, locutores e professores.

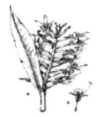

GERGELIM: "Sesamum indicum" (Sementes): Arbusto de tamanho médio, suas sementes são utilizadas em alimentos, doces e remédios naturais para o reumatismo. Suas sementes maceradas são cicatrizantes nas queimaduras.

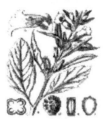

GERVÃO: "Stachytarpheta dichotoma" (Planta inteira): Indicada nas dores do fígado e do estômago, febres, prisão de ventre, diurético e emenagogo.

GERVÃO ROXO: "Staphytarpheta cayenensis": Males dos rins e fígado.

GINKGO BILOBA (Folhas): Árvore considerada um fóssil vivo, ancestral do carvalho, é mencionada nos escritos chineses de 2800 anos a.C. e é considerada sagrada no Oriente.

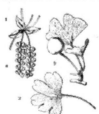

Tem ação preventiva e curativa na oxidação das células e no envelhecimento. Estimulante da circulação diminui a hiperagregação plaquetária, evitando tromboses. Indicado ainda contra microvarizes, artrite e cansaço nas pernas.

33

GINSENG: "Panax ginseng": Afrodisíaco e tônico. Erva que restabelece a energia física e mental.

GINSENG-COREANO: "Panax Ginseng" (Raiz moída): Estimulante, pode elevar a pressão arterial. **Portanto, não é recomendada para hipertensos.** Dose máxima, duas colheres pequenas ao dia.

GIRASSOL: "Helianthus Annuus": Resfriados, males do estômago e pulmões. Fortalece os nervos. Indicado contra resfriados, hemorragia nasal, males do coração, do estômago, nervos e contusões.

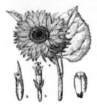

GOIABA: Corta a diarréia, é indicada contra tosses e bronquite. Contrai varizes, além de ser eficaz em gargarejos e lavagens intestinais.

GOMA-AGUAR: "Cyamopsis tetragonolobus": Inibidor do apetite.

GOTU-KOLA: "Hydrocotyle asiática": Planta de grande reputação no Oriente como sendo capaz de produzir longevidade. É como um purificador sangüíneo e recurso específico no tratamento das doenças crônicas da pele, como a lepra, a sífilis e a psoríase. A erva é rejuvenescedora, febrífuga, diurética, alterativa, restauradora do Sistema Imunológico. É indicada na prevenção do envelhecimento precoce, perda de cabelos, distúrbios nervosos, epilepsia e convulsões, doenças crônicas da pele, doenças venéreas, memória e esquizofrenia, nas recuperações cirúrgicas e em doenças graves.

GRAMA-DAS-FARMÁCIAS: "Agropyron repens": É utilizada pelos herboristas para tratar ferimentos, áreas doloridas, urinação dolorida, expectoração, colesterol alto, diabetes e indisposições hepáticas. Por seu alto conteúdo de mucilagem, esta erva tem a propriedade de regularizar o funcionamento do Sistema Intestinal. A erva é recomendada por autoridades de saúde para aumentar o fluxo urinário.

GRAVIOLA: "Anona cherimolia": O chá das folhas é excelente no tratamento de diabetes, colesterol, pressão alta, obesidade e certos tipos de câncer.

GUABIROBA: "Campomanesia xanthocarpa": Cascas e folhas são indicadas como antidiarréicas e nos tratamentos de cistites e uretrites.

GUAÇATONGA: "Casearia sylvestris" (Folhas): Emagrecedor, diminui o colesterol, o cansaço das pernas. Estimulante da circulação, usada em doenças de pele, picadas de cobras e aranhas.

GUACO: "Mikania cordifolia" (Folhas/talos): Dissolve catarro dos brônquios, expele secreções típicas de resfriados e bronquite, amenizando inflamações de garganta.

GUAICO: O cozimento de suas cascas e talos é indicado contra as afecções da pele, amenorréia, asma, bronquite, catarros crônicos, escrofulose, gota, gripe, resfriados, reumatismo e sífilis.

GUANXUMA: "Sida rhombifolia": Raízes, ramos e folhas são indicadas em uso interno como antidiarréicos, em uso externo em afecções da pele, feridas, contusões e para acalmar a dor provocada por picadas de insetos. As raízes também são reputadas como descongestionantes das mucosas em bronquites e catarros e como antiinflamatórias em uso interno e externo. Ramos e folhas são indicados como emolientes e contra cefaléias. As sementes são referidas como diuréticas.

GUAPEVA: Suas sementes, levemente torradas, são empregadas contra a inflamação do fígado e a icterícia (come-se 1 semente por vez, 3 vezes ao dia). O azeite que se obtém das sementes é purgativo e, em fricções, combate reumatismos e erisipela.

GUARANÁ: "Amazonias Curtis": Os índios 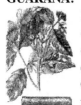 Maués a chamam de Paullinia cupana, da Amazônia, um extraordinário estimulante, que dá energia física ao organismo. Contém muita cafeína. Indicado para casos de esgotamento físico, atividades intelectuais e é afrodisíaco. **Contra-indicado para insônia e hipertensão.**

GUINÉ: "Petiveria alliacea" (Planta inteira): Indicada para dor de cabeça, enxaqueca, falta de memória e problemas nervosos. Eficaz antídoto ao veneno de cobra e abortivo.

GYMNEMA: "Gmnema silvestre". A planta possui uma ação de inibir a absorção dos açúcares no nível intestinal, o que a torna útil no diabetes e na obesidade. A planta tem ação contra a cárie dentária, pois inibe a síntese de glucan pelo *streptococcus mutans*, bactéria causadora de cáries.

HAMAMÉLIS: "Hamamelis virginiana" (Folhas/cascas): Contém essencialmente tanino, é adstringente e vasoconstritora, diminui as secreções e ativa a circulação. Muito utilizada como xampu, evita queda de cabelos.

HERA: "Glechoma hederácea": Planta trepadeira, comum em muros, contém importantes propriedades terapêuticas, contém sementes tóxicas, suas folhas são analgésicas, vasodilatadora, descongestionante. A Hederosaponina C tem efeito inibidor de fungos, com ação antibiótica. Contém muito iodo, **é contra indicado em casos de hipertireoidismo.**

HIBISCUS: "Hibiscus sabdarifa": Flor avermelhada, com sabor semelhante ao morango, tem efeito laxante sem cólicas, melhora a digestão, aumenta a diurese e acalma os nervos.

HIPÉRICO: "Hiperycum perforatum" (Flo- 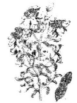 res): Famoso calmante e antidepressivo, também é antiinflamatório e cicatrizante. É a hipericina a responsável pela ação calmante, que também age na insuficiência hepática, má digestão, gota e reumatismo.

HORTELÃ-DO-MATO: "Peutodom radicans": Como tônico peitoral, sedativo de tosse, asma, digestivo, gazes, favorecendo o apetite. Em forma de banho usado para dermatoses.

HORTELÃ-JAPONESA: "Mentha arven- 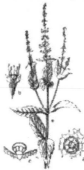 sis" (Planta inteira): Calmante, anti-séptico e descongestionante. Elimina gases e é sedativo do estômago, faz cessar os vômitos. A tintura alivia enxaquecas e irritações da pele, em aplicações locais. A infusão feita com 20 g para meio litro de água, em forma de inalação, descongestiona as vias respiratórias.

IMBIRÍ: O suco desta planta é bom para otites. Seu rizoma é diurético. As folhas maceradas são boas para tratar feridas, úlceras e queimaduras.

IMBURANA: "Burserana Leptophleds": É uma erva tônica útil nas afecções da bexiga, e peitoral.

ÍNDIGO: "Indigofera trinctoria": Tem efeito laxativo e antibiótico.

INHAME-BRANCO: O chá desta planta é recomendado para tratar as afecções da pele.
INHAME-ROXO: Recomendado para combater herpes e quaisquer outras dermatoses.
INSULINA: "Insullinum dacttas": Erva eficaz no tratamento do diabetes.
IPECACUANHA (PAPACONHA): "Cephaelis ipecacuanha" (Planta inteira): Raiz do nordeste indicada contra a bronquite e tosse com catarro.

IPÊ-ROXO: "Tabebuia heptaphylla" (Cascas moídas): Antibiótico natural, ficou famoso por suas propriedades analgésicas e anticoagulante é ainda indicado em casos de bronquite, asma e arteriosclerose. O Ipê-roxo é tido como um poderoso auxiliar no combate a determinados tipos de tumores cancerígenos. É usado também como analgésico e como auxiliar no tratamento de doenças estomacais e da pele. No passado, foi largamente utilizado no tratamento da sífilis. As propriedades terapêuticas são encontradas na casca.
JABORANDI: 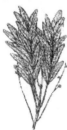 "Pilocarpus jaborandi" (Folhas): Estimula as secreções gástricas, por isso é um ótimo digestivo. Tem efeito semelhante ao da Espinheira-santa. É encontrado em uma região de solo e clima bem característicos. Seu princípio ativo é usado no tratamento do glaucoma. Também indicado no tratamento de doenças do aparelho respiratório. Vários xampus trazem o Jaborandi em sua fórmula, tido como um poderoso aliado na luta contra a queda de cabelo.
JACA: "Artocarpus integrifólia": A polpa é ótima para o intestino e fraquezas em geral, expectorante. O pó da sua semente é ótimo para queimaduras.
JAMBOLÃO: "Syzygium jambolanium" (Folhas): Adstringentes e poderoso hipoglicemiante indicado em diabetes, pois ameniza a formação de fermentos sacarificantes.
JAPECANGA: "Smilax japicanga": Depurativo diurético empregado no tratamento das manifestações sifilíticas, escrófulas, boubas, úlceras, eczemas, afecções cutâneas e reumatismos.
JASMIM: "Gardenia jasminoides": Diurética e estimulante, indicado como xarope contra tosse e gripe. Ótimo colírio contra inflamações dos olhos.

JATOBÁ: "Hymenaea courbaril" (Fruto moído): Fortificante usado contra doenças pulmonares. Cura cistite (não infecciosa).
JEQUITIBÁ: "Cariniana Brasiliens": Para males das amídalas, aftas e lavagens íntimas.
JILÓ: "Gersannus Iliam": Indicado para o fígado, abrir o apetite. Em forma de suco é indicado para dores de cabeça.
JITÓ: Aplicado externamente. O cozimento de suas cascas e raízes debelam tumores artríticos e conjuntivite (50 g para um litro de água). **Obs.: este chá não deve ser ingerido porque provoca vômito e aborto, é muito tóxico.**
JOÃO-DA-COSTA: "Echites peltata": Antiinflamatório, indicado em caso de úlcera crônica e orquite. Usado para combater cólicas uterinas, dores reumáticas e das articulações.

JUÁ: "Solanum viarum": A casca é utilizada como dentifrício, os frutos são calmantes dos nervos e da azia. A raiz é diurética, ajuda a emagrecer, melhora as funções do fígado e bexiga. Anti-séptico natural.

JUAZEIRO: "Zyziphus joazeiro": O chá de suas cascas é eficaz contra febres intermitentes.

JUCÁ: O chá de suas cascas e raízes presta ótimos serviços no tratamento do diabetes (20 g para 1 litro de água).

JUCIRI: O sumo de suas flores apressam a cicatrização. O mesmo efeito produz sobre os bicos dos seios rachados, de mulheres lactentes.

JUMBEBA: "Opuntia brasiliensis": Muito utilizada pela homeopatia, esta planta é indicada nos casos de palpitação, hipertrofia e reumatismo do coração, hemorróidas, asma, pleurises, pneumonias e perturbações circulatórias.

JUREMA: "Mimmosa verucosa": Usada externamente nas afecções da pele.

JURUBEBA-BRANCA: "Solanum paniculatum" (Talo e Folhas): Estimulante das funções digestiva, do fígado e baço. Indicado em casos de insuficiência hepática e prisão de ventre.

KAWA-KAWA: "Piper methysticum": Famoso calmante e antidepressivo ameniza a ansiedade, angústia nervosa, tensão e agitação com insônia.

LARANJA-AMARGA: "Citrus aurantium": Gastralgias, dispepsias, flatulências e calmante.

LARANJEIRA: "Citrus aurantium" (Folhas):

Ótimo contra gripes e resfriados, pois é depurativo e sudorífero, tem vitaminas e sais minerais.

LIMÃO-BRAVO: "Sipurana Apiosyce": Alivia coceiras, purifica o sangue, é bom para doenças pulmonares.

LIMEIRA: "Citrus limonum": Possui um óleo de cheiro suave, indicado nas perturbações estomacais, como antiespasmódico e vermífugo. O fruto é refrescante e alimenta, constando nas dietas de doentes e convalescentes.

LIMEIRA-DA-PERSIA: "Citrus bergamia": Antiinflamatório e auxilia a digestão.

LIMOEIRO: "Citrus limonum": O fruto é
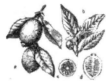
rico em vitamina C e ácido cítrico, sendo um antiescorbútico por excelência. Também é expectorante, carminativo, digestivo e febrífugo.

LÍNGUA-DE-VACA: "Chaptalia nutans": Indicada na blenorragia, catarro pulmonar, dermatoses, erupções cutâneas de origem sifilítica e tosse. Externamente, é um bom remédio para lavar úlceras e tumores. Suas folhas, aquecidas, colocadas sobre as têmporas, aliviam a dor de cabeça e facilitam o sono.

LINHAÇA: "Linum usitatissimum": Contra diabetes, inflamações do estômago, bexiga, colites e intestinos. Bom para cataplasmas em queimaduras e banhos de assentos para hemorróidas.

LÍRIO: "Lillium spp": O chá tem efeito calmante, é tônico nervoso e nutritivo.

LÍRIO-BRANCO: "Lilum Candidum L.": Conhecido como lírio de nossa senhora é indicado para uso externo. O bulbo cortado em fatias é usado para eliminar verrugas.

LOBEIRA: "Salanum lycocarpum": O chá é indicado para vias urinárias, cólicas abdominais e renais. Espamos e epilepsia. Uso externo, o suco da fruta serve para verrugas.

LOBÉLIA: "Lobelia inflatta": Tratamentos da asma, tosses nervosas, coqueluche e bronquites, expectorante e nas afecções estomacais.

LOMBRIGUEIRA: O leite que se obtém ao cortar o tronco desta planta combate lombrigas e expulsa a Tênia (bastam 3 gotas do leite a cada 2 horas, **mais que isso é prejudicial**).

LOSNA: "Artemísia absinthium" (Planta inteira): Amargo estimulante gástrico, aumenta o apetite e é afrodisíaco. **Mas em doses altas pode se tornar um psicoestimulante.** Indicado contra doenças nervosas e falta de apetite.

LÓTUS: "Nelumbo nucifera": A raiz é usada como alimento, tendo pouco poder nutritivo, mas possuindo poder tônico, afrodisíaco, calmante e adstringente.

LOURO: "Laurus nobilis" (Folhas): Santo remédio contra má digestão e ressaca alcoólica, doenças de fígado e estômago.

LOURO-PRETO: O chá de sua casca é diurético e emenagogo. Planta empregada para várias enfermidades: azia, atonia, catarros intestinais, diarréias, disenteria, enterite catarral e crônica, flatulências e irritações gastrintestinais e várias moléstias do estômago.

LUPULO/FLOR: "Humulus lupulus" (Inflorescência): A lupulina, um pó dourado que cobre as flores, é um poderoso sedativo e hipnótico, indicado em casos de insônia. É ainda digestiva e antibiótica.

MAÇÃ-DESIDRATADA: "Maltas Sylvestris": Rica em vitaminas e minerais, essencial na desintoxicação do organismo: atua no combate do colesterol, arteriosclerose, na circulação do sangue, nos cálculos biliares, no processo de emagrecimento. O chá de maçã mantém o equilíbrio hídrico do nosso corpo.

MACAÉ: "Leonorus sibiricus": Recomendada nas febres intermitentes, afecções do estômago e dos intestinos, embaraços gástricos, vômitos, gripes intestinais, diarréias e gastrinterite.

MACELA/FLOR: "Achyzocline satureoides" (Inflorescência): Aromática usada em travesseiros com finalidades calmantes. Em chá é indicada para problemas digestivos, azia e para acalmar cólicas abdominais.

MADRESSILVA: "Lonicera caprifolium": 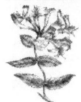 Diurética, anti-séptica, antitérmica, antiinflamatória, relaxante. As flores são antiespasmódicas.

MÃE-BOA: Tem sido receitada, em chás e banhos para curar o reumatismo.

MALAGUETA: "Piper rubra": O suco do fruto, misturado com farinha, atua como um enérgico cataplasma em casos de meningites e congestões cerebrais. As folhas da malagueta, maceradas e misturadas com azeite são boas para resolver tumores em aplicações externas.

MALMEQUER-DO-CAMPO: "Grindelia robusta": Balsâmico, expectorante, antiespasmódico; 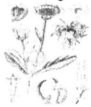 usados nas afecções renais e das vias urinárias.

MALVA: "Malva sylvestris" (Folhas): Hortaliça indicada para problemas respiratórios, favorece a cicatrização e processos gastrintestinais, com benefícios à pele.

MALVA-BRANCA: "Sida cordifolia": Usada externamente, funciona como emoliente. O chá das folhas é sedativo.

MAMÃO: "Carica papaya": O fruto é digestivo, diurético, laxante. A papaína ajuda no controle do mal de Parkinson. O látex é empregado na forma de solução de algumas gotas de água fervida para asma e diabetes. O látex cru em uso externo é usado para calos e verrugas. O chá da folha é ótimo para dores de estômago.

MAMICA-DE-CADELA: "Zanthoxylon rhoifolium" (Madeira/moída): Indicada contra problemas de pele, contra picadas de insetos e cobras, excelente para auxiliar a cura do vitiligo.

MAMONA: "Ricinus communis": O óleo de
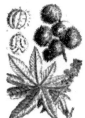
rícino constitui um poderoso purgativo, indicado na prisão de ventre. Emprega-se também como vermífugo, na diarréia decorrente de dentição e nas queimaduras. A decocção das folhas é recomendada em banhos para tratamento das hemorróidas.

MANACÁ: "Brunfelsia Grandiflora": Antisifilítica, diurética, laxativa, contra dores reumáticas.

MANDACARUA: "Cereus jamacaru": O suco dos ramos é utilizado em uso interno em tratamento dos pulmões, infecção da pele, tosse, bronquites. Em uso externo é empregado em úlceras da pele. A raiz é usada para problemas renais, principalmente cálculos.

MANGUEIRA: "Mangifera indica": Balsâmico, adstringente, afecções das vias respiratórias, tosse, bronquite, coqueluche e catarro crônico.

MANJERICÃO: "Ocimum basilicum" (Folhas moídas): Digestivo que elimina gases.

MANJERICÃO-DOS-JARDINS: "Ocimum minimum": Tem ação excitante. Indicado para expelir os gases do estômago e do intestino. O manjericão de folhas largas é muito usado na culinária, e o de folhas miúdas é empregado nas digestões difíceis.

MANJERONA: "Origanum Majerona": Indicada nas fraquezas musculares e dos nervos, e também em casos de reumatismo e dores estomacais.

MARACUJÁ: "Passiflora Alata" (Planta inteira): A Passiflora é tranqüilizante, antiespasmódica e diurética. Indicada em dores de cabeça de origem nervosa, ansiedade, perturbações nervosas. **Contra-indicado para pressão baixa.**
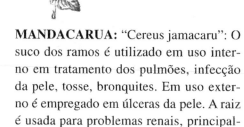

Existem diversos tipos de maracujá:

Maracujá-açu: "Passiflora quadrangularis": Excelente sedativo. Indicado nas dores de cabeça, neurastenia e insônia.

Maracujá-caatinga: As folhas são utilizadas em banhos nas erisipelas e inflamações.

Maracujá-mirim: "Passiflora edulis": A decocção das folhas é empregada como diurético e, externamente, nas hemorróidas.

Maracujá-peroba: A decocção das folhas é utilizada em clister, para as hemorróidas.

Maracujá-pintado: Os cozimentos das sementes são utilizados para combater os vermes intestinais.

MARAPUAMA: "Ptychopetalum olacoides" (Madeira/moída): Amazônica e afrodisíaca, tem um alcalóide com ação estimulante no sistema nervoso central, é antidepressivo e indicada no esgotamento físico e impotência sexual.

MARAVILHA: "Mirabilis jalapa": O uso da raiz, folhas e sementes como chá é recomendado nas erupções pustulosas, na leucorréia, hidropisias, diarréias, disenterias, cólicas abdominais e sífilis.

MARIA-PRETINHA: "Solanum nigrum": Abscessos, reumatismo e leucorréia.

MARICÁ: "Mimosa sepiaria": Os brotos, em infusão, são referidos como antiasmáticos e no tratamento de bronquite.

MASTRUÇO/MENTRUZ: "Senebiera bipinnatifidam" (Planta inteira): Depurativo muito empregado em doenças pulmonárias, como pneumonia, bronquite e raquitismo. Tira hematomas e cura ferida.

MELÃO-SÃO-CAETANO: "Momordica charantia" (Planta inteira – fruto): O chá da planta é usado contra vermes e cólicas em geral, dores reumáticas e na menstruação difícil.

MELISSA: "Melissa officinalis": Veja erva-cidreira.

MENTA: "Mentha Piperita": Vermífuga, digestiva, para estômago e contrações musculares.

MENTRASTO: "Agerentum Conyzoides": Veja Erva-de-são-joão.

MIL-FOLHAS/NOVALGINA: "Aquiléa millefolium" (Planta inteira): Uma das ervas mais importantes e poderosas da farmacopéia. O chá é bom para baixar febre, aliviar dores, reumatismo, varizes, insônia, pressão alta, má circulação, males do estômago e fígado. A infusão forte transformada em cubos de gelo deve ser aplicada sobre hemorróides. Em temperatura morna em banhos de assento contra problemas ginecológicos.

MILHO: "Zea mais L." Cabelo do milho: diurético, dissolve cálculos renais, ajuda a baixar o colesterol negativo. A palha do milho em forma de chá ajuda a cortar vômitos. Usados os grãos como máscara de limpeza facial.

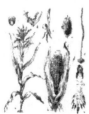

MIRRA: "Commiphora myrrha": O chá das folhas, o óleo e o extrato agem fortemente no organismo como analgésico, emenagogo e febrífugo. Seu uso constante, com alguns intervalos, promove o rejuvenescimento. A resina da planta é cicatrizante, adstringente e anti-séptica.

MORANGUEIRA: "Fragaria vesca" (Folha e talo): Contra inflamações dos rins e bexiga, desobstruindo os rins, liberando a urina. Em consequência ameniza a gota, o ácido úrico e reumatismo.

MOSTARDA: "Brassica nigra": Estimula o funcionamento do pâncreas e dos rins, auxilia a digestão. **Em excesso agride o estômago.**

MULUNGU: "Erythrina mulungu" (Madeira): Calmante poderoso, analgésico e muito usado em manipulação, contra pressão alta.

MURTA: "Myrtus communis": Uso de cascas, raízes e folhas são referidos como antidiarréicas, antileucorréicas, digestivas e no tratamento de cistites e uretrite.

NÓ-DE-CACHORRO: "Heteropteris Aphodisiaca": Debilidades nervosas e afrodisíacas.

NOGUEIRA: "Juglans regia" (Folhas): Limpa e fortalece o sangue, as nozes são ótimo alimento para os nervos, cérebro e o crescimento. Embeber os cabelos em infusão das cascas das nozes escurece os cabelos brancos.

NOGUEIRA-DO-JAPÃO: "Inula helenium": Planta muito comum no Japão, na China e na Índia. Tem efeito tônico, depurativo, desintoxicante e diurético. Em geral é utilizada como

expectorante e antiespasmódica. Participa de muitas composições (pó da casca) destinadas à perda de peso e para tonificar o organismo.
NOZ DE KOLA: "Cola Vera": Para sistema nervoso central. Fadigas físicas e mentais. Estados depressivos e de melancolia.
NOZ-MOSCADA: "Myristica fragans" (Semente): Digestiva e anti-reumática, muito utilizada contra pressão alta e tira dores da gota.
NOZ-VOMICA: "Nux vomica": Atonia do tubo digestivo.

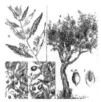

OLIVEIRA: "Olea europaea" (Folhas): Estimulante do apetite, o chá das azeitonas e das folhas também são usadas para elevar a pressão, dilatar as veias, desinflamar a boca e garganta.
ORA-PRO-NÓBIS: "Pereskia Aculeatta": Tratamento de tumores e outras afecções da pele. É também anti-sifilítica e expectorante.
OREGÃO: "Origanum vulgare": É comumente usado em banhos nos casos da necessidade de um estimulante. Também tem efeito antiespasmódico e carminativo.
PACIÊNCIA: "Rumex patientia": Planta de onde se extraem princípios ativos como a rumicina, a lapatina, a emodina e o ácido crisofânico; contém também grande quantidade de ferro, sendo por isso muito utilizada no combate à anemia comum e dos tuberculosos. Usa-se como adstringente e como colagogo.
PACOVÁ: "Alpinia nutans": Auxiliar digestivo, contra gazes, ajuda funções hepáticas.

PALMA-CHRISTY: "Ricinus communis" (Planta inteira): Tem forte efeito laxante, de onde se origina o óleo de rícino. Ajuda no tratamento do diabetes e do emagrecimento.
PANACÉIA: "Solanum martii": Poderoso diurético, seu chá é utilizado como bebida comum. Indica-se no combate à sífilis, doenças da pele, dartros, blenorragias e reumatismo.
PAPOULA: "Papaver Roeas": Calmante e anestésico. **Pode ser tóxico se usado em excesso.**

PARIETÁRIA: "Parietaria boe amerioides" (Planta inteira): Muito usada em males dos rins, inflamações da bexiga, dissolve cálculos e alivia dores.
PARIPAROBA: "Piper umbellatum" (Planta inteira): Polivalente, age contra resfriados e asma e também contra os males do fígado e baço, aliviando azia, úlceras e hemorróidas. Mastigar a raiz alivia dor de dente.
PATA-DE-VACA: "Bauhinia candicans" (Folhas): Árvore de origem asiática, se adaptou bem no clima do Brasil. Ficou famosa por ser poderosa hipoglicemiante indicada em diabetes e elefantíase, com muito sucesso.
PAU-AMARGO: Indicado contra fraquezas do estômago. Indigestões, febres intestinais, gases, diarréias e em casos de convalescência. É ainda de grande eficácia contra febre amarela, malária e diabetes.
PAU-D'ALHO: "Segueira alliaceum": O chá de suas folhas faz efeito rápido no tratamento da blenorragia e dos vermes. Previne hemorróidas e doenças da pele. Em cataplasmas resolve abscessos e alivia as dores reumáticas.

PAU-D'ARCO: "Tecoma impetigineba": É empregado como adstringente, sendo utilizado contra estomatites e úlceras da garganta, de origem sifilítica.

PAU-DE-COLHER: "Tabernaemontana echinata": O chá feito com o cozimento da casca desta planta é depurativo e produz bons resultados nos seguintes casos: diabetes, escrófulas, gota, quilúria, reumatismo e sífilis.

PAU-FERRO: "Apuleia Ferrea": Depurativo. Antidiarréico. Emprega-se fundamentalmente contra o diabetes, reumatismo e gota.

PAU-PEREIRA: "Tariri ciliata": Para distúrbios digestivos. Anorexia, tonturas, dores de estômago, prisão de ventre e febres intermitentes.

PAU-PRÁ-TUDO: "Cinamodendron axilare" (Madeira): Afrodisíaco, muito indicado contra diabetes.

PAU-TENENTE: "Quassia amara" (Raspas de madeira): Indicado em males do estômago e diabetes, baixa a taxa de açúcar no sangue, também age contra a malária e febre amarela. Lavar a cabeça com o chá elimina piolhos.

PEDRA-UME-CAÁ: "Myrcia sphaerocarpa" (Folhas): De origem amazônica, goza da fama de Insulina Vegetal, empregada no tratamento de diabetes, baixando a taxa de açúcar e colesterol. Adstringente e hipoglicemiante.

PEÔNIA: "Paeonia officinalis": Seu uso mais comum é nas dilatações venosas, com ou sem sangramento, seja nas varizes ou nas hemorróidas. Também funciona como tônico e calmante. Pode ser usada como chá, pomada, supositório ou extrato alcoólico.

PEPINO: "Cucumis sativus": Possui vitaminas contra irritação dos olhos. Máscaras faciais. Sua essência é um afrodisíaco.

PEROBA-ROSA: Poderoso remédio contra infecções causadas por germes e picadas de insetos, especialmente contra a malária. Produz o mesmo efeito do quinino, com a vantagem de não irritar o estômago.

PERSICÁRIA: O chá desta planta é indicado para tratar: artritismo, blenorragia, diarréias sangüíneas, disenteria, estrangúria, febres, sífilis e vermes intestinais. Em banhos, é poderoso remédio contra a erisipela. Em clisteres, é bom para tratar hemorróidas, congestões cerebrais e febres perniciosas. **Atenção! Não deve ser consumido por gestantes devido ao seu forte efeito emenagogo e abortivo.**

PESSEGUEIRO: "Prunus pérsica": Levemente purgativo.

PIÃO: "Jatropha gossypiifolia": Purgativo drástico. As folhas servem como cicatrizante, antireumático, anti-hipertensivo. A raiz é diurética.

PICÃO-BRANCO: "Galinsoga parviflora" (Planta inteira): Digestivo muito usado em dores de estômago, males do fígado, icterícia e outras infecções do aparelho digestivo.

PICÃO-PRETO: "Bidens pelosus" (Planta inteira): Digestivo que também ajuda a remover pedras na vesícula e rins, dores de barriga. Ameniza o diabetes.

PICHURI: "Nectandra pichuri": São sementes estimulantes e usadas contra picadas de insetos.

PIMENTA-MALAGUETA: "Capsicum annuum": Efeito abrasivo, estimulante, carminativo e hemostático. Muito útil nas hemorragias do estômago (em forma de chá).

PIMENTÃO: "Capsicum annuum": Muito usado como tempero. Nos alimentos ou como chá tem ação estimulante e carminativa.

PINELIA: "Pinelia termata": Utilizam-se os rizomas desidratados e em pó nas preparações fitoterapêuticas. Tem efeito tônico, depurativo e laxante.

PINHEIRO: Chá da flor seca do pinheiro é ótimo para tratamentos da próstata. Da casca do pinheiro é obtida uma resina chamada pycnogenol, aumenta a elasticidade e tonicidade da pele. Esta resina é um dos melhores antioxidantes, considerado cinqüenta vezes mais eficaz do que a vitamina E e vinte vezes mais que a vitamina C. Como extrato melhora a microcirculação sangüínea e favorece a entrada de nutrientes nas células da pele.

PITANGUEIRA: "Stenocalyx michelli" (Folhas): Muito utilizada contra diarréia em crianças, bronquite, febre e ainda baixa a pressão e diabetes. É calmante infantil e bom para os nervos.

PIXIRICA: "Leandra australis": Suas folhas são usadas como antidiarréico, antiespasmódico e em enfermidades do aparelho circulatório.

POEJO: "Mentha pylegium" (Planta inteira): Bom nas gripes e resfriados, seu limite de consumo é de duas xícaras/dia.

PORANGABA: "Cordia salicifolia": Poderoso emagrecedor que diminui o colesterol. Não confundir com a Erva de Bugre.

PSYLIUM: "Pantago psylium": Indicado para intestino e inflamações no reto.

PULMONÁRIA: "Pulmonária officinalis" (Folhas): Como diz seu próprio nome, é indicado nas doenças do pulmão, eficiente expectorante, misturado com mel de abelhas. Facilita a respiração. Indicado para pessoas que trabalham com pó.

QUÁSSIA: "Quassia amara": Estimulante do apetite, tônico amargo e náuseas.

QUEBRA-PEDRA: "Phyllanthus niruri" (Planta inteira): Famoso por sua ação diurética, é ainda hipoglicemiante, antibactericida e anticancerígena, age principalmente no fígado. Obteve sucesso em testes contra a hepatite tipo B. Dissolve cálculos renais, desobstrui a uretra e elimina o ácido úrico. **Contra-indicado na gravidez.**

QUILAIA: "Quilaia saponaria": Expectorante.

QUINA-QUINA: "Coutarea hexandria" (Casca de árvore): De origem andina esta árvore possui raízes e cascas contendo o quinino, que auxilia na cura da malária, tem um alcalóide que permite agir como anti-séptico, adstringente. Indicada para gripe, febre, em casos de malária e anemias.

QUITOCO: "Pluchea quitoc": Para corrimentos vaginais, doenças venéreas, inflamações genitais.

RÁBANO-RÚSTICO: "Roripa Aromácia": Em inalações para sinusites, em chá contra acne e reumatismo.

RÁBANO-SILVESTRE: "Raphanus sativus": É um parente próximo do rabanete. Como alimento tem ação diurética, laxante, eupéptica, vitaminizante, antialérgica e antiinflamatória. Muito útil nas cólicas intestinais por gases, na litíase renal, nas bronquites, amigdalites, nas alergias, nas dores reumáticas e nas dispepsias.

RABO-DE-BUGIO: Combate as doenças da pele, dermatose e sarna; é muito usado contra a sífilis.

RABO-DE-CAVALO: "Equisetum arvensis": Da mesma família da cavalinha (equisetum hyemale). Tem boa aplicação no reumatismo, nas dores articulares, na gota e nas artroses. É um depurativo do sangue.

RAINHA-DOS-PRADOS: "Filipendula ulmaria": Conhecida como Ulmeira, é uma planta cultivada em jardins, com notáveis efeitos medicinais, sendo utilizada como remédio há milhares de anos. As suas folhas contêm aldeído salicílico, salicilato de metila, vanilina e piperonal. Atua como tônica, diurética, diaforética, estomáquica e anti-reumática.

RAIZ-DE-SÃO-JOÃO: "Berberis laurina": Contra hemorragias e estimulante intestinal.
RAIZ-DE-SAPÉ: "Imperata exaltata": Sudorífera e diurética em escassez de urina. Atua nas inflamações urinárias, do fígado, rins, cistite e no combate a icterícia.
REISHI: "Ganoderma Lucidum Karst": É um cogumelo vermelho gigante que nasce nas montanhas geladas do norte da China. O Reishi é um dos remédios sagrados da antiga medicina, utilizada para todas as doenças, graças à sua ação restabelecedora da harmonia geral do organismo. O uso contínuo purifica o sangue, melhora a circulação sangüínea e mantém normal a homeostase.
REPOLHO-CHINÊS: "Brassica rapa": Não tem as mesmas propriedades nutritivas ou medicinais da couve-manteiga, mas é uma excelente fonte de microelementos primários (oligoelemento), bioflavonóides, vitamina C (destruída pelo cozimento), potássio e cálcio.
RINCHÃO: Sua raiz é cicatrizante, por isso boa para curar úlceras. É tônico estomacal, febrífugo e estimulante das funções intestinais. É recomendado, ainda nas doenças do fígado e nas dispepsias.
ROBÍNIA: Indicada para combater acidez, cólicas, flatulências e dores estomacais.
ROMÃ: "Punica granatum" (Casca da fruta): Antiinflamatória e adstringente, contra inflamações de garganta, amígdalas e cólicas. Elimina vermes e lombrigas, amenizam diarréia e sangramento.
ROSA-BRANCA: "Rosa alba" (Pétalas da flor): Com ela prepara-se um xarope purgante com o Sene Indiano, para limpar a pele.
ROSA-VERMELHA: "Rosa gallica" (Pétalas da flor): Infusão em gargarejos e para amenizar dores de angina, sapinhos e úlceras.
RUBIM: "Leonulus sibiricus": elimina as toxinas, diurético, estimulante da circulação, ajuda a baixar a pressão alta.

RÚCULA: "Euruca sativa L.": Auxilia na digestão, contra gengiva inflamada, na higiene bucal.
RUIBARBO-DO-CAMPO: "Rheum palmatum" (Madeira): 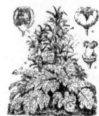 Adstringente e laxante. Antiinflamatório e analgésica. É contraindicado para quem tem hemorróidas e insuficiência renal.
SABAL: "Sabal serrulata": Afecções cutâneas e eczemas. Para problemas da pele. Uso externo.
SABUGUEIRO: "Sambucus nigris" (Planta inteira): Poderoso sudorífero nos processos gripais, resfriados, tosse, sarampo e caxumba. Elimina o ácido úrico, cálculos renais e toxinas do sangue.
SALGUEIRO: "Salix Alba": Para febres e antiespasmódico.
SALSAPARRILHA: "Smilax officinalis" (Raízes): Depurativo do sangue, combate à gota, ácido úrico e reumatismo. Diminui a dificuldade em urinar, elimina pedras nos rins e bexiga.
SALVA-DE-MARAJÓ: O chá desta planta é sudorífico, emenagogo, tônico e estimulante. É também usado contra as oftalmias.
SALVA-DO-RIO-GRANDE-DO-SUL: O chá de suas folhas serve para fortificar o cérebro, os nervos e histerismo; é antiabortiva e fortifica o útero.
SÁLVIA: "Salvia officinalis" (Folhas): Hipoglicemiante, tem ação antiséptica, adstringente e estimulante. Desodorante, fecha os poros e retém a sudorese.

SÂNDALA: "Santalum álbum": Famosa no Oriente como planta sagrada, com o óleo ou o pó das cascas, que também é cicatrizante e hemostático, são feitas massagens de efeito tônico, calmante e analgésico. Como chá, é febrífugo, diaforético e fortificante.

SANGUINÁRIA: "Sanguinária canadensis": Expectorante e laxante. Chá dos rizomas.

SAPONÁRIA: "Saponaria officinalis": Indicada à atonia digestiva, clorose, gota, icterícia, reumatismo crônico e sífilis, por ser depurativa, diurética e sudorífica. Externamente, em banhos, é boa para dermatoses. Em cataplasmas, resolve tumores. O chá deve ser preparado com as cascas e raízes.

SASSAFRÁZ: "Ocotea preciosa" (Madeira): Elimina dores ósseas. Ajuda a eliminar intoxicação por metais.

SENE: "Cassia aculifolia": Laxativo e purgativo. Não deve fazer uso por período prolongado.

SENE-INDIANO: "Cassia augustifolia" (Folhas): Um bom laxante, mas não usar continuamente. Indicado em casos de prisão de ventre, tomar no máximo 1 xícara por dia; e no máximo 10 dias seguidos. Usar infuso, no máximo, 2 g por xícara de água.

SENSITIVA: "Mimosa pudica": Com as folhas prepara-se um cataplasma que serve para combater a escrufulose e debelar os abscessos. As folhas são purgativas e seu cozimento é indicado para os males do fígado, flatulência, dores de cabeça e erupções da pele.

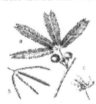

SETE-SANGRIAS: "Cuphea ingrata" (Inflorescência): Tem efeito sedativo do sistema nervoso central. É indicado no tratamento da arteriosclerose, hipertensão e palpitações no coração. **Não é aconselhado o uso em crianças.**

SPIRULINA: "Spirulina Máxima": Muito indicado nas dietas de emagrecimento, por dar uma sensação de saciar a fome, quando ingerida com o estômago vazio, sem perder nutrientes básicos ao organismo. Em atletas evita cãibras e fadiga muscular.

STÉVIA: "Stevia rebaudiana" (Folhas): Um doce presente da natureza, que analisado em laboratório mostrou ser 300 vezes mais doce que açúcar de cana. Não tem calorias e ainda é diurética. Muito indicado aos diabéticos.

SUCUPIRA: "Dilotropis incexis": Casca da árvore e semente depurativa, oleosa, contra manchas de pele, eczemas, feridas na pele. Anti-reumática e anti-hemorrágica.

SUMARÉ: O suco extraído desta planta resolve abscessos e furúnculos. Com o cozimento desta planta, prepara-se um xarope contra tosses rebeldes e coqueluche.

TABACO: "Nicotiana tabacum": A infusão das folhas serve para matar parasitas. É empregada com cautela nos casos de tétano e nas odontalgias.

TAIOBA: "Desincrassias minor": Rica em fibras. Boa para o intestino. **Contra-indicado comer este legume quando se tem feridas.** Ela diminui a dosagem de colágeno do organismo.

TAMARINO: "Tamarindus indica": O chá feito com a polpa do fruto é refrescante, adstringente e calmante. Atua nas moléstias inflamatórias e febris, nas cólicas, na disenteria e na diarréia.

TANCHAGEM: "Plantago major" (Planta inteira): Uma das plantas de maior valor medicinal e veterinário. Age como bactericida sobre as vias respiratórias em casos de inflamações, destruindo microorganismos e limpando secreções. Indicada também em casos de diarréias e hemorragias pós-parto. Infusão de 30 g / litro de água.

TAPIXIRICA: Suas folhas, em infusão, são empregadas nas palpitações do coração e afecções das vias urinárias.

TARAXACO: "Leontodon taraxacum L.": Laxante e diurético, bom para o fígado e dores de barriga.

TATUABA: A mesma Catuaba. O chá de suas cascas é um poderoso tonificante do sistema nervoso, sendo usado no tratamento da impotência.

TAYUIÁ: "Cayaponia tayuia" (Madeira): Depurativo poderoso, desintoxica o sangue. Laxativa e desobstrui o fígado.

TEJUCO: O chá de sua raiz é indicado na amenorréia, blenorragia, diarréia, dispepsia, erisipela, escrofulose, febres, leucorréia, reumatismo e sífilis.

TÍLIA: "Tília cordata" (Folhas e flores): Árvore sagrada das antigas civilizações germânicas. Chama-se a árvore da vida. Sudorífica, descongestionante e relaxante é indicada em casos de febres, resfriados e dores estomacais. Alivia a dor de cabeça, enxaqueca e tensões nervosas. Usar 10 g para cada litro de água.

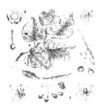

TIMBÓ-DE-RAIZ: Topicamente em compressas, o suco extraído da casca do tronco funciona como analgésico, acalmando as dores.

TIMO: "Thimus vulgaris": Aplicada na atonia do tubo digestivo, cólicas, flatulências, catarros crônicos, diarréia, leucorréia.

TINGUACIBA: O chá da casca de Tinguaciba é remédio eficaz para combater febres intermitentes. Em doses maciças, combate as cólicas intestinais. Externamente, é bom para o reumatismo.

TINHORÃO: Planta venenosa, por isso seu uso se restringe a tratar o corpo externamente. Do sumo de suas raízes e folhas, em mistura com azeite, faz-se um preparado que dá bons resultados na cura de feridas e úlceras (chagas). Suas folhas, em cozimento, curam a inflamação dos olhos (lavá-los com o chá várias vezes ao dia).

TOMATE: "Solanum lycopersicum": Inflamação da bexiga, cálculos renais, disfunção do fígado. Excelente para aliviar queimaduras, tratamentos da próstata, eliminar caspas. A folha do tomateiro serve como cicatrizante, antigástrico.

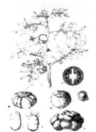

TOMILHO: "Thymus vulgaris": Melhora a queda de cabelos, antiespasmódico, controla a tosse, antifungicida, adstringente, expectorante, digestivo, antiespasmódico.

TRAPOERABA ou TRAPOERABANA: Empregada em banhos, produz bons efeitos contra as afecções herpéticas e dores reumáticas. Em cataplasmas, é bom para hemorróidas. Ingerido, o chá de suas folhas produz bons resultados nos casos de angina, hidropsia, retenção da urina e reumatismo.

TRÊS-FOLHAS-VERMELHAS: O chá de sua casca combate as febres intermitentes.

TREVO-CHEIROSO: "Melilotus officinalis": Emoliente. Medicamento útil no combate das doenças do estômago, beneficiando a digestão. Indicado também nas moléstias do útero e do sistema nervoso. O chá de toda a planta é empregado nas afecções gástricas, nervosas, amenorréia, anúria e reumatismo. Externamente, cura inflamações dos olhos especialmente conjuntivite. É bom desinfetante prestando bons efeitos ao lavar feridas. Em mistura com mel, dissolve o catarro brônquico, e bom para resfriados e enfermidades da garganta.

TROMBETEIRA: "Datura Suavelens Humb e Bonpl": Sedativo, contra a asma, antiespasmódico.

TUIA: "Thuya occidentalis": Os homeopatas a utilizam para combater as excrescências esponjosas, pólipos, verrugas, gonorréia, erupções cutâneas, espermatorréia, pielite, reumatismo provocado pela blenorragia, nevralgia facial, esclirite e piorréia alveolar.

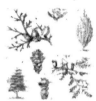

TUSSILAGEM-UNHA-DE-CAVALO: "Tussilago intergerrina": Para males respiratórios, bronquites.

UNHA-DE-GATO: "Urcaria tumentosa" (Planta inteira): Famoso anti-reumático, ameniza dores nas costas e nas pernas. Também usada contra doenças venéreas.

URTIGA: "Urtica dioica" (Madeira): Utilizada no passado na indústria têxtil, foi descoberta como medicamento no início do século 20. De ação vasoconstritora e depurativa, a urtiga é revitalizante, hipoglicemiante e tônico capilar. Melhora a circulação sangüínea. **Pode provocar irritações na pele.**

URTIGA-BRANCA: Recomendada nas hemorragias dos pulmões e dos brônquios, nas hemoptises e na leucorréia.

URTIGA-BRAVA: O suco, retirado das folhas frescas, é eficaz no combate às hemorróidas. O cozimento é empregado nas tosses, bronquites e outras doenças do peito. A decocção das cascas é um bom medicamento para as afecções sifilíticas.

URTIGA-DE-MAMÃO: É um famoso remédio para a erisipela: inoculada, a planta solta uma substância leitosa que deve ser aplicada com algodão sobre a parte do corpo em que a doença se manifestou.

URTIGA-VERMELHA: "Urtiga urens": Com esta espécie são preparados medicamentos contra as moléstias da pele, dores reumáticas, incontinência da urina, coceiras e queimaduras. Todas as espécies devem ser usadas sob orientação médica.

URUCUM: "Bixa orellana" (Sementes): Conhecida pelos índios como "VACACA", é usada na pintura da pele nas cerimônias indígenas. Tem indicações medicinais para o coração, hemorragias, prisão de ventre e também afrodisíaca.

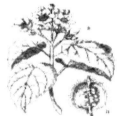

UVA-URSI: "Arctostaphylos urva ursi" (Folhas): Devido à hidroquinona que tem propriedades antibacterianas, anti-séptica e antibiótica, é indicada em casos de inflamações renais e diarréias. A hidriquinona dá uma coloração marrom esverdeada na urina. **Não se recomenda usar na gravidez ou lactação.**

UXI-AMARELO: "Endopleura uchik": Inflamações no útero, mioma.

VALERIANA: "Valeriana officinalis" (Raízes): Poderoso calmante, tem ação antiespasmódica e anestésico. Atenua a irritabilidade nervosa, a ansiedade e a cefaléia de origem nervosa. Externamente é indicado na cicatrização.

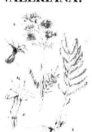

VASSOURA: "Sida Carpinifolia": Emoliente, é considerada a sucedânea da malva. O chá das folhas é recomendado no tratamento das doenças das vias respiratórias.

VASSOURA-VERMELHA: "Dodonaea viscosa": O uso interno das folhas é anti-reumático e purgativo, sendo as cascas antipiréticas e sudoríferas. Em uso externo as partes são indicadas como emolientes, adstringentes, servindo também para a confecção de cataplasmas utilizada nas cólicas intestinais.

VASSOURINHA: "Bacharis Dracunculifolia": Anti-reumática. Combate hemorróidas e afecções gástricas.

VASSOURINHA-DO-BREJO: Planta recomendada contra o beribéri.

VASSOURINHA-DO-CAMPO: Combate as afecções cardíacas e o catarro pulmonar.

VELAME-BRANCO: "Macrosiphonia velame": O chá das folhas é indicado como depurativo do sangue e aconselhado no combate às doenças de origem sifilítica.

VELAME-DO-CAMPO: "Croton campestris" (Planta inteira): Um dos melhores depurativos do sangue, combate doenças nos ossos e o reumatismo.

VELAME-DO-MATO: Planta de forte poder depurativa, ela se presta para os mesmos fins que o velame-do-campo, com a vantagem de ainda ser bom para tratar a tuberculose.

VELAME-MIÚDO: Empregado com êxito nas dores artríticas e febres perniciosas.

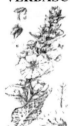

VERBASCO: "Verbascum thapsus" (Folhas aveludadas): Combate doenças dos pulmões, ótimo expectorante, nas tosses com catarro, bronquite e asma. É cicatrizante tópico.

VERBENA: "Verbena officinalis" (Planta inteira): Indicado contra doenças do fígado e do estômago.

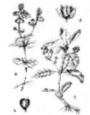

VERÔNICA-OFICINAL: "Verônica officinalis": Conhecido como chá da Europa, para ictericias, cálculos renais, febres, doenças pulmonares.

VIDEIRA: "Vitis vinífera": Suas substâncias e açúcar estimulam, beneficiam o fígado, o intestino e o rim. Combate os efeitos do alcoolismo, anemia, artrite, arteriosclerose. Também auxilia nas doenças da bexiga, bronquite crônica, cálculos diversos, câncer, catarro brônquico. Depurativa do sangue, má-digestão, disenteria, dispepsia, diurese, eczemas, febre, gases intestinais, gota, hemorróidas, icterícia, insuficiência hepática, nefrites, reumatismo, tuberculose e outras diversas doenças.

VIME: "Vinnus Campilles": recomendado no tratamento do amarelão, é depurativo do sangue, vermífugo, cura gastrites e úlceras nervosas. O chá das folhas e da casca é utilizado e indicado para problemas estomacais e funciona como um calmante.

VIOLETA: "Viola adorata": Emoliente e diaforético, o chá das flores é utilizado no tratamento do sarampo, de tosses, bronquites, dores de garganta, artritismo, conjuntivite e olhos lacrimejantes.

VISCO: "Viscum álbum": Diurético, sedativo, hipotensor, asma e epilepsia.

VULNERÁRIA: "Antyllis vulneraria": Trevo da areia, bom para cicatrização de feridas e herpes.

ZANZO: "Sida rhombifolia": O chá das sementes é remédio específico para os casos de retenção ou escassez da urina. A aplicação das folhas depois de maceradas elimina tumores endurecidos.

ZEDOÁRIA: "Curcuma zedoária" (Raízes): Poderoso depurativo do sangue, ativa a circulação provocando a dilatação dos vasos sangüíneos. Ótimo digestivo normaliza as funções do fígado e estômago. Elimina o mau hálito e limpa as vias respiratórias nos casos de inflamações da garganta.

ZIMBRO: "Juniperus communis" (Sementes): As bagas contêm glicose e o efeito de aumentar a filtragem dos rins. É um ótimo depurativo eliminando líquido do organismo, inclusive o excesso de ácido úrico, aumenta a quantidade de urina. A infusão é de 15 g de bagas para meio litro de água, tomar até 3 xícaras ao dia. **Não utilizar durante a gravidez e se tem nefrite manifestada.**

ZÍNEA: "Zinea Elegans": Alivia o peso no estômago. Combate cólicas do estômago, dos intestinos e da menstruação. Pode eliminar gases intestinais de adultos e bebês.

Capítulo 2

Fitoterapia

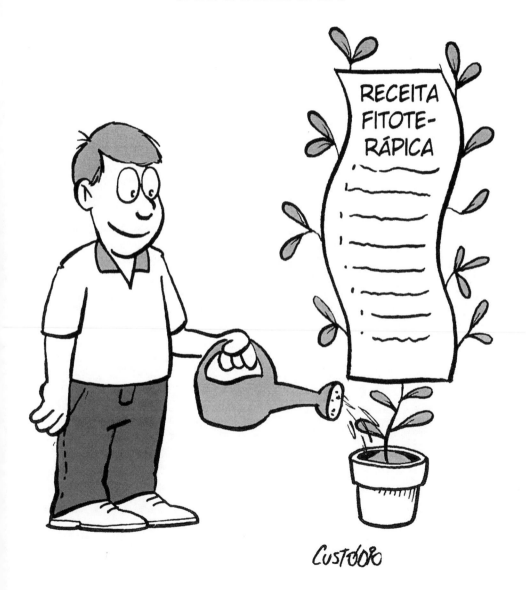

COMO USAR A FITOTERAPIA

Fitoterapia é o método de tratamento de doenças pelas plantas medicinais. A fitoterapia é uma terapia com a propriedade de curar males com eficácia, de maneira não agressiva, pois estimula as defesas naturais do organismo.

Medicina mais antiga

Fitoterapia é a forma mais antiga e fundamental de medicina da Terra.

Há mais de 6.000 anos, o homem vem testando e escolhendo instintivamente as melhores plantas medicinais para curar suas doenças.

Fito = Planta e **Terapia** = Tratamento.

A palavra fitoterapia significa "cura através das plantas".

Na natureza encontramos o que há de melhor em vitaminas, diuréticos, antiinflamatórios, cicatrizantes, que podem ser utilizados como recursos de terapia preventiva ou de emergência. Essa forma terapêutica se preocupa com o equilíbrio nutricional do indivíduo, observando os vários fatores que agem sobre as pessoas, visando manter um estado de harmonia.

"As plantas medicinais brasileiras não apenas curam, mas fazem milagres."

Com esta frase, o Dr. Walter Acorsi definiu bem a capacidade de nossas ervas medicinais. No Brasil, multiplicam-se os programas de fitoterapia, apoiados pelo serviço público de saúde. Tem-se formado equipes multidisciplinares responsáveis pelo atendimento fitoterápico, com profissionais encarregados do cultivo de plantas medicinais, produção de fitoterápicos, do diagnóstico médico e da recomendação desses produtos. Segundo alguns autores, é possível que das 200 mil espécies vegetais que existem no Brasil, pelo menos, a metade possuem propriedades terapêuticas.

Para a OMS (Organização Mundial de Saúde), saúde é:
"Um bem-estar físico, mental e social e não apenas ausência de doenças."

O uso de plantas medicinais como prática alternativa pode contribuir para a saúde dos indivíduos, mas deve ser parte de um sistema que torne a pessoa realmente saudável e não simplesmente "uma pessoa sem doença".

Compostos

As ervas medicinais, adequadamente combinadas, restabelecem os estados emocionais comprometidos pela depressão, ansiedade, angústia, irritação, insônia etc. Dados da

OMS mostram que cerca de 80% da população mundial faz uso de algum tipo de erva, buscando alívio para sintomas dolorosos ou desagradáveis. O uso de plantas medicinais e aromáticas pela população mundial tem sido muito significativo nos últimos tempos.

Atenção: Mesmo na *fitoterapia* a automedicação pode ser perigosa. Consulte sempre o seu médico ou um fitoterapeuta.

Farmácia Natural ao seu alcance

A utilização das ervas medicinais é uma das mais antigas armas empregadas para o tratamento das enfermidades. Muito já se conhece a respeito de seu uso, costume que se incorporou à tradição popular. Com os avanços científicos, esta prática milenar perdeu espaço para os medicamentos sintéticos, porém os efeitos desses produtos contribuíram para o ressurgimento da terapia fitoterápica, especialmente no Brasil. Devemos acolher com entusiasmo as descobertas dos cientistas que criam o grande laboratório colocado à disposição dos homens por Deus, a natureza, fonte de uma vida saudável.

Você, homem da terra, que mora no interior, convive com as plantas, está próximo dessa imensa farmácia natural, informe-se, integre-se e passe a usar essas humildes plantinhas medicinais, consideradas muitas vezes como "ervas daninhas". Elas são medicamentos preciosos que previnem doenças e equilibram o organismo.

Época de colheita de raízes: quando as partes que estão sobre o solo estiverem secas. Geralmente isso ocorre no outono.

Hastes, caules e ramos: Quando estiverem bem desenvolvidos, mas antes da formação dos botões.

Flores: Pouco antes de formarem sementes.

Cascas: Quando a planta estiver adulta. Depois que florir e der frutos.

Frutos carnosos: Pouco antes do fruto estar completamente maduro.

Sementes: Quando elas estiverem bem maduras e começarem a secar.

Plantas inteiras: Quando já iniciou a formação e a abertura dos botões, antes das flores abrirem.

Técnica de colheita: O horário apropriado é pela manhã, após a evaporação total do orvalho, em dias muito quentes deve-se fazer a colheita no fim da tarde.

A planta não deve estar molhada, pois o excesso de umidade retarda a secagem e favorece a decomposição de substâncias importantes.

As plantas devem ser colhidas e transportadas em balaios ou caixas arejadas para que haja ventilação. Nunca em sacos plásticos, pois estes impedem a ventilação e favorecem o aparecimento de fungos.

Evitar a mistura de ervas durante a colheita e na hora da secagem, para que as plantas mantenham suas características puras.

Não colher as plantas que estejam com manchas.

Evitar que as plantas estejam com terra, com exceção das raízes.

Procurar não colher as plantas que estejam próximas às poluições, estradas e agrotóxicos.

Secagem:
- separar plantas imperfeitas;
- espalhar sobre uma superfície, em camadas de no máximo 5 centímetros;
- deve-se dar uma mexida a cada 2 ou 3 dias;
- deve-se colocar em um local arejado, sem sol e sem umidade;
- secar uma espécie de cada vez, ou uma longe da outra;
- as espécies estarão secas quando você amassar um punhado e esfarelar.

Para que fazer a secagem?

Para eliminar a água que possui, evitando a deteriorização e permitindo que a planta dure por mais tempo.

10 dicas para usar melhor as plantas medicinais

É um ponto que merece uma atenção especial. Há um crescimento grande em busca da cura natural. Assim, aumenta-se a fama de que as plantas são milagrosas e inofensivas ao organismo. Isso é um perigo para as pessoas, pois significa que mais produtos serão produzidos e vendidos, muitas vezes, sem a preocupação com a qualidade.

1 - É preciso se informar sobre a procedência das plantas:

Como sabemos, cada planta necessita de cuidados para produzir os seus princípios curativos. Quando a planta é domesticada, ela precisa de tratos culturais definidos (de acordo com a espécie), e o melhor é contarmos com um técnico para acompanhar essa fase. Muitas pessoas colhem as plantas na mata sem o devido controle, ocorrendo, inclusive, o risco de extinção – como já aconteceu com o ipê-roxo, a espinheira-santa, a aroeira etc. É importante saber o local onde foram cultivadas, a data de validade e se há acompanhamento de técnico qualificado. Não se deve colher e nem cultivar plantas em beiras de estradas e rios poluídos, próximos à fossa e do esgoto.

2 - É preciso estar preparado para colher:

Evite retirar todas as folhas do mesmo galho, jogue fora as folhas que estão contaminadas por fungos, insetos etc. Retire as cascas em pedaços pequenos para evitar circundar todo o caule, pois poderá causar a morte da planta.

3 - É preciso saber conservar e secar as ervas

Deve-se secar flores e folhas em locais ventilados, livres de sujeiras, à sombra, penduradas em varais ou em bandejas em camadas finas. Cascas e raízes devem ser lavadas com água corrente e colocadas para secar ao sol. Raízes muito grossas podem ser cortadas em rodelas. Quando secas, devemos guardá-las em pedaços, em vidros (de preferência, escuros, secos e tampados), à sombra, com etiqueta de data de coleta e validade, mais o nome da espécie. A validade varia de 3 a 6 meses.

4 - É preciso saber a hora certa

Existe diferença da época de colheita, de uma espécie para outra. Recomenda-se que as folhas sejam coletadas em dias secos. Evite os horários em que o sol esteja muito quente. As plantas perfumadas merecem uma coleta especial, logo cedo, em cestas que não amassem suas folhas, para que por meio da evaporação suas essências aromáticas não sejam perdidas.

5 - É preciso conhecer a parte da planta que se quer utilizar

É importante conhecer a parte da planta que possui atividade medicinal. Exemplo: na camomila utilizamos as flores, no mulungu a casca, no quebra-pedra, a planta inteira etc.

6 - É preciso conhecer o modo de preparar

Diferentes modos podem ser utilizados para o preparo das fórmulas caseiras. Para o preparo do chá, é melhor usarmos uma vasilha de porcelana, vidro ou barro. É muito importante saber a quantidade de ervas para evitar o desperdício. A medida deve sempre ser consultada nas receitas. Para o preparo da infusão, faça o seguinte: para uma xícara de chá de água coloque um punhado da planta verde, picada ou seca.

7 - Saber identificar a planta

É extremamente importante a identificação de uma planta. Cuidado, no nosso país há diferentes espécies conhecidas pelo mesmo nome ou nomes muito diferentes, que mudam de região para região. Não compre plantas em barracas de ruas ou feiras. As ervas podem estar cheias de poeira de poluição e mofo. Eles vendem "qualquer coisa" para você, dizendo que é justamente a erva que você estava procurando.

8 - Saber como usar

Quando não sabemos usar uma planta ou fitoterápico devemos sempre recorrer a um profissional experiente. Precisamos estar atentos ao modo de uso (seja interno ou externo). Determinadas plantas não devem ser ingeridas. Outras não podem ser tomadas por muito tempo, como, por exemplo, o mentrasto. Ao oferecermos fitoterápicos para crianças, devemos redobrar o cuidado. Crianças até um ano são muito sensíveis e devemos dar apenas uma medida de colher das de chá da infusão até quatro vezes ao dia. Muitas mães desconhecem o fato e chegam a dar uma mamadeira inteira de chá, o que é incorreto.

9 - Conhecer o tempo de tratamento

O tempo de uso e a quantidade diária são importantes para o sucesso do tratamento natural. Para certas doenças, tais como diabetes e câncer, se as ervas forem usadas, por muito tempo, devem ser acompanhadas por um profissional.

56

10 - Saber a toxicidade das plantas e contra-indicações

Nem sempre se conhece, mas algumas plantas produzem substâncias agressivas ao organismo humano, tais como: espirradeira, comigo-ninguém-pode, chapéu-de-napoleão, pinhão paraguaio, arrudas etc. Para fazer uso de plantas em pacientes alérgicos e sensíveis, devemos redobrar as atenções.

Algumas plantas não devem ser ministradas na gravidez, tais como: o alecrim, a carqueja, a losna, a arruda, a canela ou o boldo. Outras podem causar efeitos colaterais se ingeridas, como: óleo de copaíba, cáscara-sagrada, algumas tinturas etc.

Desidratação de ervas

Aprenda a desidratar as plantas medicinais e as tenha à disposição, quando precisar. Quem possui espaço para cultivar uma grande variedade de plantas medicinais em casa tem o privilégio de poder usar as ervas frescas. Mas nem sempre é possível ter uma horta tão variada e nem todas as espécies podem ser colhidas durante o ano todo. Para poder utilizar qualquer planta em qualquer época e conservar suas folhas por mais tempo, a solução é a desidratação. Se a planta for desidratada corretamente, ela guardará por muito tempo seus princípios ativos. Porém, nem toda planta pode ser desidratada. Não aconselhamos desidratar o manjericão, a salsinha, a cebolinha, o coentro, entre outras. O processo natural é feito em forno de microondas, ao sol, em estufas e também no forno a gás. Essa última opção só é aconselhada em casos de urgência, pois apesar do processo ser rápido, a planta perde algumas de suas propriedades nutritivas. A indústria utiliza estufas especiais para desidratar ervas em grandes escalas, no entanto é possível fazer o mesmo em casa, com processos simples amplamente compensadores. Apresentamos, passo a passo, a desidratação de ervas pelo processo natural.

Materiais necessários:

Tesoura para a colheita.
1 bandeja de papelão.
1 papel toalha.
1 recipiente opaco com tampa e devidamente identificado.

O processo começa com os cuidados necessários antes mesmo da colheita.
Escolha um dia seco, com pouca umidade no ar, o que favorece o processo de evaporação da água da planta. É importante lavar a erva um dia antes da colheita, que deve ser efetuada logo de manhã depois do orvalho secar.

Atenção: Folhas, brotos e talos devem ser retirados antes das floradas.

Secagem em microondas: Prática e fácil, a desidratação em microondas é uma ótima opção. Primeiro forre o prato do forno com papel absorvente. Sobre ele, espalhe as ervas de modo que forme uma só camada. Cubra com uma outra folha de papel absorvente. Lembre-se de colocar no forno um copo com água. Mantenha a potência alta até que as ervas desbotem e desmanchem ao toque.

O tempo do processo depende do tipo e da quantidade de ervas usadas e também da potência do forno. Espere as plantas esfriarem bem antes de esmigalhá-las. Armazene-as seguindo as dicas seguintes.

Dicas importantes

Secagem

A secagem natural, geralmente, é lenta e deve ser feita à sombra, em local ventilado, livre de poeira e do contato com animais e insetos. Plantas que podem ser aproveitadas inteiras devem ser divididas em partes. Exemplo: caule, folhas, raízes, flores etc. Essas plantas precisam ser desidratadas e os seus itens guardados em separado. Plantas de espécies diferentes devem ser desidratadas em separado. Secagens ao sol ou sob calor intenso podem alterar a qualidade e as propriedades das plantas. As partes que podem ser secas ao sol são: caule, raízes e cascas.

Armazenamento

O armazenamento deve ser feito logo após ter terminado o procedimento da secagem, evitando assim que a planta perca seus princípios ativos. Os recipientes devem ter uma boa tampa e devem ser opacos. Opte por latas de chá ou de biscoitos. Lembre-se sempre de identificar o recipiente, pois as plantas depois de secas podem ser difíceis de serem identificadas. Além disso, escreva a data do armazenamento. As plantas armazenadas costumam ficar intactas por seis meses.

Os passos da desidratação caseira são: (ver pág. 88)

1 - Retire as partes com cuidado, usando uma ferramenta adequada e selecionando as mais saudáveis até atingir a quantidade desejada.

2 e 3 - Depois forre a bandeja de papelão com papel absorvente e espalhe as ervas por cima e cubra com uma folha de papel de seda.

4 - Guarde a bandeja, em um local arejado sem poeira e nem sol.

5 - Passados quatro dias vire as folhas de lado e cubra, novamente, aguardando o tempo necessário para que elas se tornem quebradiças ao toque. Dessa forma, estarão prontas para o uso.

6 - Guarde em recipiente bem fechado.

Para preparar o chá

Evite, na preparação do chá, utensílios de alumínio ou cobre. Use utensílios de aço inoxidável, esmaltado, cerâmica ou vidro refratário. As raízes, talos, cascas e sementes levam mais tempo para cozinhar. As flores e folhas, partes mais tenras, levam menos tempo e são preparadas em separado, devido, também, às propriedades que podem ser diferentes.

PROCESSOS PARA UTILIZAÇÃO DAS PLANTAS

Banho

Faz-se uma infusão ou decocção mais concentrada que deve ser coada e misturada na água do banho. Outra maneira indicada é colocar as ervas em um saco de pano firme e deixar boiando na água do banho. Os banhos podem ser parciais ou de corpo inteiro, e são normalmente indicados uma vez por dia.

Cataplasma

É um preparado composto do pó de substâncias (obtido por decocção ou infusão) diluído até formar uma pasta mole. Excelente remédio de uso externo, os cataplasmas podem ser aplicados quentes ou mornos. São obtidos por diversas formas: amassar as ervas frescas e bem limpas, aplicar diretamente sobre a parte afetada ou envolvidas em um pano fino ou gaze. As ervas secas podem ser reduzidas a pó, misturadas em água, chás ou outras preparações e aplicadas envoltas em pano fino; sobre as partes afetadas pode-se ainda utilizar farinha de mandioca ou fubá de milho e água, geralmente quente, com a planta fresca ou seca triturada.

Compressa

É uma preparação de uso local (tópico), que atua pela penetração dos princípios ativos através da pele. Utilizam-se pedaços de panos, chumaços de algodão ou gaze embebidos em um infuso concentrado, decocto, sumo ou tintura da planta dissolvida em água. A compressa pode ser quente ou fria. Outra forma é molhar a ponta de uma toalha e colocar no local afetado, cobrindo com a outra ponta da toalha seca para conservar o calor.

Contusão

A substância é colocada num pilão e socada. Vira pó ou pasta.

Decocção

É a fervura da substância para dissolvê-la pela ação prolongada da água e do calor. Utilizada, sobretudo no caso das sementes de cereais, a decocção pode ser leve ou branda, carregada ou concentrada, conforme sua duração e a saturação do líquido. Coloque as ervas numa vasilha com água e leve-as ao fogo. Ferver durante 10 a 20 minutos. Use raízes, rizomas, madeira, caules, cascas ou sementes. São partes mais duras que devem ser picadas e deixadas em água durante a noite, antes da decocção.

Filtração

Usada para retirar partículas em suspensão de líquidos como tisanas, sumos, tinturas. É feita com a ajuda de um cone de papel de filtro colocado dentro de um funil. Pode-se, também, coá-lo através de um tecido de algodão, lã ou feltro.

Gargarejo

Usado para combater afecções da garganta, amigdalite e mau hálito. Faz-se uma infusão concentrada e gargareja quantas vezes for necessário, com: sálvia (mau hálito), tanchagem, malva e romã (amigdalite e afecções na boca).

Inalação

Esta preparação utiliza a combinação do vapor de água quente com aroma das substâncias voláteis das plantas aromáticas. É normalmente recomendada para problemas do aparelho respiratório. Colocar a erva a ser usada numa vasilha com água fervente, na proporção de uma colher de sopa da erva fresca ou seca em ½ litro de água, aspirar lentamente (contar até três durante a inspiração e até três quando expelir o ar), prosseguir assim ritmicamente por 15 minutos. O recipiente pode ser mantido no fogo para haver uma contínua produção de vapor. Use um funil de cartolina (ou outro papel duro) ou, ainda, uma toalha sobre os ombros, a cabeça e a vasilha, para facilitar a inalação do vapor. No caso de crianças, deve-se ter muito cuidado, pois há riscos de queimaduras, pela água quente e pelo vapor, por isso é recomendado o uso de equipamentos elétricos especiais para esse fim.

Infusão

Neste processo, a substância é colocada numa vasilha, que depois recebe água fervente e é tampada. Após descansar por certo tempo, coar a mistura. O tempo de infusão varia de 10 a 15 minutos (para folhas ou flores) até várias horas (no caso de raízes).

Maceração

Neste processo, a substância vegetal é deixada em contato com o veículo em temperatura ambiente. Embora lenta, a maceração é um método excelente para obter o princípio ativo. Os veículos mais empregados são a água, o álcool e o vinho (ou vinagre). Colocar as ervas de molho, de 8 até 24 horas, em líquidos na temperatura ambiente: água (tisana ou garrafada), vinho, cachaça ou mistura de água e álcool de cereais. As partes mais duras ficam mais tempo no líquido. Neste processo, os minerais e as vitaminas são mais aproveitados, não sendo expelidos pelo vapor como nos processos anteriores.

Suco ou sumo

Obtém-se o suco espremendo-se o fruto e o sumo ao triturar uma planta medicinal fresca num pilão, em liquidificadores e centrífugas. O pilão é mais usado para as partes pouco suculentas. Quando a planta possuir pequena quantidade de líquido, deve-se acrescentar um pouco de água e triturar novamente após uma hora de repouso, recolher então o líquido liberado. Como as anteriores, esta preparação também deve ser feita no momento do uso.

Tintura

É o álcool ou éter impregnado do princípio ativo. A preparação de tinturas de substâncias vegetais é um processo minucioso e delicado, que utiliza plantas secas, éter ou álcool de pureza absoluta. Depois de filtradas, as tinturas conservam seu poder por muitos anos e são usadas puras ou diluídas, interna ou externamente. Usar de 25 a 80% de ervas complementadas com álcool de cereais; com maior ou menor graduação. Usar o álcool conforme a planta. Algumas liberam suas propriedades com mais facilidade que outras.

Tisanas

Nome genérico dado às soluções, macerações, infusões e decocções preparadas com ervas. Quando a elas se agregam xaropes, tinturas, extratos ou outros ingredientes as tisanas são chamadas poções.

Torrefação

Essa operação tem dois objetivos: retirar a água de certas substâncias e submetê-las a um princípio de decomposição que modifica algumas de suas propriedades.

Vinhos medicinais

São preparados que resultam da ação dissolvente do vinho sobre as substâncias vegetais. O vinho utilizado deve ser puro, com alto teor alcoólico; tinto para dissolver princípios tônicos ou adstringente e branco quando se deseja obter um produto diurético. O método é simples: molha-se em álcool as ervas picadas e macera-se em vinho durante alguns dias. Depois de filtrado, o produto deve ser conservado em local arejado.

Xarope

Os xaropes são utilizados normalmente nos casos de tosses, dores de garganta e bronquite. Na sua preparação, faz-se inicialmente uma calda com açúcar cristal rapadura, na proporção de até duas partes para cada uma parte de água, em volume, por exemplo, de até duas xícaras de açúcar ou rapadura ralada.

A mistura é levada ao fogo e, em poucos minutos, há completa dissolução e a calda estará pronta, com maior ou menor consistência, conforme desejado; então, são adicionadas as plantas preferencialmente frescas e picadas, coloca-se em fogo baixo e mexe-se por 3 a 5 minutos, findos os quais, o xarope é coado e guardado em frasco de vidro. Se for desejada a adição de mel ou em substituição ao açúcar, não se deve aquecer, nesse caso adiciona-se apenas o suco da planta ou a decocção ou infusão frios. A quantidade de plantas a ser adicionada em cada xarope é variável segundo a espécie vegetal. O xarope pode ser guardado por até 15 dias na geladeira, mas se forem observados sinais de fermentação, ele deve ser descartado. Obviamente, os xaropes, devido à grande quantidade de açúcar, não devem ser usados por diabéticos.

Dosagem

menor de 1 ano de idade: 1 colher (café) do preparado 3 vezes ao dia;
de 1 a 2 anos: ½ xícara (chá) 2 vezes ao dia;
de 2 a 5 anos: ½ xícara (chá) 3 vezes ao dia;
de 5 a 10 anos: ½ xícara (chá) 4 vezes ao dia;
de 10 a 15 anos: 1 xícara (chá) 3 vezes ao dia;
adultos: 1 xícara (chá) até 4 vezes ao dia.

Outra recomendação refere-se à redução proporcional das doses para crianças (de acordo com a idade). Assim, é recomendável, uma sexta, uma terça ou meia parte da dose preconizada para adultos.

Horários para tomar os chás e preparados

Os chás e os preparados para despertar o apetite devem ser tomados meia hora antes das refeições.

Os chás ou preparados digestivos, calmantes e para a vesícula tomam-se após as refeições.

Tome os outros chás segundo a orientação de um profissional ou a orientação de um livro de fitoterapia.

Obs.: Os chás ou preparados para outras finalidades tomam-se entre as refeições.

RECEITAS DE SOLUÇÕES TERAPÊUTICAS

Abrir o apetite
Ingredientes:
10 g de genciana em pó
10 g de manjerona em pó
10 g de manjericão em pó
20 g de carqueja doce em pó
500 ml de vinagre de maçã
Modo de preparo: Cortar as ervas e colocar no vinagre (cobrir as ervas com o vinagre). Colocar em um vidro limpo com tampa por 10 dias, coar e tomar ½ xícara (café), 1 hora antes das refeições.

Ácido úrico
Ingredientes:
10 g de alcachofra
10 g de cipó-cabeludo
10 g de cipó-prata
10 g de guaco
10 g de quebra-pedra
20 g de sabugueiro
500 ml de vinagre de maçã
Modo de preparo: Cortar ou triturar e cobrir as ervas com o vinagre por 10 dias. Filtrar e tomar 1 colher (sopa) em água, 3 vezes ao dia.

Afrodisíaco
Ingredientes:
10 g de casca de canela
20 g de casca de catuaba
10 g de cravo-da-índia
20 g de damiana
10 g de pfáfia
20 g de marapuama
500 ml de vinagre de maçã
Modo de preparo: Cortar ou triturar e cobrir as ervas com o vinagre por 10 dias. Filtrar e tomar 1 colher (sopa), 2 vezes ao dia.

Aftas e gengivas
Ingredientes:
20 g de cambuí
20 g de equinácea
20 g de feijão-de-guandu
20 g de jequitibá
20 g de malvas
500 ml de vinagre de maçã
Modo de preparo: Cortar ou triturar as ervas e cobrir com o vinagre por 10 dias, depois filtrar. Colocar 1 colher (sopa) em meio copo de água e fazer bochechos, 4 vezes ao dia.

Anorexia
Ingredientes:
20 g de angélica
100 g de pau-pereira
20 g de agrião com talos
20 g de alfafa
20 g de dente-de-leão
500 ml de vinagre de maçã
Modo de preparo: Bater no liquidificador o agrião com o vinagre. Colocar as ervas cortadas ou trituradas e mantê-las por 10 dias. Filtrar e tomar 1 colher (sopa), 3 vezes ao dia.

Ansiedade
Ingredientes:
20 g de noz-de-cola
20 g de marapuama
20 g de kawa-kawa
20 g de folhas de maracujá
20 g de mulungu
500 ml de vinagre de maçã
Modo de preparo: Cortar as ervas. Colocar em um vidro limpo com tampa. Cobrir as ervas com o vinagre por 10 dias. Filtrar e tomar 1 colher (sopa) em água ou chá de melissa ou suco de maracujá, 2 a 3 vezes ao dia.

Obs.: O vinagre de maçã, utilizado nas soluções, deve ser puro. Procure adquiri-lo em lojas de produtos naturais.

Antiasmático

Ingredientes:

10 g de agoniada

10 g de alecrim estrangeiro

20 g de assa-peixe

10 g de capim rosário

20 g cardo-santo

10 g de celidônia

10 g de cordão-de-frade

500 ml de vinagre de maçã

200 g de mel de eucalipto

Modo de preparo: Cortar as ervas e cobrir com o vinagre por 10 dias em um vidro limpo com tampa. Filtrar e misturar o mel de eucalipto. Tomar 1 colher (sopa), 4 vezes ao dia. **Criança:** 1 colher (chá).

Antiinflamatório

Ingredientes:

10 g de abutua

20 g de arnica

10 g de aroeira

10 g de calêndula

20 g de chapéu-de-couro

20 g de garra-do-diabo

500 ml de vinagre de maçã

Modo de preparo: Cortar ou triturar as ervas e cobri-las com o vinagre por 10 dias. Filtrar e tomar 1 colher (sopa) em meio copo de água ou chá, 3 a 4 vezes ao dia. **Criança:** Metade da dose.

Anti-séptico

Ingredientes:

20 g de damiana

10 g de erva-cidreira

20 g de hipérico

20 g de marapuama

20 g de tília

500 ml de vinagre de maçã

Modo de preparo: Cortar ou triturar as ervas e cobri-las com o vinagre por 10 dias. Filtrar e colocar em um vidro com tampa. Tomar 1 colher (sopa) no suco de maracujá, 3 vezes ao dia (evitar bebidas escuras).

Arteriosclerose

Ingredientes:

10 g de cana do brejo

20 g de chapéu-de-couro

10 g de erva de passarinho

20 g de fumaria

20 g de melão-de-são-caetano

20 g de ginko-biloba

500 ml de vinagre de maçã

Modo de preparo: Cortar ou triturar as ervas e cobrir com o vinagre de maçã. Colocar em um vidro limpo com tampa por 10 dias. Filtrar e tomar 1 colher (sopa) em água, 2 a 3 vezes ao dia.

Artrite e reumatismo

Modo de preparo: Pegue 100 ml de álcool a 60° C e coloque em infusão com 20 pimentas vermelhas por cerca de 2 dias. Filtre e pincele com o líquido as regiões atingidas. O resultado é excelente.

Artritismo

Ingredientes:

10 g de folhas de abacate

10 g de celidônia

20 g de cipó-cabeludo

10 g de cavalinha

20 g de garra do diabo

20 g de chapéu-de-couro

10 g de tayuyá

500 ml de vinagre de maçã

Modo de preparo: Cortar ou triturar (cobrir as ervas com o vinagre). Descansar por 10 dias. Filtrar e colocar em um vidro limpo com tampa, tomar 1 colher (sopa), 3 vezes ao dia.

Artrose
Ingredientes:
40 g de erva-baleeira
20 g de chapéu-de-couro
20 g de garra-do-diabo
20 g de mil-homens
500 ml de vinagre de maçã
Modo de preparo: Cortar ou triturar as ervas e cobri-las com o vinagre em um vidro limpo com tampa. Descansar por 10 dias. Filtrar e colocar no vidro novamente. Tomar 1 colher (sopa) em água, 3 vezes ao dia.

Asma
Ingredientes:
20 g de celedônia
20 g de angico (casca)
20 g de eucalipto
20 g de guaco
20 g de assa-peixe
500 ml de vinagre de maçã
200 g de mel
Modo de preparo: Colocar no vinagre de maçã todas as ervas (cobri-las) por 10 dias. Filtrar e voltar para o vidro com tampa. Misturar o mel, tomar 1 colher (sopa) de 3 em 3 horas.

Azia
Ingredientes:
20 g de anis-estrelado
30 g de espinheira-santa
30 g de zedoária
20 g de camomila
500 ml vinagre de maçã
Modo de preparo: Cortar as ervas e cobrir com o vinagre. Descansar por 10 dias, em um vidro limpo com tampa, filtrar e recolocar no vidro. Tomar 1 colher (sopa), em água ou suco de couve, 3 vezes ao dia.

Bexiga
Ingredientes:
10 g de abacateiro
20 g de abutua
10 g de amor-do-campo
20 g de bétula (folhas)
10 g de cana do brejo
20 g de chapéu-de-couro
500 ml de vinagre de maçã
Modo de preparo: Cortar as ervas em pedaços pequenos e colocar no vinagre de maçã (cobrir as ervas com o vinagre) por 10 dias. Filtrar e colocar em um vidro limpo com tampa.Tomar 1 colher (sopa) em água, 3 vezes ao dia.

Bochecho para aftas, dentes e gengivas
Ingredientes:
10 g de cambuí casca
10 g de equinácea
10 g de feijão grande (folhas)
10 g de jequitibá (casca)
10 g de juá (casca)
300 ml de vinagre de maçã
Modo de preparo: Cortar ou triturar as ervas, cobrir as ervas com o vinagre de maçã. Descansar por 7 dias, filtrar e usar 1 colher (sopa) em meio copo de água morna. Fazer bochecho, 4 vezes ao dia.

Bronquite – 1
Ingredientes:
10 g de angélica
20 g de casca de angico
20 g de assa-peixe
10 g de avenca
10 g de cipó-cruz ou cruzeiro
10 g de douradinho
10 g de dente-de-leão
10 g de folhas de nabo
500 ml de vinagre de maçã
200 g de mel de eucalipto

Modo de preparo: Colocar as ervas cortadas no vinagre de maçã. Descansar por 10 dias, filtrar e misturar o mel. Tomar 1 colher (sopa) 3 a 4 vezes ao dia. **Criança:** 1 colher (chá).

Bronquite – 2
Ingredientes:
10 g de angico em pó
10 g de assa-peixe em pó
10 g de avenca em pó
10 g de pulmonária em pó
10 g de eucalipto em pó
300 g de mel
Modo de preparo: Misturar bem até virar uma pasta tipo creme. Colocar em um vidro limpo com tampa. Tomar 1 colher (sopa), 3 vezes ao dia. **Criança:** 1 colher (chá).

Cálculos da vesícula
Ingredientes:
20 g de carqueja
20 g de ipê-roxo
10 g de maçã desidratada
20 g de picão
10 g de ramas
10 g de anis-estrelado
500 ml de vinagre de maçã
Modo de preparo: Colocar todas as ervas em um vidro limpo com tampa, cobrir as ervas com o vinagre por 10 dias. Filtrar e voltar para o vidro. Tomar 1 colher (sopa), 3 vezes ao dia, antes da refeição.

Cálculos renais – 1
Ingredientes:
10 g de abacateiro (folhas)
10 g de alfavaca (folhas)
20 g de bardana
20 g de cipó-prata
10 g de flor de laranjeira

20 g de parietária
10 g de quebra-pedra
500 ml de vinagre de maçã
Modo de preparo: Cortar as ervas e cobrir com o vinagre de maçã, em um vidro com tampa, por 10 dias. Filtrar e recolocar no vidro. Tomar 1 colher (sopa) em água, 3 a 4 vezes ao dia.

Cálculos renais – 2
Ingredientes:
20 g de cipó-prata
10 g de cipó-cabeludo
10 g de parietária
10 g de cavalinha
10 g de cana do brejo
500 ml de vinagre de maçã
Modo de preparo: Cortar ou bater em pedaços pequenos. Cobrir as ervas com o vinagre. Deixar por 10 dias, filtrar. Tomar 1 colher (sopa), 4 vezes ao dia em água (ingerir bastante líquido e ½ litro de chá de semente de melancia ao dia, aos poucos).

Cálculos renais – 3
Ingredientes:
20 g de zimbro
20 g de picão
20 g de sabugueiro
20 g de salsaparrilha
20 g de flor de hibiscus
500 ml de vinagre de maçã
Modo de preparo: Cortar as ervas. Colocar em um vidro limpo com tampa. Cobrir as ervas com o vinagre por 10 dias. Filtrar e tomar 1 colher (sopa) em um copo de água, 4 vezes ao dia.

Calmante – 1
Ingredientes:
5 folhas de erva-cidreira
5 colheres (sopa) de polpa de maracujá

3 colheres (sopa) de mel
20 g folhas de maracujá
300 ml de vinagre de maçã
Modo de preparo: Cortar ou triturar as ervas, colocar no vinagre de maçã. Após 10 dias, filtrar e tomar 1 colher (sopa) em água ou chá, 3 vezes ao dia.

Calmante – 2
Ingredientes:
10 g de alfazema
10 g de camomila (flor)
10 g de capim-cidrão
20 g de flor de laranjeira
10 g de maracujá (ramos)
20 g de mulungu
500 ml de vinagre de maçã
Modo de preparo: Cortar as ervas e cobrir com o vinagre de maçã. O vidro com tampa deve estar bem limpo. Descansar por 10 dias, filtrar e recolocar no vidro. Tomar 1 colher (sopa) em água ou chá de maçã ou chá de cidreira, 3 vezes ao dia.

Cardiotônico
Ingredientes:
20 g de alecrim
20 g de cactus lenho
20 g de crataergus
20 g de erva-cidreira
20 g de erva-de-passarinho
500 ml de vinagre de maçã
Modo de preparo: Cortar as ervas e colocar no vinagre (cobrir as ervas com o vinagre) por 10 dias. Filtrar e recolocar no vidro limpo com tampa. Tomar 1 colher (sobremesa) em água ou chá, 2 a 3 vezes ao dia.

Carrapatos
Ingredientes:
200 g de erva-cidreira
1 litro de álcool de cereais

Modo de preparo: Bater junto no liquidificador, coar e usar quando precisar.

Caspa – 1
Ingredientes:
2 colheres (sopa) de juá em pó
1 colher (sopa) de jurema em pó
1 colher (sopa) de tanchagem em pó
1 colher (sopa) de hamamélis em pó
1 colher (sopa) de urtiga seca em pó
300 ml de xampu neutro
Modo de preparo: Misturar bem. Lavar o couro cabeludo, 3 vezes por semana.

Caspa – 2
Ingredientes:
2 tomates bem maduros
2 limões (suco)
3 colheres (sopa) de vinagre
Modo de preparo: Bater todos os ingredientes juntos. Passar no couro cabeludo, deixar por 20 minutos. Lavar os cabelos, logo após.

Caspa – 3
Ingredientes:
2 tomates maduros
2 colheres (sopa) de vinagre branco
1 colher (sopa) de azeite de oliva
Modo de preparo: Lave bem os tomates bem maduros, retire as sementes e bata no liquidificador ou na centrífuga com duas colheres (sopa) de vinagre de vinho branco. Espalhe nos cabelos e deixe por cerca de 30 minutos, depois lave a cabeça normalmente. Repita por vários dias. É indicado para casos de caspa fina, se forem placas de caspas maiores, melhor procurar um médico.

Caspa – 4
Ingredientes:
20 g de alamanda

20 g de canela (casca)
20 g de juá (casca)
20 g de tanchagem
20 g de urtiga
50 g de seiva de babosa
300 ml de álcool de cereais
100 ml de água de rosa
Modo de preparo: Cortar as ervas, colocar no álcool de cereais com a água de rosas por 10 dias. Filtrar e usar no couro cabeludo com algodão embevecido. Dias alternados.

Caspa, piolho e sarna
Ingredientes:
10 g de alamanda
20 g de arruda
20 g de bálsamo (folhas)
20 g de canela (casca)
20 g de juá (casca)
20 g de tanchagem
10 g de urtiga desidratada
500 ml de álcool de cereais
Modo de preparo: Colocar no álcool de cereais por 10 dias, filtrar e uso tópico diariamente.

Chiados no peito
Ingredientes:
20 g de pulmonária
20 g de mentruz
20 g de casca de angico
20 g de sementes de imburana
20 g de lobélia
200 g de mel
500 ml de vinagre de maçã
Modo de preparo: Cortar ou triturar as ervas e cobri-las com o vinagre. Colocar em vidro limpo com tampa. Filtrar após 10 dias, misturar o mel. Tomar 1 colher (sopa), 4 vezes ao dia. **Criança:** 1 colher (chá) quando precisar.

Ciática
Ingredientes:
20 g de alfazema
20 g de aroeira
20 g de hipérico
20 g de louro (folhas)
20 g de mil-homens
500 ml de vinagre de maçã
Modo de preparo: Cortar as ervas ou triturar e cobrir as ervas com o vinagre. Descansar por 10 dias, filtrar e usar externamente, diariamente. Tomar 1 colher (sopa) em água ou chá, 4 vezes ao dia.

Cicatrizante de feridas (uso externo)
Ingredientes:
20 g de angico
20 g de aroeira
20 g de barbatimão
20 g de calêndula
10 g de bétula
10 g de carobinha
30 g de seiva de babosa
500 ml de álcool de cereais
Modo de preparo: Colocar no álcool durante 15 dias e usar em ferimentos, até 4 vezes ao dia.

Circulação
Ingredientes:
10 g de café (folhas)
20 g de castanha-da-índia cortada
20 g de ginko biloba
20 g de hamamélis (folhas)
20 g de jaborandi
10 g de lúpulo dourado
500 ml de vinagre de maçã
Modo de preparo: Cortar as ervas e cobrir com o vinagre. Descansar por 10 dias. Filtrar e recolocar no vidro. Tomar 1 colher (sopa) em água, 3 vezes ao dia.

Cistite e uretrite
Ingredientes:
20 g de cana do brejo
20 g de cavalinha
20 g de jatobá (casca)
20 g de raiz de sapé
20 g de chapéu-de-couro
500 ml de vinagre de maçã
Modo de preparo: Cortar ou triturar. Cobrir as ervas com o vinagre por 10 dias. Filtrar e recolocar no vidro, tomar 1 colher (sopa) em água, 3 vezes ao dia.

Colesterol
Ingredientes:
20 g de alcachofra
10 g de bugre
20 g de macela
10 g de pata-de-vaca
20 g de sete-sangrias
20 g de stévia (folhas)
500 ml de vinagre de maçã
Modo de preparo: Cortar as ervas e cobri-las com o vinagre por 10 dias, depois filtrar. Tomar 1 colher (sopa) em água, 3 vezes ao dia.

Colesterol e fígado
Ingredientes:
20 g de alcachofra
10 g de jurubeba (raiz)
10 g de semente de urucum
300 ml de vinagre de maçã
Modo de preparo: Coloque no vinagre todos juntos por 10 dias, coe e tome 1 colher (sopa) em água, 2 vezes ao dia.

Contusões
Ingredientes:
20 g de confrei
20 g de gervão
20 g de mastruço
20 g de mil-homens
20 g de arnica
500 ml de vinagre de maçã
Modo de preparo: Cortar as ervas. Colocar em um vidro limpo com tampa. Cobrir as ervas com o vinagre por 10 dias. Filtrar e tomar 1 colher (sopa) em água, 4 vezes ao dia.

Corrimento vaginal
Ingredientes:
10 g de jurubeba
20 g de mastruço
10 g de ipê-roxo
10 g de uva ursi
10 g de barbatimão
10 g de graviola
500 ml de vinagre de maçã
Modo de preparo: Cortar em pedaços pequenos e cobrir as ervas com o vinagre por 10 dias. Tomar uma colher (sopa) em água, 3 vezes ao dia. Fazer lavagem vaginal à noite em um litro de água fervida (morna) com 2 colheres da solução do vinagre.

Corrimento vaginal (lavagem) 1
Ingredientes:
1 punhado grande de cipreste (folhas)
1 punhado grande de mastruço (mentruz)
20 folhas de nabo
300 ml de vinagre de maçã
Modo de preparo: Cortar as ervas e cobri-las com o vinagre por 10 dias. Filtrar e usar de 1 a 2 colheres (sopa) em 1 litro de água fervente (morna). Fazer lavagem vaginal, 1 vez ao dia.

Corrimento vaginal (lavagem) 2
Ingredientes:
20 g de barbatimão
20 g de folhas de nabo
20 g de casca de jequitibá

20 g de tanchagem
20 g de rosa branca
500 ml de vinagre de maçã
Modo de preparo: Cortar todas as ervas e cobrir com o vinagre por 10 dias. Filtrar e colocar no vidro limpo com tampa. Depois de 10 dias recolocar no vidro e usar 3 colheres (sopa) em 1 litro de água fervida (morna). Fazer lavagem vaginal à noite por 15 dias.

Corrimento vaginal (uso oral)
Ingredientes:
20 g de velame do campo
20 g de uva ursi
20 g de unha-de-gato
20 g de parietária
20 g de lúpulo
500 ml de vinagre de maçã
Modo de preparo: Colocar as ervas cortadas ou trituradas e cobrir com o vinagre. O vidro deve ser limpo com tampa. Descansar por 10 dias. Filtrar e tomar 1 colher (sopa) em água, 3 vezes ao dia.

Depurativo do sangue
Ingredientes:
20 g de amor-do-campo
20 g de velame-do-campo
20 g de carobinha
10 g de casca de angico
20 g de bétula
10 g de cavalinha
500 ml de vinagre de maçã
Modo de preparo: Cortar todas as ervas e cobri-las com o vinagre por 10 dias, depois filtrar. Recolocar no vidro com tampa. Tomar 1 colher (sopa), 2 a 3 vezes ao dia.

Desintoxicante
Ingredientes:
20 g de bétula
10 g de losna

20 g de camomila
10 g de anis-estrelado
20 g de espinheira-santa
10 g de manjerona
500 ml de vinagre de maçã
Modo de preparo: Cortar ou triturar as ervas. Colocar em um vidro limpo com tampa. Cobrir as ervas com o vinagre por 10 dias. Filtrar e recolocar no vidro. Tomar uma colher (sopa) em água, 3 vezes ao dia.

Diabetes
Ingredientes:
20 g de casca de cajueiro
20 g de folhas de carambola
20 g de casca de carvalho
20 g de pedra-ume-kaa
20 g de jambolão
500 ml de vinagre de maçã
Modo de preparo: Cortar as ervas e cobri-las com o vinagre por 10 dias, depois filtrar e colocar novamente em um vidro limpo com tampa. Tomar 1 colher (sopa) em ½ copo de água, 3 vezes ao dia.

Diarréia – 1
Ingredientes:
20 g de gengibre
20 g de angico
20 g de carvalho
20 g de rosa branca
20 g de sementes de funcho
500 ml de vinagre de maçã
Modo de preparo: Cortar ou triturar as ervas, colocar em um vidro limpo com tampa. Cobrir as ervas com o vinagre por 10 dias. Filtrar e tomar 1 colher (sopa) em água até 4 vezes ao dia.
Criança: 1 colher (chá ou café). Comer banana, maçã, cenoura, arroz e batata. Tomar água-de-coco, suco de goiaba. Evitar outros elementos até cortar a diarréia.

Diarréia – 2
Ingredientes:
20 g de casca de angico
20 g de casca de carvalho
10 g de rosa branca
20 g de folhas de goiabeira
20 g de mastruço
10 g de anis-estrelado
500 ml de vinagre de maçã
Modo de preparo: Cortar ou triturar as ervas e cobrir com o vinagre em um vidro limpo com tampa. Tomar 1 colher (sopa) em água de 3 em 3 horas. **Criança:** 1 colher (chá).

Dieta emergencial
1.º dia - Laranja de 2 em 2 horas
2.º dia - Laranja e pêra de 3 em 3 horas
3.º dia – Laranja e pêra de 4 em 4 horas
Primeira refeição: Pêra, laranja, torrada e leite desnatado.
Segunda refeição: Saladas cruas à vontade, purê de inhame e hortaliças refogadas sem sal, temperadas com limão, um fio de azeite.
Terceira refeição: Todas as laranjas que agüentar.

Dificuldade para urinar
Ingredientes:
20 g de raiz de sapé
10 g de cavalinha
10 g de cana-do-brejo
10 g de chapéu-de-couro
500 ml de vinagre de maçã
Modo de preparo: Cortar em pedaços pequenos e cobrir as ervas com o vinagre por 10 dias, coar e tomar 1 colher (sopa) em meio copo de água, 3 vezes ao dia.

Digestão
Ingredientes:
20 g de flor de camomila

20 g de anis-estrelado
20 g de jurubeba
20 g de carqueja doce
20 g de espinheira-santa
500 ml de vinagre de maçã
Modo de preparo: Cortar ou triturar as ervas. Colocar em um vidro limpo com tampa. Cobrir as ervas com o vinagre por 10 dias. Filtrar e tomar 1 colher (sopa) em água antes das refeições.

Diurético
Ingredientes:
20 g de abutua
20 g de cana-do-brejo
20 g de cavalinha
20 g de erva-de-sape
500 ml de vinagre de maçã
Modo de preparo: Cortar ou triturar as ervas. Colocar em um vidro limpo com tampa. Cobrir as ervas com o vinagre e descansar por 10 dias. Filtrar e tomar 1 colher (sopa) em água, 3 vezes ao dia.

Doença vascular
Ingredientes:
20 g de crataergus
30 g de ginko biloba
20 g de castanha-da-índia
30 g de carqueja doce
500 ml de vinagre de maçã
Modo de preparo: Cortar as ervas e cobrir com o vinagre de maçã por 10 dias para filtrar. Colocar no vidro limpo com tampa. Tomar 1 colher (sopa) em água, 2 vezes ao dia.

Doenças crônicas
Ingredientes:
50 g de tília (conhecido como árvore da vida)
30 g de unha-de-gato
20 g de folhas de caqui

500 ml de vinagre de maçã

Modo de preparo: Cortar ou triturar as ervas. Colocar em um vidro limpo com tampa. Cobrir as ervas com o vinagre por 10 dias. Filtrar e tomar 1 colher (sopa) em água, 3 vezes ao dia.

Dor muscular, coluna, torcicolo (uso externo)
Ingredientes:
20 g de arruda
20 g de guiné
20 g de alfafa
20 g de erva-de-santa-maria
20 g de confrei
20 g de gengibre
200 ml de vaselina líquida
300 ml de vinagre de maçã

Modo de preparo: Cortar as ervas e colocar em um vidro limpo com tampa. Colocar as ervas no vinagre ou no álcool de cereais por 10 dias. Filtrar e misturar a vaselina líquida. Usar para massagem em caso de dores.

Dores de cabeça
Ingredientes:
1 maço de folhas de arruda
½ litro de álcool de cereais

Modo de preparo: Pôr as folhas dentro de uma garrafa escura, junto com o álcool e esperar três dias. Passar sobre a testa toda vez que sentir cefaléia. Pode aplicar sobre a testa um pano embebido com este álcool com arruda.

Dores e febres
Ingredientes:
10 g de equinácea
10 g de cinco-folhas
10 g de mil-homens
20 g de flor de sabugueiro
10 g de mastruço
500 ml de vinagre de maçã

Modo de preparo: Cortar ou triturar as ervas, cobrir com o vinagre por 10 dias, coar e tomar 1 colher (sopa) de 2 em 2 horas. **Criança:** 1 colher (café), 2 vezes ao dia.

Dores e inflamações musculares
Ingredientes:
10 g de alfafa
10 g de louro
20 g de manjerona
20 g de marapuama
20 g de uva ursi
20 g de mil-homens
500 ml de vinagre de maçã

Modo de preparo: Cortar ou triturar as ervas. Colocar em um vidro limpo com tampa. Cobrir as ervas com o vinagre por 10 dias. Filtrar e tomar uma colher (sopa) em água, 4 vezes ao dia. Pode, também, colocar 4 colheres (sopa) em 2 litros de água bem morna e fazer compressas nas dores.

Dores e inflamações nas juntas
Ingredientes:
50 g de guiné
50 g de mastruço
50 g de alfavaca
50 g de arnica
50 g de avenca
1 litro de álcool de cereais

Modo de preparo: Cortar as ervas ou triturar. Colocar em vidro limpo com tampa e pôr o álcool de cereais. Descansar por 10 dias. Usar 4 colheres (sopa) em 4 litros de água quente em temperatura tolerável e fazer banhos quentes do tipo compressas nas dores e inflamações, 3 vezes ao dia.

Dores no corpo e ossos
Ingredientes:
10 g de beladona
10 g de carapiá

10 g de alfazema
10 g de louro
10 g de aroeira
500 ml de vinagre de maçã
Modo de preparo: Cortar ou triturar as ervas e colocar no vinagre de maçã (cobrir as ervas com vinagre) por 10 dias. Filtrar e tomar 1 colher (sopa) em água, 3 a 4 vezes ao dia.

Dores nos ossos
Ingredientes:
20 g de cipó-azougue
20 g de casca de sucupira
20 g de ipê-roxo
20 g de mil-homens
20 g de manjerona
500 ml de vinagre de maçã
Modo de preparo: Colocar as ervas cortadas no vinagre e descansar por 10 dias, depois filtrar. Recolocar novamente no vidro e tomar uma colher (sopa) em água, chá ou sucos de frutas, 3 a 4 vezes ao dia.

Dores reumáticas
Ingredientes:
20 g de folhas de café
20 g de capim gordura
20 g de confrei
20 g de arnica
20 g de casca de sucupira
500 ml de álcool de cereais
Modo de preparo: Colocar no álcool por 10 dias e depois usar 3 colheres (sopa), em 3 litros de água morna e fazer compressa no local, 2 vezes ao dia.

Dores reumáticas e de contusões
Indicação: Reumatismo, artrose e anti-séptico
Modo de preparo: Um caroço de abacate seco, ralado, 1 litro de álcool de cereais e 10 pastilhas pequenas de cânfora sintética

comprada em farmácias. Deixe macerar 10 dias e use sempre que for necessário.

Dores uterinas
Ingredientes:
20 g de joão-da-costa
20 g de agoniada
20 g de mastruço
20 g de mil-homens
20 g de unha-de-gato
500 ml de vinagre de maçã
Modo de preparo: Cortar ou triturar as ervas. Colocar em um vidro limpo com tampa. Cobrir as ervas com o vinagre por 10 dias. Filtrar e tomar 1 colher (sopa) em água com chá de folha de louro ou de erva-cidreira, de 3 em 3 horas.

Dores, reumatismo, torcicolo, traumatismo
Ingredientes:
1 punhado de saião
4 pedras de cânfora
1 punhado de arnica
1 punhado de erva-de-santa-maria
1 punhado de mastruço
1 litro de álcool de cereais
Modo de preparo: Colocar as ervas no álcool, depois de 10 dias, aplicar sobre o local da dor ou da pancada. **Não pode haver ferimento.**

Eczema nos males da pele
Ingredientes:
20 g de douradinha
20 g de velame-do-campo
20 g de cordão-de-frade
20 g de cinco-folhas
20 g de pariparoba
500 ml de vinagre de maçã
Modo de preparo: Colocar em um vidro limpo com tampa. Cobrir as ervas com o vinagre por 10 dias. Filtrar e tomar 1 colher (sopa) em água, 3 vezes ao dia.

Emagrecedor – 1

Ingredientes:

20 g de garcínia

20 g de cavalinha

20 g de sene

10 g de carqueja

20 g de alcachofra

10 g de melissa

500 ml vinagre de maçã

Modo de preparo: Cortar ou triturar as ervas. Colocar em um vidro limpo com tampa. Cobrir as ervas com o vinagre por 10 dias. Filtrar e tomar 1 colher (sopa), 3 a 4 vezes ao dia. Evitar: carboidratos, doces, refrigerantes e frituras.

Emagrecedor – 2

Ingredientes:

20 g de fucus

20 g de hortelã

20 g de hibiscus

20 g de melissa

20 g de carqueja-doce

20 g de bugre

1 litro de vinagre de maçã

Modo de preparo: Cobrir as ervas no vinagre por 7 dias. Tomar 1 colher (sopa), diluído em água, 3 vezes ao dia. Faça uma dieta para ajudar.

Emagrecedor – 3

Ingredientes:

20 g de folhas de urucum

20 g de sete-sangrias

20 g de malva

10 g de folhas de abacateiro

10 g de folhas de oliveira

20 g de cipó-caboclo

500 ml de vinagre de maçã

Modo de preparo: Cortar ou triturar as ervas. Colocar em um vidro limpo com tampa. Cobrir as ervas com o vinagre por 10 dias. Filtrar e tomar 1 colher (sopa), 3 a 4 vezes ao dia em água. Evitar: gorduras, carboidratos, açúcar e refrigerantes.

Emagrecedor – 4

Ingredientes:

20 g de hibiscus

10 g de garcínia

10 g de centelha asiática

20 g de cáscara-sagrada

20 g de bugre

10 g de mulungu

10 g de tília

500 ml de vinagre de maçã

Modo de preparo: Cortar ou triturar as ervas. Colocar em um vidro limpo com tampa. Cobrir as ervas com o vinagre por 10 dias. Filtrar e tomar 1 colher (sopa), 3 a 4 vezes ao dia em água ou chá. Evitar: comida com molho branco, frituras, massas, doces e jantar ao dormir.

Emagrecedor – 5 (ajuda eliminar gorduras intestinais)

Ingredientes:

20 g de pata-de-vaca

20 g de alcachofra

20 g de casca de canela cavaco

20 g de garcínia

20 g de folhas de oliveira

20 g de melissa

500 ml de vinagre de maçã

Modo de preparo: Cortar ou triturar as ervas. Colocar em um vidro limpo com tampa. Cobrir as ervas com o vinagre por 10 dias. Filtrar e recolocar no vidro. Tomar 1 colher (sopa) no chá de casca de abacaxi, de manhã e ao deitar. Fazer dieta.

Embriaguez e alcoolismo

Ingredientes:

20 g de folhas de catingueira

20 g de espinheira-santa

20 g de melissa
20 g de mulungu
20 g de losna
500 ml de vinagre de maçã
Modo de preparo: Colocar no vinagre as ervas trituradas e descansar por 10 dias. Filtrar e colocar em um vidro limpo com tampa. Tomar 1 colher (sopa), 3 vezes ao dia.

Erisipela
Ingredientes:
6 folhas de maracujá-açu
200 ml de álcool comum
Modo de preparo: Triture as folhas de maracujá-açu em 200 ml de álcool, deixe apurar durante 3 dias, coe. Faça uso de uma colher (chá) da infusão em meio copo de água, após a refeição, 1 vez por dia. Mesmo depois de passado os sintomas, mantenha o tratamento durante uns 10 dias, para a prevenção.

Estresse
Ingredientes:
20 g de erva-de-são-joão
20 g de flor de jasmim
20 g de folhas de caqui
20 g de raiz de ginseng
20 g de folhas de alfafa
20 g de dente-de-leão
500 ml de vinagre de maçã
Modo de preparo: Cortar as ervas. Colocar em um vidro limpo com tampa. Cobrir as ervas com o vinagre por 10 dias. Filtrar e recolocar no vidro. Tomar 1 colher (sopa), 3 vezes ao dia, no suco de frutas de preferência: salsinha, kiwi, acerola, laranja.

Expectorante
Ingredientes:
10 g de anis-estrelado
20 g de flor de calêndula
20 g de cardo-santo

20 g de eucalipto
20 g de guaco
10 g de lobélia
500 ml de vinagre de maçã
Modo de preparo: Cortar as ervas. Colocar em um vidro limpo com tampa. Cobrir as ervas com o vinagre por 10 dias. Filtrar e tomar 1 colher (sopa), 3 a 4 vezes ao dia. **Criança:** 1 colher (chá) em água, suco ou chá.

Falta de menstruação (grávida não pode usar)
Ingredientes:
20 g de abutua
20 g de bolsa-de-pastor
10 g de calêndula
20 g de quina-quina
20 g de agoniada
10 g de camomila
500 ml de vinagre de maçã
Modo de preparo: Cortar ou triturar as ervas. Colocar em um vidro limpo com tampa. Cobrir as ervas com o vinagre por 10 dias. Filtrar e tomar 1 colher (sopa) em água ou chá, 3 vezes ao dia. **Não deve ser tomado por mais de 5 dias.**

Febre – 1
Ingredientes:
20 g de melão-de-são-caetano
20 g de mil-homens
20 g de flor de sabugueiro
10 g de talo de abóbora
10 g de folhas de caqui
20 g de mastruço
500 ml vinagre de maçã
Modo de preparo: Cortar ou triturar as ervas. Colocar em um vidro limpo com tampa. Cobrir as ervas com o vinagre por 10 dias. Filtrar e tomar 1 colher (sopa) em água, de 2 em 2 horas. **Criança:** 1 colher (café). Pode tomar em sucos ricos em vitaminas C, chá ou água.

Febre – 2
Ingredientes:
10 g de alecrim
20 g de equinácea
10 g de flor de laranjeira
20 g de folhas de caqui
20 g de melão-de-são-caetano
20 g de mil-homens
500 ml de vinagre de maçã
100 g de mel
Modo de preparo: Cortar as ervas. Colocar em um vidro limpo com tampa. Cobrir as ervas com o vinagre e descansar por 10 dias. Filtrar, misturar o mel e tomar 1 colher (sopa) em suco de frutas ou chá, até de 2 em 2 horas. **Criança:** 1 colher (café ou chá).

Ferida na perna
Ingredientes:
½ copo de seiva de babosa
½ copo de açúcar cristal
1 colher (café) de suco de limão
Modo de preparo: Misturar bem e colocar sobre a ferida, toda noite, até cicatrizar totalmente.

Fígado
Ingredientes:
20 g de alcachofra
20 g de bardana
20 g de boldo-do-Chile
20 g de jurubeba
20 g de pariparoba
500 ml de vinagre de maçã
Modo de preparo: Cortar ou triturar as ervas. Colocar em um vidro limpo com tampa. Cobrir as ervas com o vinagre e descansar por 10 dias, filtrar e recolocar no vidro. Tomar 1 colher (sopa) em água ou suco, 3 vezes ao dia, antes das principais refeições.

Fígado e boca amarga
Ingredientes:
20 g de losna

20 g de pau pereira
20 g de quina-quina
20 g de folhas de boldo
20 g de espinheira-santa
500 ml de vinagre de maçã
Modo de preparo: Cortar ou triturar as ervas. Colocar em um vidro limpo com tampa. Cobrir as ervas com o vinagre por 10 dias. Filtrar e tomar 1 colher (sopa) em água antes das refeições.

Fissura anal
Ingredientes:
20 g de casca de carvalho
20 g de psylium
20 g de mastruço
20 g de anis-estrelado
20 g de erva-de-bicho
500 ml de vinagre de maçã
Modo de preparo: Cortar ou triturar as ervas. Colocar em um vidro limpo com tampa. Cobrir as ervas com o vinagre por 10 dias. Filtrar e tomar 1 colher (sopa) em meio copo de água, 3 vezes ao dia.

Fraqueza da mulher
Ingredientes:
20 g de damiana
20 g de noz-de-cola
20 g de dente-de-leão
20 g de alfafa
10 g de folhas de caqui
10 g de hortelã
500 ml de vinagre de maçã
Modo de preparo: Cortar ou triturar as ervas e cobri-las com o vinagre por 10 dias. Colocar em um vidro limpo com tampa. Tomar ½ xícara (café) misturado no suco de beterraba, 1 hora antes das refeições.

Garganta
Ingredientes:
20 g de angélica

20 g de cipó-cruz
20 g de uva ursi
20 g de gengibre
20 g de jaborandi
20 ml de óleo de sucupira
500 ml de vinagre de maçã
Modo de preparo: Solução indicada para combater a inflamação da garganta e como preventivo. Pode tomar e fazer gargarejo (adoçar com o mel). Colocar as ervas no vidro limpo com o vinagre, após 10 dias, filtrar e recolocar no vidro. Misturar o óleo de sucupira. Tomar 1 colher (sopa) em água, adoçado com o mel, 3 vezes ao dia. **Criança:** 1 colher (café).

Gargarejo
Ingredientes:
20 g de folhas de malva
20 g de folhas de mastruço
20 g de folhas de menta
20 g de folhas de confrei
20 g de folhas de angico
500 ml de vinagre de maçã
Modo de preparo: Cortar as ervas. Colocar em um vidro limpo com tampa. Cobrir as ervas com o vinagre por 10 dias, filtrar e recolocar no vidro. Tomar 1 colher (sopa) em meio copo de água morna e fazer gargarejo ou bochecho, 4 vezes ao dia.

Gargarejo (garganta inflamada)
Ingredientes:
10 g de confrei
20 g de malva
10 g de jequitibá
10 g de casca de sucupira
10 g de alecrim
100 g de mel com própolis
300 ml de vinagre de maçã
Modo de preparo: Cortar as ervas, cobri-las com o vinagre e o mel, descansar por 5 dias.

Usar quando estiver com a garganta inflamada para gargarejo: 1 colher (sopa) em meio copo de água morna e fazer gargarejo, 4 vezes ao dia.

Gastrite
Ingredientes:
10 g de algaravia
20 g de anis-estrelado
10 g de calêndula
20 g de carapiá
20 g de mastruço
500 ml de vinagre de maçã
50 g de mel
Modo de preparo: Colocar o vinagre nas ervas por 10 dias, em um vidro limpo com tampa, depois filtrar e misturar o mel. Tomar 1 colher (sopa) diluído em suco de couve, 3 a 4 vezes ao dia.

Gengivite
Ingredientes:
3 colheres (sopa) de sálvia
6 colheres (sopa) anis-estrelado
2 colheres (sopa) do pó da casca de carvalho
1 xícara (chá) de menta
Modo de preparo: Macere bem as ervas recomendadas, passe por uma peneira fina de inox, junte o pó da casca de carvalho e massageie as gengivas com escova de dentes macia umedecida nessa mistura. Use o chá como bochechos.

Gota
Ingredientes:
10 g de folhas de abacateiro
20 g de folhas de bétula
10 g de carqueja
20 g de celidônia
20 g de espinheira-santa
20 g de salsaparrilha

500 ml de vinagre de maçã

Modo de preparo: Cortar ou triturar as ervas. Colocar em um vidro limpo com tampa. Cobrir as ervas com o vinagre e descansar por 10 dias. Filtrar e tomar 1 colher (sopa), 3 vezes ao dia.

Gripe (Preventivo)
Ingredientes:
20 g de alfafa
30 g de folhas de caqui
30 g de dente-de-leão
30 ml de óleo de sucupira
30 ml de óleo de bacalhau
500 ml de vinagre de maçã
200 ml de mel

Modo de preparo: Colocar a alfafa, folhas de caqui, dente-de-leão cortado ou triturado em um vidro limpo com tampa. Cobrir as ervas com o vinagre por 10 dias. Filtrar e colocar novamente no vidro, adicionar o óleo de sucupira, óleo de fígado de bacalhau e o mel. Misturar bem e tomar 1 colher (sopa), 2 vezes ao dia. **Criança:** 1 colher (café).

Gripe com dores no corpo
Ingredientes:
20 g de assa-peixe
20 g de avenca
30 g de sementes sem casca de girassol
20 g de folhas de jaborandi
30 g de flor de sabugueiro
10 g de mil-homens
500 ml de vinagre de maçã
100 g de mel de eucalipto

Modo de preparo: Bater no liquidificador as sementes de girassol com o vinagre. Colocar as ervas trituradas em um vidro limpo com tampa por 10 dias, filtrar e misturar o mel. Tomar 1 colher (sopa) em água de 3 em 3 horas. **Criança:** 1 colher (café ou chá).

Gripe e catarro
Ingredientes:
100 g de alho
100 g de gengibre
100 g de ora-pro-nóbis
30 g de folhas de caqui
20 g de casca de angico
500 ml de vinagre de maçã
100 g de mel

Modo de preparo: Bater no liquidificador o alho, gengibre, ora-pro-nóbis, folhas de caqui, casca de angico. Colocar em um vidro limpo com tampa. Descansar as ervas com o vinagre por 10 dias. Filtrar e misturar o mel. Tomar 1 colher (sopa) no chá, 4 vezes ao dia. **Criança:** 1 colher (café ou chá), quando precisar. Pode guardar durante 24 meses.

Hemorragias uterinas
Ingredientes:
20 g de algodoeiro
20 g de bolsa-de-pastor
20 g de casca de jatobá
20 g de folhas de nabo
500 ml de vinagre de maçã

Modo de preparo: Cortar as ervas e cobrir com vinagre por 10 dias. Filtrar e tomar 1 colher (sopa) em água, 3 a 4 vezes ao dia.

Hemorróidas (banho de assento)
Ingredientes:
20 g de malva
30 g de hamamélis
30 g de folhas de café
20 g de ipê-roxo
30 g de mastruço
500 ml de vinagre de maçã

Modo de preparo: Cortar todas as ervas. Colocar em um vidro limpo com tampa. Cobrir as ervas com o vinagre por 10 dias. Filtrar e usar 3 colheres (sopa) em 3 litros de água fervida bem morna e fazer banhos de assento, 2 a 3 vezes ao dia. Ajuda nas crises de hemorróidas.

Hemorróidas (uso local)

Descascar a babosa e cortar a seiva do tamanho e a grossura de um dedo, enrolar no papel alumínio. Colocar no congelador e usar de manhã e à noite, sem o papel alumínio.

Hemorróidas (uso oral)
Ingredientes:
20 g de carvalho
20 g de casca da Índia
20 g de erva-de-bicho
20 g de erva-de-santa-maria
20 g de hamamélis
500 ml de vinagre de maçã
Modo de preparo: Cortar ou triturar as ervas. Colocar em um vidro limpo com tampa. Cobrir as ervas com o vinagre por 10 dias. Filtrar e recolocar no vidro. Tomar 1 colher (sopa) no suco ou água, 3 vezes ao dia.

Higiene bucal e desodorante corporal
Modo de preparo: Use 1 xícara (chá) de folhas de alfavaca picadas, colhidas entre 9 e 11 horas e um copo de álcool de cereais. Misture tudo e deixe em repouso 24 horas, antes de usar. Quando for usar, coloque uma colher (sopa) desta solução em meio copo de água e bocheche bem depois de escovar seus dentes normalmente.
Esta solução também pode ser usada como desodorante: Aplicar nas axilas também diluído com água.

Icterícia
Ingredientes:
20 g de fumaria
30 g de picão
20 g de raiz de sapé
300 ml de vinagre de maçã

Modo de preparo: Cortar ou triturar as ervas. Colocar em um vidro limpo com tampa. Cobrir as ervas com o vinagre por 10 dias. Filtrar e tomar meia colher (café) no suco ou água, 3 vezes ao dia. Usar 5 colheres (sopa) em 5 litros de água para banhos.

Inchaço nas pernas
Ingredientes:
20 g de cipó-caboclo
20 g de cavalinha
20 g de cana-do-brejo
20 g de abutua
20 g de capim rosário
500 ml de vinagre de maçã
Modo de preparo: Cortar ou triturar as ervas. Colocar em um vidro limpo com tampa. Cobrir as ervas com o vinagre por 10 dias. Filtrar e tomar 1 colher (sopa) em água, 3 vezes ao dia. Tomar com suco de pêra é melhor ainda.

Insônia – 1
Ingredientes:
30 g de maçã desidratada
20 g de tília
20 g de valeriana
20 g de casca desidratada de maracujá
20 g de folhas de oliveira
20 g de melissa
500 ml de vinagre de maçã
Modo de preparo: Cortar ou triturar as ervas. Colocar em um vidro limpo com tampa. Cobrir as ervas com o vinagre. Tomar 1 colher (sopa), 2 vezes ao dia e à noite. Evitar refrigerante, chá-preto, ou comida pesada, muito tarde.

Insônia – 2
Ingredientes:
20 g de capim-cidrão
20 g de capim cidreira
20 g de erva-de-são-joão

20 g de flor de laranjeira
10 g de folhas de caqui
10 g de lúpulo
500 ml de vinagre de maçã
Modo de preparo: Colocar as ervas trituradas em um vidro limpo com tampa. Cobrir as ervas com o vinagre por 10 dias. Filtrar e tomar 1 colher (sopa) no chá de maçã ou melissa, à tarde e ao deitar, até 3 vezes ao dia.

Intestino e gases – 1
Ingredientes:
20 g de algaravia
20 g de anis-estrelado
20 g de flor de camomila
20 g de capim-cidrão
20 g de cordão-de-frade
500 ml de vinagre de maçã
Modo de preparo: Cortar ou triturar as ervas. Colocar em um vidro limpo com tampa. Cobrir as ervas com o vinagre por 10 dias. Filtrar e recolocar no vidro. Tomar 1 colher (sopa), 3 vezes ao dia, em água. **Criança:** 1 colher (café).

Intestino e gases – 2
Ingredientes:
20 g de melão-de-são-caetano
20 g de mil-ramos
20 g de psylium
20 g de sete-sangrias
10 g de verbasco
10 g de erva-doce
500 ml de vinagre de maçã
Modo de preparo: Cortar ou triturar as ervas. Colocar em um vidro limpo com tampa. Cobrir as ervas com o vinagre por 10 dias. Filtrar e colocar novamente. Tomar 1 colher (sopa), 3 vezes ao dia, em água. **Criança:** 1 colher (café), 3 vezes ao dia, em água.

Labirintite – 1
Ingredientes:
20 g de ginko biloba
20 g de melissa
20 g de tília
20 g de mulungu
20 g de alecrim importado
500 ml de vinagre de maçã
Modo de preparo: Cortar ou triturar as ervas. Colocar em um vidro limpo com tampa. Cobrir as ervas com o vinagre por 10 dias, filtrar e recolocar no vidro. Tomar 1 colher (sopa) em água ou chá de camomila, 3 vezes ao dia.

Labirintite – 2
Ingredientes:
5 folhas de mangueira
1 litro de álcool de cereais
Modo de preparo: Coloque as folhas dentro de uma garrafa e acrescente o álcool de cereais até cobri-las, tampe a garrafa e deixe descansar por três dias. Toda vez que a pessoa sentir tonturas deverá colocar esta solução de folhas maceradas em um lenço de pano e respirar o fluído antes de se evaporar.

Laxante
Ingredientes:
20 g de cipó-cabeludo
20 g de cipó-cruzeiro
20 g de fedegoso
20 g de frângula
20 g de hibiscus
500 ml de vinagre de maçã
Modo de preparo: Cortar ou triturar as ervas. Colocar em um vidro limpo com tampa. Cobrir as ervas com o vinagre por 10 dias. Filtrar e tomar 1 colher (sopa) em água ou suco, 1 a 2 vezes ao dia.

Laxante purgativo
Ingredientes:
20 g de cáscara-sagrada
20 g de melão-de-são-caetano
20 g de sene
20 g de dente-de-leão
20 g de funcho
500 ml de vinagre de maçã
Modo de preparo: Cortar as ervas. Colocar em um vidro limpo com tampa. Cobrir as ervas com o vinagre por 10 dias. Filtrar e tomar 1 a 2 colheres (sopa) em água.

Limpeza de casa
Ingredientes:
10 pedaços-de-canela (casca)
24 cravos
2 punhados de cipreste
1 litro álcool de mercado
Modo de preparo: Colocar na garrafa com álcool, por 10 dias e usar para limpeza de casa. Vai deixar o ambiente com cheiro agradável.

Mau hálito
Ingredientes:
10 g de verbena
10 g de zedoária
10 g de espinheira-santa
20 g de anis-estrelado
500 ml de vinagre de maçã
Modo de preparo: Cortar as ervas e cobri-las com o vinagre por 10 dias. Filtrar e tomar 1 ½ xícara (café) antes das refeições (colocar em um vidro limpo com tampa).

Menopausa (sintomas)
Ingredientes:
20 g de erva-de-passarinho
20 g de amora

20 g de ramas de maracujá
20 g de mulungu
20 g de melissa
500 ml de vinagre de maçã
Modo de preparo: Cortar ou triturar as ervas. Colocar em um vidro limpo com tampa. Cobrir as ervas com o vinagre por 10 dias. Filtrar e tomar 1 colher (sopa) em água, suco ou chá, 3 vezes ao dia.

Nevralgia
Ingredientes:
20 g de angélica
10 g de artemísia
20 g de dente-de-leão
10 g de ipê-roxo
20 g de manjerona
20 g de mil-homens
500 ml de vinagre de maçã
Modo de preparo: Cortar ou triturar as ervas. Colocar em um vidro limpo com tampa. Cobrir as ervas com o vinagre por 10 dias. Filtrar e recolocar no vidro. Tomar 1 colher (sopa) de 3 em 3 horas em água ou suco, em caso de dores.

Obesidade:
Ingredientes:
20 g de bétula
10 g de flor centella asiática
20 g de bugre
20 g de graviola
20 g de cáscara-sagrada
10 g de flor hibiscus
500 ml de vinagre de maçã
Modo de preparo: Cortar ou triturar as ervas. Colocar em um vidro limpo com tampa. Cobrir as ervas com o vinagre por 10 dias. Filtrar e tomar 1 colher (sopa) em ½ copo de água, 3 vezes ao dia. Evitar: doces, frituras, refrigerantes e massas.

Osteoporose
Ingredientes:
20 g de carapiá
20 g de centella asiática
20 g de maçã desidratada
20 g de sete-sangrias
20 g de velame-do-campo
100 g de ora-pro-nóbis
500 ml de vinagre de maçã
Modo de preparo: Cortar ou triturar as ervas. Colocar em um vidro limpo com tampa. Cobrir as ervas com o vinagre por 10 dias. Filtrar e recolocar no vidro. Tomar 1 colher (sopa), 2 a 3 vezes ao dia.

Pele – 1 (Doença)
Ingredientes:
20 g de casca de carvalho
20 g de chapéu-de-couro
20 g de cinco-folhas
20 g de douradinha
20 g de taiuyá
500 ml de vinagre de maçã
Modo de preparo: Cortar ou triturar as ervas. Colocar em um vidro limpo com tampa. Cobrir as ervas com o vinagre por 10 dias. Filtrar e tomar 1 colher (sopa) em água ou suco, 3 vezes ao dia. **Criança:** 1 colher (café).

Pele – 2 (Doença)
Ingredientes:
20 g de amor-do-campo
20 g de velame-do-campo
20 g de bardana
20 g de bétula
20 g de carapinho
500 ml de vinagre de maçã
Modo de preparo: Cortar as ervas. Colocar em um vidro limpo com tampa. Cobrir as ervas com o vinagre por 10 dias. Filtrar e recolocar no vidro. Tomar 1 colher (sopa) em água, 3 vezes ao dia.

Picada de insetos – 1
Ingredientes:
50 g de alecrim
100 g de babosa descascada cortada em cubinhos
½ litro de álcool de cereais
50 ml de tintura de iodo
Modo de preparo: Colocar tudo junto em um vidro bem seco e limpo com tampa e depois de 5 dias, usar em cortes, frieiras e picada de insetos.

Picada de insetos – 2
Ingredientes:
2 cabeças de alho
1 punhado de cravo
1 punhado de manjericão
200 ml de vinagre de maçã
Modo de preparo: Triturar bem, colocar no vinagre de maçã e usar no local quando precisar.

Piolhos
Ingredientes:
1 punhado de sementes de erva-doce
1 punhado de folhas de fumo
1/8 de álcool de cereais
Modo de preparo: Pegue sementes de erva-doce e triture no pilão, misture com as folhas picadas do fumo e enfie no gargalo da garrafa do vidro de álcool de cereais, que já deverá estar na proporção da receita. Deixe descansar 6 horas e coloque na cabeça, friccionando. Deixe por 1 hora. Enxágüe e passe o pente fino e verá que todos os piolhos caem. Repita a operação depois de 3 dias e mais 3, se for necessário.

Pressão alta – 1
Ingredientes:
2 colheres (sopa) de sete-sangrias
5 colheres (sopa) de sementes frescas, com

o suco, de maracujá
4 folhas de maracujá
1 laranja cortada com a casca
1 xícara (chá) de mel
Modo de preparo: Macere a laranja, a folha de maracujá, revolva delicadamente as sementes de maracujá e cubra com o mel. Deixe por 24 horas em local fresco. Coe e use de 3 a 4 colheres (sopa) por dia, em meia xícara (chá) de água.

Pressão alta – 2
Ingredientes:
4 dentes de alho picadinhos
1 cebola média batidinha
1 alface inteira picadinha
1 xícara (chá) de água
Modo de preparo: Bater tudo no liquidificador e deixar macerar na geladeira. Coar e tomar 2 colheres (sopa), de hora em hora, com 2 a 3 gotas de limão e um pingo de mel. Nos períodos de crise, permanecer de 1 a 3 dias com regime alimentar bem leve, sem sal e exagere na ingestão de líquidos. Pode ser chás e sucos.

Prisão de ventre – 1
Ingredientes:
2 colheres (sopa) de cáscara-sagrada
3 colheres (sopa) de dente-de-leão
3 colheres (sopa) de erva-doce
4 colheres (sopa) anis-estrelado
2 colheres (sopa) de malva
2 colheres (sopa) de sene
1 xícara (chá) de mel
Modo de preparo: Macere bem as ervas recomendadas, cubra com mel e deixe por 12 horas, revolvendo as ervas de vez em quando. Coe e use 1 colher (sopa), 3 vezes ao dia.

Prisão de ventre – 2
Ingredientes:
1 colher (sopa) de genciana

3 colheres (sopa) de cáscara-sagrada
2 colheres (sopa) de sene
1 xícara (chá) de mel
Modo de preparo: Num vidro limpo e seco, misture as ervas e o mel. Deixe em lugar fresco (geladeira) por 10 dias. Coe e use 1 colherinha (chá) em jejum e ao deitar.

Purgante para vermes (Taenia)
Modo de preparo: Deixa-se de molho em água 80 g de sementes de jerimum moídas durante 12 h. Bata no liquidificador com 1 ovo inteiro e beba em jejum durante 2 dias. Não tomar café da manhã. Tome apenas limonada com adoçante.
No almoço coma alimentos leves, prefira verduras cruas ou cozidas. Repita esse procedimento depois de 15 dias.

Queimaduras
Ingredientes:
1 prato cheio de folhas de abóbora picadas
1 prato com babosa sem casca, picada
Água filtrada (use somente o suficiente)
Modo de preparo: Macere as folhas durante a noite no sereno, coe a mucilagem e aplique no local.

Reumatismo (uso externo)
Ingredientes:
20 g de capim-rosário
20 g de mamica-de-cadela
20 g de beladona
20 g de folhas de café
20 g de arnica
20 g de confrei
500 ml de vinagre de maçã
Modo de preparo: Colocar todas as ervas cortadas no vinagre, em um vidro limpo com tampa e, depois de 10 dias, usar 4 colheres (sopa) em 4 litros de água morna, fazer compressa, 2 a 3 vezes ao dia.

Rouquidão
Ingredientes:
10 g de camomila (flor)
10 g de romã (casca desidratada)
20 g de maçã desidratada
10 g de gengibre
10 g de angico (casca)
100 g de mel com eucalipto
300 ml de vinagre de maçã
Modo de preparo: Misturar as ervas cortadas ou trituradas, colocar no vinagre com o mel de eucalipto. Após 5 dias usar 1 colher (sopa) em meio copo de água morna e fazer gargarejo, 4 a 5 vezes ao dia. Quando precisar, tomar bastante suco de acerola, kiwi e agrião. Evitar falar muito.

Sinusite Inalação (não pode tomar)
Ingredientes:
2 porções de buchinha do norte sem sementes
30 g de eucalipto
30 g de hortelã
20 g de casca-de-anta
500 ml de vinagre de maçã
Modo de preparo: Cortar ou triturar as ervas. Colocar em um vidro limpo com tampa. Cobrir as ervas com o vinagre. Usar 1 a 4 colheres (sopa) em 1 litro de água fervente e fazer inalação à noite durante 10 dias.

Inalação
Faça inalação com um bom chá de folhas de eucalipto e uma colher (sopa) de bicarbonato de sódio, sempre que possível, para desobstruir as vias respiratórias.

Varizes
Para uso externo: Ungüento
Ingredientes:
2 xícaras (chá) de broto de pinheiro
1 xícara (chá) óleo de oliva
1 xícara (chá) de rosa branca
Modo de preparo: Macere as ervas, cobrindo com o óleo de oliva. Deixe por 2 horas em local fresco, revolvendo e macerando as ervas de vez em quando. Após 12 horas, coe e massageie as varizes, de baixo para cima, 3 vezes ao dia, conservando as pernas mais elevadas que o corpo.

Vermes – 1
Modo de preparo: Macere de 60 a 90 g de casca da raiz (seca) da romã em meio litro de água, durante 24 horas. No dia seguinte, coloque para ferver em fogo baixo, até que o líquido seja reduzido pela metade. Tomar durante 3 dias podendo adoçar com mel. É conveniente tomar um chá laxante 2 horas após cada ingestão.

Vermes – 2
Ingredientes:
20 g de casca-de-anta
20 g de erva-de-santa-maria
20 g de folhas de menta
100 ml de vinagre de maçã
Modo de preparo: Cortar ou triturar e cobrir as ervas com o vinagre por 10 dias. Filtrar e tomar 1 colher (sopa) em água, 3 vezes ao dia. **Criança:** 1 colher (chá).

Verruga (uso tópico)
Ingredientes:
50 g de celidônia
100 ml de álcool de cereais
Modo de preparo: Cortar ou triturar as ervas. Colocar no álcool de cereais por 10 dias e usar depois na verruga, 3 vezes ao dia. Usar alimentos ricos em vitamina A.

Vesícula (Inflamação)
Ingredientes:
20 g de celidônia
20 g de ipê-roxo

20 g de folhas de louro
20 g de losna
20 g de espinheira santa
500 ml de vinagre de maçã
Modo de preparo: Cortar ou triturar as ervas. Colocar em um vidro limpo com tampa. Cobrir as ervas com o vinagre por 10 dias. Filtrar e tomar 1 colher (sopa) em água, 3 vezes ao dia.

Vício de cigarro (inibir)
Ingredientes:
20 g de tanchagem
20 g de unha-de-gato
20 g de pulmonária
20 g de erva-cidreira
20 g de valeriana
500 ml de vinagre de maçã
Modo de preparo: Colocar as ervas cortadas em um vidro com tampa, cobrir as ervas com o vinagre e descansar por 10 dias. Filtrar e recolocar no vidro, tomar 1 colher (sopa) em água ou suco, 4 vezes ao dia.

RECEITAS DE POMADAS TERAPÊUTICAS

Como fazer pomadas:
Matéria-prima:
Vaselina sólida, sebo de carneiro ou sebo bovino.

- Derrete-se a vaselina em banho-maria e em seguida acrescenta-se o pó da planta.
- Deixa-se a mistura no fogo baixo por pelo menos dez minutos.
- Pode-se usar a pomada desta forma ou coar a mistura.
- Em uma hora a pomada está pronta.
- Outra opção é fazer uma tintura alcoólica com o pó (colocar álcool apenas até cobrir o pó), deixar curtir por dois dias e, em seguida, peneirar e acrescentar a solução na vaselina derretida até derreter bem e deixar esfriar.

Assadura
Ingredientes:
10 g de calêndula (flor)
10 g de camomila (flor)
10 g de rosa branca
30 ml de vaselina líquida
Modo de preparo: Bater bem, até virar uma solução. Usar nas assaduras.

Batidas – traumatismo
Ingredientes:
10 g de arnica em pó
10 g de beladona em pó
50 g de vaselina sólida
Modo de Preparo: Misturar bem, até virar um creme. Uso tópico.

Cicatrizante – 1
Ingredientes:
10 g de calêndula em pó
10 g de confrei folhas em pó
10 g de barbatimão casca em pó
50 g de vaselina sólida
Modo de preparo: Misturar bem, até virar um creme. Usar no local, 3 vezes ao dia.

Cicatrizante – 2
Ingredientes:
10 g de mastruço
20 g de babosa seiva
10 g de confrei
20 g de vaselina
Modo de preparo: Misturar bem, até virar um creme. Uso tópico.

Doenças crônicas de pele
Ingredientes:
10 g de zimbro semente pó
20 g de babosa seiva
30 g de vaselina sólida
Modo de preparo: Misturar bem até virar um creme. Usar no local, 3 vezes ao dia.

Emplasto de cebola e linhaça
Ingredientes:
½ xícara (chá) de farinha de linhaça
½ xícara (chá) de cebola picadinha
½ xícara (chá) de repolho socado
½ xícara (chá) de camomila fervendo, sem coar.
Modo de preparo: Junte os ingredientes e escalde, mexendo com uma espátula de madeira, despeje o chá de camomila fervendo, até formar uma pasta. Aplique no local ainda quente.

Emplasto de fubá e bardana
Ingredientes:
½ xícara (chá) de fubá
½ xícara (chá) de bardana ralada
½ xícara (chá) de cebola picada
3 colheres (sopa) de óleo de oliva ou amêndoa
2 colheres de arruda picada
½ xícara (chá) de rubim concentrado, fervendo

Modo de preparo: Junte os ingredientes e escalde com o chá de rubim fervendo, até formar uma pasta. Aplique no local bem quente.

Emplasto de taioba
Ingredientes:
½ xícara (chá) de taioba
3 colheres (sopa) de flor de camomila
2 colheres (sopa) de óleo de linhaça
3 colheres (sopa) de orégano seco
1 colher (chá) de mel
Modo de preparo: Junte os ingredientes e coloque seco sobre o furúnculo. Cubra com gaze e esparadrapo. Vá acrescentando mais emplasto de 3 em 3 horas.

Furúnculo
Ingredientes:
10 g de beladona
10 g de confrei
30 g de vaselina
Modo de preparo: Misturar bem até virar um creme, aquecer em banho-maria e colocar em local morno.

Queimadura
Ingredientes:
10 g de semente de jaca seca em pó
50 g de vaselina sólida
Modo de preparo: Misturar bem, até virar um creme. Usar na queimadura.

RECEITAS PARA ESSÊNCIAS MEDICINAIS

Maceração: É a extração dos princípios ativos das plantas, deixando-as determinado tempo em algum líquido na temperatura ambiente.

Arteriosclerose
Deixar por 24 h, em um litro de álcool de cereais, um punhado de folhas de guabiroba, um punhado de alecrim, um punhado de açoita-cavalo, um punhado de casca de cebola, e 10 dentes de alho. Tomar 10 gotas, 4 vezes ao dia, com meio copo de água.

Dores localizadas
Colocar 100 g de raiz de guiné no álcool, após curtir, friccionar as partes doloridas, fazer compressas em dor de cabeça, por com algodão em dor de dente.

Doenças infecciosas – Antibiótico de própolis
Colocar em um litro de álcool ou cachaça 1 xícara (chá) de própolis. Após 24 h pode-se tomar 10 gotas com um pouco de água, uma vez por dia para prevenir doenças infecciosas ou 15 gotas, 3 vezes ao dia, como curativo de infecções diversas.

Artrite
1 litro de álcool ou cachaça, um punhado de capim gordura, barba de bode. Deixar 15 dias em repouso. Tomar 10 gotas 3, vezes ao dia, antes das refeições.

Combate fumo e álcool
Colocar dois punhados de chinchilho em um litro de álcool ou cachaça, acrescentar 5 folhas de tanchagem e adicionar água mineral com gás, repousar 3 dias, guardar na geladeira. Tomar 5 gotas, 8 vezes ao dia ou sempre que sentir vontade de beber ou fumar

Depressão e estresse
Colocar no álcool de cereais, um punhado de folhas de alcânfora (canforeira), deixar curtir 2 dias e tomar 30 gotas distribuídas durante o dia. Pode-se passar esta mistura em cãibras, dores musculares e varizes.

Essência contra infecção de garganta e tosse

Cortar em rodelas as flores de um cacho de cardamo, uma romã e uma laranja pequena. Colocar num frasco estes ingredientes e acrescentar mel até a metade. Completar a outra metade com cachaça. Após 24 horas tomar 1 colher (chá) diluída em um pouco de água, 3 vezes ao dia. Ou em casos mais graves, 1 colher (sopa), diluída em água, de 2 em 2 horas, até melhorar.

Essência para evitar gripes e resfriados

Colocar um punhado de folhas de chicória picadas e um punhado de dente-de-leão dentro de 1 litro de álcool de cereais e deixar curtir por 24 horas. Tomar 5 gotas diluídas em água, 3 vezes ao dia.

Menopausa e má circulação

Colocar no álcool, ou cachaça, partes iguais de folhas de louro, videira e moranguinhos. Descansar por 2 ou 3 dias. Tomar 5 gotas, 6 vezes ao dia.

Purificar o sangue

Colocar partes iguais de nogueira, chá de bugre, dente-de-leão em 1 litro de álcool ou cachaça e deixar por 24 h. Tomar 10 gotas, 3 vezes ao dia.

ESSÊNCIA PARA QUALQUER TIPO DE DOR

Essência de angico

Desfiar bem fininho um bom punhado de cascas secas de angico. Colocar num frasco escuro de boca larga, cobrir com álcool de cereais. Deixar descansar no escuro por 10 dias. Quando for usar, coar e tomar 20 gotas desta essência de 3 em 3 horas, diluídas em água ou tomar somente quando se fizer necessário. **Aplicar sobre os locais que estão com dores:** de pancadas, machucados em geral, hematomas, contusões, nervos inflamados etc. Nos furúnculos aplicar uma pequena compressa de algodão com a essência, cobrir com uma folha de couve amaciada e enfaixar.

REMÉDIOS NATURAIS PARA RESFRIADOS E GRIPES

Líquidos: É fundamental beber líquido para se curar de um resfriado ou de uma gripe. Quando a mucosa que forra a garganta se umedece, agarra o vírus e o envia ao estômago, onde os ácidos gástricos o destroem. É recomendável beber no mínimo oito copos de água, suco de fruta ou sopa. **Advertência**: é importante não consumir álcool, durante o resfriado ou a gripe, pois esses roubam nutrientes importantes do corpo, podendo causar uma desidratação.

Alho e cebolinha: O alho fortalece o sistema imunológico, encarregado de combater o resfriado, e a cebolinha ajuda a expulsar a fleuma do corpo. Inclusive devolvendo ao organismo a energia necessária para reagir.

Receita de chá de alho e cebola
Ingredientes:
6 dentes de alho
½ cebola
1 galho de alecrim para cada xícara
1 colher (sopa) de suco de limão para cada xícara (chá)
Mel a gosto
½ filtro de água filtrada

Modo de preparo: Ferva por cinco minutos meio litro de água com os dentes de alho, a cebola picada e o alecrim, abafe e deixe descansar por mais cinco minutos. Junte o resto dos ingredientes e tome bem quente. Evite sair logo após tomar este chá.

Equinácea: A equinácea é uma erva que estimula o sistema imunológico e, portanto, ajuda a combater o resfriado. **Não deve ser tomada durante a gravidez.**

Receita de chá de equinácea
Ingredientes:
1 punhado de equinácea para cada xícara
1 galho de hortelã para cada xícara
Mel a gosto
Modo de preparo: Ferva água e adicione a equinácea com a hortelã. Retire a panela do fogo e tampe durante cinco minutos. Coe e beba bem quente. Se for preciso pode voltar a esquentar o chá. Não saia logo após ingerir o chá.

Comida Picante
As comidas com ingredientes picantes, como as pimentas e o caril, ajudam a mobilizar a mucosa, para desobstruir o nariz e soltar a fleuma com a tosse.

LEMBRETE DOS PASSOS PARA DESIDRATAÇÃO CASEIRA

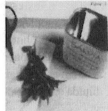
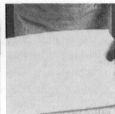

PASSO 1   PASSO 2

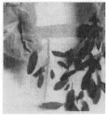
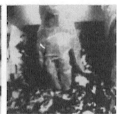

PASSO 3   PASSO 4

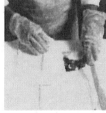
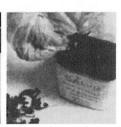

PASSO 5   PASSO 6

RECEITAS DE PASTAS TERAPÊUTICAS

Acne (depurativo)
Ingredientes:
2 colheres (sopa) de velame-do-campo em pó
2 colheres (sopa) de taiuyá em pó
100 g de ameixa preta (sem caroço)
10 g de ipê-roxo em pó
300 g de mel
Modo de Preparo: Misturar bem até virar um creme, bater no liquidificador. Tomar 1 colher (sopa), 2 vezes ao dia. Evitar frituras, chocolates, comer bastante frutas e legumes.

Afecções da pele
Ingredientes:
1 colher (sopa) de carobinha em pó
2 colheres (sopa) de velame-do-campo
1 colher (sopa) de tayuá
300 g de mel
Modo de Preparo: Misturar bem. Tomar 1 colher (sopa), 2 a 3 vezes ao dia.

Afrodisíaco
Ingredientes:
1 colher (sopa) de nó-de-cachorro em pó
1 colher (sopa) de noz-de-cola
1 colher (sopa) de catuaba em pó
1 colher (sopa) de ginseng em pó
1 colher (sopa) de marapuama em pó
200 g de mel
Modo de Preparo: Misturar bem e tomar 1 colher (sopa), 2 vezes ao dia.

Afrodisíaco feminino
Ingredientes:
1 colher (sopa) de catuaba em pó
1 colher (sopa) de flor de damiana em pó
1 colher (sopa) de raiz de ginseng em pó
1 colher (sopa) de pimenta-de-macaco em pó
1 colher (sopa) de noz-de-cola
1 colher (sopa) de dente-de-leão em pó

300 g de mel
Modo de Preparo: Misturar bem e tomar 1 colher (sopa), 2 vezes ao dia.

Alcoolismo
Ingredientes:
20 g de folhas de catingueira em pó
10 g de folhas de dente-de-leão em pó
10 g de folhas de tília em pó
10 g de folhas de ginko biloba em pó
10 g de folhas de carqueja-doce em pó
300 g de mel
Modo de Preparo: Bater juntos. Tomar 1 colher (sopa), 3 vezes ao dia.

Amenorréia (ausência de menstruação)
Ingredientes:
1 colher (sopa) de artemísia em pó
1 colher (sopa) de casca de agoniada em pó
1 colher (sopa) de melão-de-são-caetano em pó
1 colher (sopa) de erva-de-são-joão em pó
1 colher (sopa) de folhas de amora em pó
300 g de mel
Modo de Preparo: Misturar bem. Colocar em um vidro limpo com tampa. Tomar 1 colher (sopa), 3 vezes ao dia. **Obs.: grávida não pode tomar.**

Andropausa
Ingredientes:
1 colher (sopa) de ginseng em pó
1 colher (sopa) de ginko biloba em pó
1 colher (sopa) de maca em pó
1 colher (sopa) de maçã desidratada em pó
1 colher (sopa) de mulungu em pó
300 g de mel
Modo de Preparo: Misturar bem. Tomar 1 colher (sopa), 2 vezes ao dia.

Anemia – 1
Ingredientes:
10 g de ruibarbo em pó
10 g de alfafa em pó
10 g de casca d'anta em pó
10 g de dente-de-leão em pó
10 g de pfáfia em pó
300 g de mel
Modo de Preparo: Misturar as ervas em pó com o mel até virar uma pasta tipo creme. Colocar em um vidro limpo com tampa. Tomar 1 colher (sopa), 2 a 3 vezes ao dia. **Criança:** 1 colher (café) com suco de couve, agrião, salsinha e suco de laranja.

Anemia – 2
Ingredientes:
1 colher (sopa) de lúpulo em pó
1 colher (sopa) de anis-estrelado em pó
1 colher (sopa) de centáurea-menor em pó
1 colher (sopa) de dente-de-leão em pó
1 colher (sopa) de urucum em pó
1 colher (sopa) de ginseng em pó
100 g de beterraba desidratada
500 g de mel
Modo de Preparo: Bater tudo junto e tomar 1 colher (sopa), 3 vezes ao dia. **Criança:** 1 colher (café).

Angina
Ingredientes:
1 colher (sopa) de folhas de madressilva em pó
1 colher (sopa) de crataergus em pó
1 colher (sopa) de folhas de melissa em pó
1 colher (sopa) de flor de camomila em pó
1 colher (sopa) de casca de mulungu em pó
300 g de mel
Modo de Preparo: Bater juntos e colocar em um pote limpo com tampa. Tomar 1 colher de (sopa), 3 vezes ao dia.

Antianêmico
Ingredientes:
10 g de ipê-roxo em pó
10 g de lúpulo dourado em pó
10 g de jatobá (casca) em pó
10 g de urtiga desidratada em pó
10 g de unha-de-gato em pó
300 g de mel
Modo de Preparo: Misturar as ervas em pó com o mel até virar uma pasta tipo creme. Colocar em um vidro limpo com tampa. Tomar 1 colher (sopa), 2 a 3 vezes ao dia. **Criança:** 1 colher (café) com suco de beterraba.

Antiinflamatório
Ingredientes:
2 colheres (sopa) de garra-do-diabo em pó
1 colher (sopa) de unha-de-gato em pó
1 colher (sopa) de casca de sucupira em pó
2 colheres (sopa) de uva-ursi em pó
1 colher (sopa) de macela em pó
1 colher (sopa) de arnica em pó
300 g de mel
Modo de Preparo: Bater no liquidificador. Tomar 1 colher (sopa), 3 vezes ao dia.

Anti-reumática – 1
Ingredientes:
1 colher (sopa) de manjerona em pó
1 colher (sopa) de mamica-de-cadela em pó
1 colher (sopa) de ipê-roxo em pó
1 colher (sopa) de garra-do-diabo em pó
1 colher (sopa) de chapéu-de-couro em pó
300 g de mel
Modo de Preparo: Misturar bem no liquidificador. Colocar em um pote limpo com tampa. Tomar 1 colher (sopa), 3 vezes ao dia.

Anti-reumática – 2
Ingredientes:
1 colher (sopa) de cipó-suma em pó

1 colher (sopa) de chapéu-de-couro em pó
1 colher (sopa) de mamica-de-cadela em pó
1 colher (sopa) de garra-do-diabo em pó
10 ml de óleo de copaíba
10 ml de óleo de sucupira
300 g de mel

Modo de Preparo: Bater juntos e colocar em um vidro limpo com tampa. Tomar 1 colher (sopa), 3 vezes ao dia.

Arteriosclerose
Ingredientes:
1 colher (sopa) de fumaria em pó
1 colher (sopa) de folhas de caqui em pó
1 colher (sopa) ginko biloba em pó
1 colher (sopa) de dente-de-leão em pó
300 g de mel

Modo de Preparo: Misturar bem, bater no liquidificador. Colocar em um vidro limpo com tampa. Tomar 1 colher (sopa), 3 vezes ao dia.

Artritismo – 1
Ingredientes:
10 g de folhas de abacateiro em pó
10 g de celedônia em pó
10 g de chapéu-de-couro em pó
10 g de uva-ursi em pó
10 g de garra-do-diabo em pó
300 g de mel

Modo de Preparo: Misturar no mel as ervas em pó até virar uma pasta tipo creme. Colocar em um pote limpo com tampa. Tomar 1 colher (sopa), 3 vezes ao dia.

Artritismo – 2
Ingredientes:
10 g de bétula em pó
10 g de salsaparrilha em pó
10 g de taiuyá em pó
10 g de mil-homens em pó
10 g de ruibarbo em pó
300 g de mel

Modo de Preparo: Misturar as ervas em pó no mel até virar uma pasta tipo creme. Colocar em um pote limpo com tampa. Tomar 1 colher (sopa), 3 vezes ao dia.

Artrose
Ingredientes:
10 g de erva-de-baleeira em pó
10 g de uva-ursi em pó
10 g de garra-do-diabo em pó
10 g de equinácea em pó
10 g de chapéu-de-couro em pó
300 g de mel

Modo de Preparo: Misturar as ervas com o mel até virar uma pasta tipo creme. Colocar em um pote limpo com tampa. Tomar 1 colher (sopa), 3 vezes ao dia.

Asma – 1
Ingredientes:
20 g de celidônia em pó
20 g de verbasco em pó
20 g de guaco em pó
10 g de assa-peixe em pó
300 g de mel de eucalipto

Modo de Preparo: Misturar bem até virar uma pasta. Tomar 1 colher (sopa) de 3 em 3 horas. Se precisar como preventivo, 3 vezes ao dia. **Criança:** 1 colher (café).

Asma – 2
Ingredientes:
1 colher (sopa) de lobélia em pó
1 colher (sopa) de guaco em pó
1 colher (sopa) de imburana em pó
1 colher (sopa) de pulmonária em pó
1 colher (sopa) de alfavaca em pó
1 colher (sopa) de eucalipto em pó
300 g de mel

Modo de Preparo: Misturar bem. Colocar em 1 vidro limpo com tampa. Tomar 1 colher (sopa), 3 vezes ao dia.

Assaduras
Ingredientes:
1 colher (sopa) de seiva de babosa
½ colher (sopa) de amido de milho
Modo de Preparo: Misturar até virar uma pasta tipo creme e usar nas assaduras, várias vezes ao dia. Fazer banhos com um punhado de rosa-branca, de calêndula e camomila em 5 litros de água.

Bexiga – 1
Ingredientes:
10 g de abutua em pó
10 g de cana-do-brejo em pó
10 g de cavalinha em pó
10 g de chapéu-de-couro em pó
10 g de dente-de-leão em pó
300 g de mel
Modo de Preparo: Misturar as ervas com o mel até virar uma pasta tipo creme. Colocar em um pote limpo com tampa. Misturar bem e tomar 1 colher (sopa), 3 vezes ao dia.

Bexiga – 2
Ingredientes:
10 g de cipó-cruz em pó
10 g de douradinha em pó
10 g de folhas de nabo em pó
10 g de fumaria em pó
10 g de ginko biloba em pó
10 g de unha-de-gato em pó
10 g de ginseng em pó
300 g de mel
Modo de Preparo: Misturar as ervas em pó com o mel até virar uma pasta tipo creme. Colocar em pote limpo com tampa. Tomar 1 colher (sopa), 2 vezes ao dia.

Bronquite – 1
Ingredientes:
10 g de angico em pó
10 g de assa-peixe em pó

10 g de avenca em pó
10 g de pulmonária em pó
10 g de eucalipto em pó
300 g de mel
Modo de Preparo: Misturar bem até virar uma pasta tipo creme. Colocar em um vidro limpo com tampa. Tomar 1 colher (sopa), 3 vezes ao dia. **Criança:** 1 colher (chá ou café).

Bronquite – 2
Ingredientes:
10 g de douradinha em pó
10 g de gengibre em pó
10 g de malva em pó
10 g de sabugueiro em pó
10 g de verbasco em pó
300 g de mel
Modo de preparo: Misturar as ervas em pó com o mel até virar uma pasta tipo creme. Colocar em um vidro limpo com tampa. Tomar 1 colher (sopa) de 3 a 4 vezes ao dia. **Criança:** 1 colher (chá ou café).

Cálculo renal
Ingredientes:
1 colher (sopa) de parietária em pó
1 colher (sopa) de zimbro em pó
1 colher (sopa) de alfavaca em pó
1 colher (sopa) de cana-do-brejo
300 g de mel
Modo de Preparo: Misturar bem. Colocar em um vidro limpo com tampa. Tomar 1 colher (sopa), 3 vezes ao dia. **Obs.:** tomar bastante líquido.

Cálculos na vesícula
Ingredientes:
10 g de carqueja-doce em pó
10 g de ipê-roxo em pó
20 g de maçã desidratada em pó
10 g de picão em pó

10 g de anis-estrelado em pó
300 g de mel
Modo de Preparo: Misturar as ervas em pó com o mel até virar uma pasta tipo creme. Colocar em vidro limpo com tampa. Tomar 1 colher (sopa), 3 a 4 vezes ao dia. Tomar o máximo de líquidos.

Calmante do sistema nervoso
Ingredientes:
20 g de folhas de alecrim
1 casca de maracujá
20 g de folhas erva-cidreira
200 g de mel
Modo de Preparo: Bater no liquidificador com um pouco de mel, vai batendo e colocando o mel, aos poucos. Depois de bem batido, passar em uma peneira fina. Colocar em um pote com tampa bem limpo. Tomar 1 colher (sopa), 3 vezes ao dia. **Criança:** 1 colher (café).

Cansaço, fraqueza e muito sono
Ingredientes:
10 g de guaraná em pó
10 g de sálvia em pó
10 g de stévia folhas em pó
10 g de noz-de-cola em pó
10 g de ginseng em pó
300 g de mel
Modo de Preparo: Misturar as ervas em pó com o mel até virar uma pasta tipo creme. Colocar em um vidro limpo com tampa. Tomar 1 colher (sopa) de manhã. **Hipertensos e quem sofre de insônia não deve usar.**

Cistite – 1
Ingredientes:
1 colher (sopa) de casca de jatobá em pó
1 colher (sopa) de raiz-de-sape em pó
1 colher (sopa) de quebra-pedra em pó
2 colheres (sopa) de chapéu-de-couro em pó

300 g de mel
Modo de Preparo: Bater bem e tomar 1 colher (sopa), 3 vezes ao dia.

Cistite – 2
Ingredientes:
10 g de cipó-cabeludo em pó
10 g de chapéu-de-couro em pó
10 g de folhas de hamamélis em pó
10 g de casca de unha-de-gato em pó
10 g de folhas de abacate em pó
300 g de mel
Modo de Preparo: Misturar bem até virar uma pasta. Colocar em um vidro limpo com tampa. Tomar 1 colher (sopa), 3 vezes ao dia.

Cólica menstrual
Ingredientes:
1 colher (sopa) de joão-da-costa em pó
1 colher (sopa) de anis-estrelado em pó
1 colher (sopa) de agoniada em pó
1 colher (sopa) de erva-doce em pó
300 g de mel
Modo de Preparo: Misturar bem, bater no liquidificador. Colocar em um pote limpo, seco e com tampa. Tomar 1 colher (sopa), de 3 em 3 horas.

Coqueluche
Ingredientes:
50 g de figo maduro torrado
1 colher (sopa) de guaco em pó
1 colher (sopa) de poejo em pó
200 g de mel
Modo de Preparo: Bater no liquidificador, passar em uma peneira fina. Tomar 1 colher (chá), 4 vezes ao dia.

Depurativo do sangue
Ingredientes:
1 colher (sopa) de taiuyá em pó
1 colher (sopa) de carobinha em pó

1 colher (sopa) de velame-do-campo em pó
200 g de mel
Modo de Preparo: Misturar bem. Bater no liquidificador. Colocar em um pote limpo com tampa. Tomar 1 colher (sopa), 2 vezes ao dia. **Criança:** 1 colher (café).

Dor de cabeça
Ingredientes:
6 colheres (sopa) de alfazema
2 colheres (sopa) de hipérico
3 colheres (sopa) de pulsátila
3 colheres (sopa) de tília
3 xícaras (chá) de óleo de oliva
Modo de Preparo: Junte as ervas em um vidro esterilizado e seco. Cubra com o óleo de oliva e deixe por 30 dias em local fresco. Após um mês, coe e use 1 colherinha (café) desse óleo misturado com um pouco de mel, 3 vezes ao dia. Use também, esse óleo para massagens na fronte, olhos, testa e nuca, sempre que for preciso.

Energético
Ingredientes:
1 colher (sopa) de pó de guaraná
2 colheres (sopa) de ginseng em pó
2 colheres (sopa) de marapuama em pó
300 g de mel
Modo de Preparo: Misturar bem. Tomar 1 colher (sopa) de manhã. **Obs.: hipertenso deve evitar.**

Enfisema pulmonar
Ingredientes:
15 g de mastruço em pó ou erva fresca
30 g de alho
15 g de pulmonária em pó
50 ml de óleo de fígado de bacalhau puro
15 g de angico em pó
300 g de mel
Modo de Preparo: Bater os ingredientes no liquidificador. Tomar 1 colher (sopa), 3 vezes ao dia.

Espermatozóides (aumentar a quantidade)
Ingredientes:
20 g de pó de nó-de-cachorro
20 g de pó de maca
20 g de pó de raiz de ginseng
300 g de mel
Modo de Preparo: Misturar as ervas com o mel até virar uma pasta tipo creme. Colocar em um vidro limpo com tampa. Tomar 1 colher (sopa), 2 a 3 vezes ao dia.

Estomatite (aliviar)
Ingredientes:
3 brotos de pinheiro
6 folhas de alfavaca
8 folhas de tanchagem
3 colheres (sopa) de espinheira-santa
3 colheres (sopa) de alecrim
2 colheres (sopa) de rosa-branca ou camomila
2 xícaras (chá) de mel
Modo de Preparo: Macere as ervas indicadas numa vasilha esterilizada de louça ou vidro, cubra com o mel e deixe por 12 horas em local fresco. Passe esse mel como pomada em toda a boca, delicadamente, 3 vezes ao dia, engolindo quando misturar com a malva.

Fadiga e cansaço
Ingredientes:
10 g de catuaba em pó
10 g de erva-doce em pó
10 g de pfáfia em pó
10 g de ginseng em pó
10 g de ginko biloba em pó
300 g de mel
Modo de Preparo: Misturar as ervas em pó com o mel até virar uma pasta tipo creme.

Colocar em um vidro limpo com tampa. Tomar 1 colher (sopa), 3 vezes ao dia, puro ou com suco ou chá.

Fadiga física e mental
Ingredientes:
1 colher (sopa) de noz-de-cola em pó
1 colher (sopa) de ginseng em pó
1 colher (sopa) de ginko biloba em pó
1 colher (sopa) de marapuama em pó
1 colher (sopa) de mulungu em pó
300 g de mel
Modo de Preparo: Misturar tudo e colocar em um vidro limpo com tampa. Tomar 1 colher (sopa), 2 vezes ao dia.

Feridas
Ingredientes:
3 colheres (sopa) de guaçatonga
4 colheres (sopa) de arruda
2 colheres (sopa) de rubim
Modo de Preparo: Coloque as ervas na vasilha, macere bem, cubra com o óleo de oliva, tampe e deixe por 12 horas. Coe e esprema bem as plantas guardando-as nos vidrinhos tampados.

Fraqueza nos músculos
Ingredientes:
10 g de alfafa em pó
10 g de louro em pó
10 g de manjerona em pó
10 g de marapuama em pó
300 g de mel
Modo de Preparo: Misturar as ervas com o mel até virar uma pasta tipo creme. Colocar em um pote limpo com tampa. Tomar 1 colher (sopa), 3 a 4 vezes ao dia, puro ou no chá.

Frieira
Ingredientes:
1 colher (sopa) do pó da casca de carvalho

4 colheres (sopa) de arruda
5 colheres (sopa) de babosa
5 colheres (sopa) de óleo de rícino
Modo de Preparo: Bata no liquidificador com carvão vegetal até formar um creme. Aplique, trocando a cada 3 horas.

Fumante
Ingredientes:
1 colher (sopa) de folhas de pulmonária em pó
1 colher (sopa) de folhas de tanchagem em pó
1 colher (sopa) de casca de angico em pó
100 g de alho
200 ml de óleo de fígado de bacalhau
300 g de mel
Modo de Preparo: Bater tudo junto até virar uma pasta e passar em uma peneira fina. Colocar em um vidro limpo com tampa. Tomar 1 colher (sopa), 3 vezes ao dia.

Furúnculo
Ingredientes:
10 g de ipê-roxo em pó
10 g de taiuyá em pó
10 g de velame-do-campo em pó
10 g de salsaparrilha em pó
10 g de mentruz
300 g de mel
Modo de Preparo: Misturar as ervas em pó com o mel até virar uma pasta tipo creme. Colocar em um pote limpo com tampa. Tomar 1 colher (sopa), 3 vezes ao dia.

Gota com dores
Ingredientes:
10 g de noz-moscada em pó
10 g de salsaparrilha em pó
10 g de uva-ursi em pó
10 g de mil-homens em pó
10 g de erva-baleeira em pó
300 g de mel

Modo de Preparo: Misturar as ervas com o mel até virar uma pasta, tipo creme. Colocar em um vidro limpo com tampa e tomar 1 colher (sopa), 3 vezes ao dia.

Gripe – 1
Ingredientes:
100 g de alho
30 g de gengibre
10 g de açafrão
10 g de hortelã
10 g de alfavaca
300 g de mel
Modo de Preparo: Bater juntos com um pouco de mel e passar em uma peneira bem fina. Misturar o restante do mel e tomar 1 colher (sopa), 4 vezes ao dia.

Gripe – 2
Ingredientes:
1 colher (sopa) de sálvia em pó
1 colher (sopa) de flor de sabugueiro em pó
1 colher (sopa) de poejo em pó
1 colher (sopa) de eucalipto em pó
1 colher (sopa) de açafrão em pó
300 g de mel
Modo de Preparo: Misturar bem, bater no liquidificador. Colocar em um pote limpo seco com tampa. Tomar 1 colher (sopa), 3 vezes ao dia. **Criança:** 1 colher (café).

Hemorróidas – 1
Ingredientes:
1 colher (sopa) de verbasco em pó
1 colher (sopa) de flor de hamamélis em pó
1 colher (sopa) de erva-de-bicho em pó
1 colher (sopa) de castanha-da-índia em pó
50 g de ameixa preta sem sementes
1 colher (sopa) de dente-de-leão em pó
300 g de mel
Modo de Preparo: Misturar tudo batendo no liquidificador. Colocar em um vidro

limpo com tampa. Tomar 1 colher (sopa), 3 vezes ao dia.

Hepatite
Ingredientes:
1 colher (sopa) de picão branco em pó
1 colher (sopa) de jurubeba em pó
1 colher (sopa) de alcachofra em pó
1 colher (sopa) de ipê-roxo em pó
300 g de mel
Modo de Preparo: Misturar bem. Depois de misturado colocar em um vidro limpo com tampa bem seco. Tomar 1 colher (sopa), 2 a 3 vezes ao dia.

Impotência
Ingredientes:
1 colher (sopa) de gengibre em pó
1 colher (sopa) de ginseng em pó
1 colher (sopa) de noz-de-cola em pó
1 colher (sopa) de catingueira em pó
1 colher (sopa) de nó-de-cachorro em pó
300 g de mel
Modo de Preparo: Misturar bem no mel. Tomar 1 colher (sopa), 2 vezes ao dia.

Inflamação das vias urinárias
Ingredientes:
1 colher (sopa) de abutua em pó
1 colher (sopa) de chapéu-de-couro em pó
1 colher (sopa) de folhas de abacateiro em pó
1 colher (sopa) de cana-de-brejo em pó
1 colher (sopa) de cipó em pó
300 g de cipó-cruz
Modo de Preparo: Misturar bem, bater no liquidificador. Colocar em um vidro limpo com tampa. Tomar 1 colher (sopa), 3 vezes ao dia.

Inflamação de garganta
Ingredientes:
10 g de uva-ursi em pó

10 g de garra-do-diabo em pó
30 ml de óleo de sucupira
30 ml de extrato de própolis
10 g de mil homens em pó
300 g de mel de eucalipto
Modo de Preparo: Misturar tudo no liquidificador, as ervas com o própolis, mais o óleo de sucupira e o mel. Bater bem até virar uma pasta tipo creme. Tomar 1 colher (sopa), 4 vezes ao dia. **Criança:** 1 colher (chá ou café).

Inflamação no reto
Ingredientes:
20 g de mastruço
10 g de psylium
10 g de mil-ramos
10 g de dente-de-leão
30 g de seiva de babosa
300 g de mel
Modo de Preparo: Misturar bem até virar uma pasta. Colocar em um vidro limpo com tampa. Tomar 1 colher (sopa), 3 vezes ao dia.

Insônia – 1
Ingredientes:
10 g de casca de mulungu
20 g de folhas de tília
20 g de casca de maracujá desidratada
10 g de folhas de melissa
10 g de flor de camomila
300 g de mel
Modo de Preparo: Bater junto. Tomar 1 colher (sopa), 1 a 2 vezes ao dia. A noite tomar um chá de maçã ou erva-cidreira. Evitar café e bebidas escuras à noite.

Insônia – 2
Ingredientes:
20 g de tília em pó
10 g de alecrim em pó
10 g de anis-estrelado em pó

20 g de melissa em pó
10 g de borragem em pó
200 g de mel
Modo de Preparo: Bater no liquidificador as ervas até virar um pó. Misturar o mel aos poucos e ir batendo. Deixar descansar por 2 horas, passar em uma peneira fina e colocar em um pote limpo com tampa. Tomar 1 colher (sopa) à tarde e ao deitar. **Obs.:** evitar bebidas alcoólicas, café, refrigerantes, chá-preto e comidas pesadas. Tomar bastante chá de maçã à noite.

Intestino preso (geléia)
Ingredientes:
100 g de figo maduro
50 g de ameixa preta
50 g de sementes de linhaça
30 g de polpa de tamarino
1 copo de água
200 g de mel
Modo de Preparo: Bater no liquidificador tudo junto até virar uma pasta. Cozinhar por 20 minutos, passar em uma peneira e misturar o mel. Tomar 1 colher (sopa), 1 a 2 vezes ao dia.

Laxante – 1
Ingredientes:
1 colher (sopa) de cipó-cruz em pó
1 colher (sopa) de losna em pó
1 colher (sopa) de folhas de oliveira em pó
1 colher (sopa) de cáscara-sagrada em pó
300 g de mel
Modo de Preparo: Bater juntos e colocar em um vidro limpo com tampa. Tomar 1 colher (sopa), 1 a 2 vezes ao dia. Comer bastante frutas, legumes, farelo de trigo e coalhada.

Laxante – 2
Ingredientes:
1 colher (sopa) de flor de hibiscus em pó

1 colher (sopa) de psylium em pó
2 colheres (sopa) de folhas de oliveira em pó
2 colheres (sopa) de dente-de-leão em pó
1 colher (sopa) de alcachofra em pó
300 g de mel

Modo de Preparo: Misturar bem batendo no liquidificador, colocar em um copo limpo. Tomar 1 a 2 colheres (sopa), quando precisar.

Leucemia (ajudar)
Ingredientes:
10 g de unha-de-gato em pó
10 g de graviola em pó
10 g de alfavaca em pó
10 g de thuiá em pó
300 g de mel

Modo de Preparo: Misturar as ervas em pó com o mel até virar uma pasta tipo creme. Colocar em um pote limpo com tampa. Tomar 1 colher (sopa), 3 vezes ao dia. Puro ou no suco de couve e agrião.

Mau hálito
Ingredientes:
1 colher (sopa) de zedoária em pó
1 colher (sopa) de hortelã em pó
1 colher (sopa) de menta em pó
1 colher (sopa) de anis-estrelado em pó
300 g de mel

Modo de Preparo: Misturar tudo e colocar em um pote com tampa limpo. Tomar 1 colher (sopa) de manhã e à noite.

Menopausa (sintomas)
Ingredientes:
2 colheres (sopa) de folhas de amora em pó
2 colheres (sopa) de casca de maracujá
2 colheres (sopa) de melissa em pó
1 colher (sopa) de carapiá
300 g de mel

Modo de Preparo: Misturar bem. Tomar 1 colher (sopa), 3 vezes ao dia.

Nevralgia
Ingredientes:
20 g de angélica em pó
10 g de dente-de-leão em pó
10 g de erva-santa-maria em pó
10 g de mil-homens em pó
300 g de mel

Modo de Preparo: Misturar as ervas em pó. Colocar em um pote limpo com tampa. Tomar 1 colher (sopa) pura ou no chá até 4 vezes ao dia.

Osteoporose
Ingredientes:
10 g de carapiá em pó
10 g de carobinha em pó
10 g de cipó azougue em pó
10 g de salsaparrilha em pó
10 g de velame-do-campo
300 g de mel

Modo de Preparo: Misturar as ervas em pó com o mel até virar uma pasta tipo creme. Colocar em um pote limpo com tampa. Tomar 1 colher (sopa), 3 vezes ao dia. Comer alimentos ricos em cálcio tipo: soja, farinha de casca de ovos, iogurtes, queijos, oro-pro-nóbis etc.

Palpitação no coração
Ingredientes:
10 g de erva-cidreira em pó
10 g de casca de maracujá em pó
10 g de camomila em pó
10 g de erva-de-passarinho em pó
10 g de alecrim em pó
300 g de mel de flor de laranjeira

Modo de Preparo: Misturar as ervas em pó com o mel. Colocar em um vidro limpo com tampa. Tomar 1 colher (sopa), 3 vezes ao dia, puro ou no chá de camomila.

Pneumonia
Ingredientes:
20 ml de tintura de própolis
200 ml de mel
30 g de folhas e talos de mastruço
10 g de casca de angico em pó
100 g de folhas e talos de agrião
10 g de jarrinha parte aérea fresca
10 g de ipê-roxo em pó
20 g de folhas de alfavaca
200 ml de vinagre de maçã
Modo de Preparo: Colocar no vinagre as ervas, bater no liquidificador. Deixar por 10 dias, filtrar, misturar o mel e a tintura de própolis. Colocar em um vidro limpo com tampa. Tomar 1 colher (sopa) até 5 vezes ao dia. **Criança:** 1 colher (café). Ingerir junto com sucos de: agrião, kiwi, acerola, caju, alfavaca.

Pressão alta – 1
Ingredientes:
10 g de crataergus em pó
10 g de erva-de-passarinho em pó
10 g de maracujá em pó
10 g de sálvia em pó
10 g de cana-do-brejo em pó
300 g de mel
Modo de Preparo: Misturar as ervas em forma de pó com o mel até virar uma pasta tipo creme. Colocar em um vidro limpo com tampa. Tomar 1 colher (sopa), 2 a 3 vezes ao dia.

Pressão alta – 2
Ingredientes:
10 g de sete-sangrias em pó
10 g de folhas de abacateiro em pó
10 g de cavalinha em pó
10 g de alecrim em pó
10 g de melissa em pó
300 g de mel
Modo de Preparo: Misturar as ervas em pó

com o mel e colocar em um vidro limpo com tampa, até virar uma pasta tipo creme. Tomar 1 colher (sopa), 2 a 3 vezes ao dia.

Prisão de ventre
Ingredientes:
1 colher (sopa) de pó de jambolão
1 colher (sopa) de cáscara-sagrada
50 g de ameixa preta
30 g de polpa de tamarino
1 colher (sopa) de noz-moscada em pó
300 g de mel
Modo de Preparo: Bater juntos e colocar em vidro limpo. Tomar 1 colher (sopa), 2 vezes ao dia.

Próstata
Ingredientes:
10 g de cavalinha em pó
10 g de chapéu-de-couro em pó
10 g de jatobá em pó
10 g de uva-ursi em pó
10 g de ipê-roxo em pó
300 g de mel
Modo de Preparo: Misturar as ervas em pó com o mel até virar uma pasta tipo creme. Colocar em um pote limpo com tampa. Tomar 1 colher (sopa), 3 vezes ao dia, puro ou com suco. Tomar bastante suco de uva.

Reconstituinte físico
Ingredientes:
10 g de alfafa em pó
10 g de casca de cajueiro em pó
10 g de casca d'anta em pó
10 g de cordão-de-frade em pó
300 g de mel
Modo de Preparo: Misturar as ervas em pó com o mel até virar uma pasta tipo creme. Colocar em um vidro limpo com tampa. Tomar 1 colher (sopa), puro ou com suco, 2 vezes ao dia.

Reposição hormonal natural
Ingredientes:
2 colheres (sopa) de cimicífuga em pó
2 colheres (sopa) de amora em pó
50 g de gergelim preto torrado em pó
100 g de extrato de soja
600 g de mel
Modo de Preparo: Bater tudo no liquidificador. Tomar 1 colher (sopa), 2 vezes ao dia.

Reumatismo – 1
Ingredientes:
10 g de mamica-de-cadela em pó
10 g de unha-de-gato em pó
10 g de uva-ursi em pó
10 g de garra-do-diabo em pó
10 g de chapéu-de-couro em pó
300 g de mel
Modo de Preparo: Misturar as ervas em pó com o mel até virar uma pasta tipo creme. Colocar em um vidro limpo com tampa. Tomar 1 colher (sopa), 3 vezes ao dia, puro, com suco ou chá.

Reumatismo – 2
Ingredientes:
10 g de alfavaca em pó
10 g de alfazema em pó
10 g de arnica em pó
10 g de aroeira em pó
10 g de avenca em pó
300 g de mel
Modo de Preparo: Misturar as ervas em pó com o mel até virar uma pasta tipo creme. Colocar em um vidro limpo com tampa. Tomar 1 colher (sopa), 3 vezes ao dia, puro ou com sucos.

Reumatismo – 3
Ingredientes:
10 g de carapiá em pó
10 g de carqueja em pó

10 g de bugre em pó
10 g de cinco-folhas em pó
10 g de cipó-cabeludo em pó
300 g de mel
Modo de Preparo: Misturar as ervas em pó com o mel até virar uma pasta tipo creme. Colocar em um vidro limpo com tampa. Tomar 1 colher (sopa), 3 vezes ao dia, puro ou com suco.

Reumatismo – 4
Ingredientes:
10 g de cipó-cruzeiro em pó
10 g cipó-sumo em pó
10 g de erva-baleeira em pó
10 g de garra-do-diabo em pó
10 g de gervão em pó
300 g de mel
Modo de Preparo: Misturar as ervas em pó com o mel até virar uma pasta tipo creme. Colocar em um vidro limpo com tampa. Tomar 1 colher (sopa), 3 vezes ao dia, puro, com suco ou chá.

Reumatismo com dores – 5
Ingredientes:
10 g de louro em pó
10 g de manacá em pó
10 g de mil-homens em pó
10 g de quebra-pedra em pó
10 g de folhas de abacateiro em pó
300 g de mel
Modo de Preparo: Misturar as ervas em pó com o mel até virar uma pasta tipo creme. Colocar em um vidro limpo com tampa. Tomar 1 colher (sopa), 3 vezes ao dia.

Reumatismo com dores – 6
Ingredientes:
10 g de sabugueiro flor em pó
10 g de salsaparrilha em pó
10 g de sete-sangrias em pó

10 g de taiuyá em pó
10 g de urtiga desidratada em pó
300 g de mel
Modo de Preparo: Misturar as ervas em pó
com o mel até virar uma pasta tipo creme.
Colocar em um pote de vidro com tampa.
Tomar 1 colher (sopa), 3 vezes ao dia.

Rinite
Ingredientes:
10 g de avenca em pó
10 g de eucalipto em pó
10 g de hortelã em pó
10 g de sucupira (casca) em pó
10 g de folhas de caqui em pó
300 g de mel
Modo de Preparo: Misturar as ervas em pó
com o mel até virar uma pasta tipo creme.
Colocar em um vidro limpo com tampa. Tomar 1 colher (sopa), 3 vezes ao dia. **Criança:** 1 colher (chá ou café).

Rins – 1
Ingredientes:
10 g de abacate em pó
10 g de chapéu-de-couro em pó
10 g de cavalinha em pó
10 g de alfavaca em pó
10 g de amor-do-campo em pó
300 g de mel
Modo de Preparo: Misturar as ervas em pó
com o mel até virar uma pasta tipo creme.
Colocar em um vidro limpo com tampa. Tomar 1 colher (sopa), 3 vezes ao dia, puro
ou com suco.

Rins – 2
Ingredientes:
10 g de bardana em pó
10 g de carqueja em pó
10 g de dente-de-leão em pó
10 folhas de nabo em pó

10 g de parietária em pó
300 g de mel
Modo de Preparo: Misturar as ervas em pó
com o mel até virar uma pasta tipo creme.
Colocar em um vidro limpo com tampa. Tomar 1 colher (sopa), 3 vezes ao dia, puro
ou com suco.

Rins – 3
Ingredientes:
10 g de pata-de-vaca em pó
10 g de cana-do-brejo em pó
10 g de raiz de sapé em pó
10 g de tanchagem em pó
10 g de zedoária em pó
300 g de mel
Modo de Preparo: Misturar as ervas em pó
com o mel até virar uma pasta tipo creme.
Colocar em um vidro limpo. Tomar 1 colher
(sopa), 3 vezes ao dia, puro ou com suco.

Rouquidão
Ingredientes:
1 colher (sopa) de guaco em pó
1 colher (sopa) de romã desidratada em pó
20 g de gengibre batido em pó
50 g de alho
300 g de mel
Modo de Preparo: Misturar bem. Tomar 1
colher (sopa) de 2 em 2 horas. Fazer gargarejo com chá de maçã, camomila e mel. Evitar falar. Tomar bastante suco de fruta.

Sinusite – 1
Ingredientes:
10 g de casca d'anta em pó
10 g de eucalipto em pó
10 g de folhas de nabo em pó
10 g de unha-de-gato em pó
10 g de uva-ursi em pó
10 g de gengibre em pó
300 g de mel

Modo de Preparo: Misturar as ervas em pó com o mel até virar uma pasta tipo creme. Colocar em um vidro limpo com tampa. Tomar 1 colher (sopa), 3 vezes ao dia. **Criança:** 1 colher (café).

Sinusite – 2
Ingredientes:
10 g de hortelã em pó
10 g de eucalipto em pó
10 g de gengibre em pó
10 g de alho
10 g de garra-do-diabo
300 g mel com própolis
Modo de Preparo: Bater no liquidificador até virar uma pasta tipo creme, colocar em um vidro limpo com tampa. Tomar 1 colher (sopa), 4 vezes ao dia.

Sudorífero
Ingredientes:
10 g de bardana em pó
10 g de bétula em pó
10 g de cardo-santo em pó
10 g de sapé raiz em pó
10 g de melissa em pó
300 g de mel
Modo de Preparo: Misturar as ervas em pó com o mel, até virar uma pasta, tipo creme. Colocar em um vidro limpo com tampa. Tomar 1 colher (sopa), 2 a 3 vezes ao dia.

Tosse – 1
Ingredientes:
20 g de guaco em pó
10 g de assa-peixe em pó
10 g de angico em pó
200 g mel
Modo de Preparo: Misturar bem e colocar em um pote limpo com tampa. Tomar 1 colher (sopa), 4 vezes ao dia. **Criança:** 1 colher (café).

Tosse – 2
Ingredientes:
10 g de douradinha em pó
10 g de jasmim (flor) em pó
10 g de nabo (folhas) em pó
10 g de gengibre em pó
10 g de guaco em pó
300 g de mel de eucalipto
Modo de preparo: Misturar as ervas em pó com o mel até virar uma pasta tipo creme. Colocar em um vidro limpo com tampa. Tomar 1 colher (sopa), 3 a 4 vezes ao dia. **Criança:** 1 colher (chá ou café).

Tosse – 3
Ingredientes:
10 g de jambolão em pó
10 g de lobélia em pó
10 g de malva em pó
10 g de mentruz em pó
10 g de tanchagem preta
30 g de ameixa preta (sem caroço)
300 g de mel
Modo de Preparo: Bater no liquidificador até virar uma pasta tipo creme. Colocar em um vidro limpo com tampa. Tomar uma colher (sopa), 3 a 4 vezes ao dia. **Criança:** 1 colher (café ou chá).

Tosse – 4
Ingredientes:
10 g de angico em pó
10 g de guaco em pó
10 g de assa-peixe em pó
10 g de avenca em pó
10 g de eucalipto em pó
300 g de mel

Modo de Preparo: Misturar as ervas em pó com mel até virar uma pasta tipo creme. Colocar em um vidro limpo com tampa. Tomar 1 colher (sopa), 3 a 4 vezes ao dia. **Criança:** 1 colher (café ou chá).

Tosse e gripe (criança)
Ingredientes:
5 ameixas pretas
10 g de poejo
1 fatia de abacaxi
5 folhas de eucalipto
½ copo de água
½ copo de açúcar cristal
Modo de Preparo: Bater no liquidificador, a ameixa com o açúcar. Ferver a água e o abacaxi por 20 minutos. Colocar as ervas, ferver mais 10 minutos, deixar esfriar, coar e misturar 200 g de mel. Colocar em um pote limpo com tampa e tomar 1 colher (café), 4 vezes ao dia.

Tosse e gripe (caseiro)
Ingredientes:
100 g de abacaxi
10 g de canela em pó
10 g de guaco (folhas) em pó
50 g de alho
20 g de hortelã
20 g de gengibre
1 xícara de conhaque
300 g de mel
Modo de Preparo: Bater tudo no liquidificador até virar uma pasta tipo creme. Passar em uma peneira fina, para tirar fiapos do gengibre. Colocar em um pote limpo com tampa. Tomar 1 colher (sopa), 3 a 4 vezes ao dia.

Tosse, sinusite e rinite
Ingredientes:
2 colheres (sopa) de eucalipto em pó

1 colher (sopa) de hortelã em pó
1 colher (sopa) de guaco em pó
15 ml de óleo de sucupira
10 ml de extrato de própolis
300 g de mel
Modo de Preparo: Misturar bem, colocar em um vidro limpo com tampa. Tomar 1 colher (sopa), 3 vezes ao dia. **Criança:** a metade da dose.

Toxinas (combater)
Ingredientes:
20 g de folhas de caqui
20 g de folhas de pitanga
10 g de dente-de-leão
2 maçãs desidratadas
20 g de stévia (folhas)
300 g de mel
Modo de Preparo: Bater no liquidificador até virar uma pasta tipo creme, passar em uma peneira fina. Colocar em um vidro limpo com tampa. Tomar 1 colher (sopa), 3 a 4 vezes ao dia. Manter na geladeira ou misturar 1 cálice de conhaque para conservar o produto.

Traumatismo, batidas e dores
Ingredientes:
10 g de arnica em pó
10 g de erva-de-santa-maria em pó
10 g de mastruço em pó
10 g de uva-ursi em pó
10 g de mil-homens em pó
300 g de mel
Modo de Preparo: Misturar as ervas em pó com o mel até virar uma pasta tipo creme. Colocar em um vidro limpo com tampa. Tomar 1 colher (sopa), 4 vezes ao dia. **Criança:** 1 colher (chá ou café).

Tristeza e angústia – 1
Ingredientes:
2 colheres (sopa) de mulungu em pó

2 colheres (sopa) de jasmim em pó
2 colheres (sopa) de tília em pó
1 colher (sopa) de camomila em pó
300 g mel
Modo de Preparo: Misturar bem, batendo no liquidificador. Tomar 1 colher (sopa), 3 vezes ao dia.

Tristeza e angústia – 2
Ingredientes:
10 g de flor de jasmim em pó
10 g de mulungu em pó
10 g de camomila em pó
10 g de anis-estrelado em pó
10 g de flor de laranjeira em pó
300 g de mel
Modo de Preparo: Misturar as ervas em pó com o mel até virar uma pasta tipo creme. Colocar em um vidro limpo com tampa. Tomar 1 colher (sopa), 3 vezes ao dia.

Tristeza e angústia – 3
Ingredientes:
10 g de casca de mulungu em pó
10 g de flor de jasmim em pó
10 g de flor de camomila em pó
10 g de casca de noz-de-cola em pó
10 g de ramos de maracujá em pó
300 g de mel
Modo de Preparo: Misturar tudo até virar uma pasta cremosa. Tomar 1 colher (sopa), no chá de maçã, 3 a 4 vezes ao dia.

Tumores
Ingredientes:
2 colheres (sopa) de graviola em pó
2 colheres (sopa) de ipê-roxo em pó
2 colheres (sopa) de unha-de-gato em pó
1 colher (sopa) de espinheira-santa em pó
200 g de seiva de babosa
500 g de mel
1 cálice de conhaque

Modo de Preparo: Bater juntos e tomar 1 colher (sopa), 4 vezes ao dia. **Obs.:** antes de usar fazer o teste para saber se a pessoa é alérgica a babosa, esfregar um pedaço atrás da orelha e esperar 20 minutos, se avermelhar não deve tomar.

Vermes
Ingredientes:
1 colher (sopa) de romã em pó
1 colher (sopa) de artemísia em pó
100 g de sementes de abóbora torrada e moída
1 colher (sopa) de pau-de-ferro em pó
1 colher (sopa) de espinheira-santa em pó
200 g de mel
Modo de Preparo: Misturar bem. Tomar 1 colher (sopa) de manhã e de noite.

Vermes (eliminar)
Ingredientes:
20 g de celidônia em pó
20 g de verbasco em pó
20 g de guaco em pó
10 g de assa-peixe em pó
300 g de mel de eucalipto
Modo de Preparo: Misturar bem até virar uma pasta. Tomar 1 colher (sopa) de 3 em 3 horas, se precisar como preventivo, 3 vezes ao dia.
Criança: 1 colher (café).
Faça jejum durante 12 horas (ingerir apenas água), a partir da tarde anterior ao tratamento. Peso de 200 a 400 g de pevides com casca (até 800 g para adultos). Depois de descascadas, deve-se esmagá-las, acrescentando açúcar mascavo à pasta que se formou. Divida essa pasta em 3 porções iguais, para o café da manhã, almoço e jantar. Não comer outra coisa durante todo o dia, exceto cenoura, que também é anti-helmíntica. Uma hora após a ingestão da última porção, tome um purgante (infusão de sene ou cáscara-sagrada ou mesmo óleo de rícino). **Obser-**

ve as fezes: Caso os parasitas não tenham sido expulsos, repete-se o processo ao fim de 2 ou 3 dias.

ÓLEOS EXTRAÍDOS
DE PLANTAS MEDICINAIS

Óleo de Amêndoa

É um excelente óleo para massagem, sendo muito usado nas crianças e idosos. Possui sabor doce. Deve-se colocá-lo no sol por 40 dias para aumentar suas propriedades terapêuticas, às vezes é misturado com leite e usado como tônico. Quando utilizado na massagem, é ótimo para os músculos, aumenta a vitalidade, sendo indicado para inchaços e securas da pele. Também é indicado para melhorar a saúde dos cabelos e do sistema nervoso.

Este óleo é doce, untuoso, pesado e quente. Seu uso é restrito devido ao seu alto custo, sendo utilizado por crianças e idosos. Afirma-se no Oriente, que se este óleo for colocado ao sol por 40 dias, em um frasco de vidro cor de laranja, assume propriedades especiais trazendo alegria, dissolvendo ansiedades e purificando o sangue. Associado ao leite este óleo torna-se tônico, sendo muito utilizado como bebida pelos praticantes de esportes.

Óleo de Azeite

O azeite é untuoso, saboroso, levemente amargo. Pode ser usado na massagem mesmo sendo mais espesso que os outros óleos. É considerado um óleo quente e é utilizado nos casos de reumatismo, gota, artrite, às vezes, em associação com o óleo de gergelim. Podemos diminuir a sua viscosidade ao misturá-lo com óleo de gergelim, ou torná-lo menos quente ao adicionar óleos como o da rosa e o sândalo. O óleo de oliva e o óleo de mostarda são os meihores óleos.

Óleo de Copaíba

Restabelecendo as funções das membranas mucosas, modifica as secreções e acelera a cicatrização. Agindo sobre as vias respiratórias e urinárias, torna-se um poderoso anti-séptico. Tem ação expectorante, agindo em problemas pulmonares como tosses e bronquites, podendo ser aplicado externamente em feridas, eczemas, psoríases e urticárias. O óleo de copaíba constitui um material resinoso extraído por meio de uma incisão no tronco da copaibeira. O óleo de copaíba é indicado para problemas pulmonares como tosses e bronquites, disenteria, incontinência urinária, cistite e leucorréia.

No uso tópico, o óleo de copaíba auxilia no tratamento de caspas e acne, sendo um ótimo cicatrizante de irritações do couro cabeludo.

Óleo de Coco

É usado como base em cosméticos e sabonetes. A planta apresenta sabor doce e propriedades refrescantes. Este óleo é comumente utilizado nas queimaduras, eczemas e micoses, por ser anti-séptico. É utilizado pelas mulheres, pois deixa os cabelos saudáveis e bonitos. O coco é considerado uma fruta sagrada com muitas propriedades medicinais.

Óleo de Cupuaçu

O cupuaçu não é tão conhecido no Brasil, exceto na região norte, e muito menos no exterior. Na atualidade, já existem plantações desta fruta para suprir alguns mercados do sul do país e do exterior. A semente pode ser encontrada em abundância em algumas regiões e, posteriormente, industrializada para produção de uma cera semelhante a "manteiga de cacau". A manteiga do caroço é utilizada em queimaduras para aliviar dores, a polpa é utilizada na fabricação de doces e sucos.

Óleo Essencial de Eucalipto

Como expectorante, descongestionante e anti-séptico das vias respiratórias, no tratamento auxiliar de gripe, resfriados, bronquite, asma, rinite e sinusite. Para uso externo em inalação e vaporização.

Óleo de Gergelim

É um dos óleos mais populares no Oriente, muitas vezes, utilizado como base para outros óleos medicinais. O gergelim possui sabor doce, amargo e adstringente. Esta planta é rica em substâncias antioxidantes, aminoácidos e minerais, sendo indicada para o sistema nervoso, inchaços, pele seca, cabelos e reumatismo. Uma massagem na planta dos pés com este óleo tem forte poder calmante sobre o organismo, favorecendo o sono.

Óleo de Gérmen de Trigo

Possui vitamina E natural. Revitaliza a pele, prevenindo contra o ressecamento e as rugas. Melhora a fertilidade em ambos os sexos. Aumenta o poder de resistência à fadiga dos esportistas. Ativa a circulação sangüínea prevenindo problemas cardiovasculares, evitando as varizes e a deficiência de circulação nas extremidades. Ajuda a melhorar a beleza da pele e também acelerar a cicatrização de feridas e de queimaduras.

Óleo de Linhaça

O óleo de linhaça tem coloração alaranjada e sabor levemente amargo. Participa do processo de manutenção do equilíbrio hormonal, amenizando o desconforto causado pela menopausa e TPM. Tem excelente poder cicatrizante. Fortalece o sistema imunológico e pre-

vine problemas cardiovasculares. Este óleo não deve ser utilizado para frituras.

Óleo de Macadâmia

O óleo de Macadâmia é um óleo rejuvenescedor, possui coloração amarela claro, quase transparente, com sabor suave e agradável. Equilibra os níveis do colesterol HDL e LHD, reduz a taxa de açúcar no sangue e favorece a quebra de gordura dos tecidos que envolvem o fígado e o coração. É delicioso quando usado em receitas culinárias.

Óleo de Mostarda

Este é um óleo muito popular, alivia dores musculares. O óleo de mostarda é amargo, picante, leve, destrói as doenças com êxito. Nos casos de dores articulares e reumatismo, a associação do óleo de mostarda à cânfora traz bons resultados.

Óleo de Pepitas de Girassol

Atua favoravelmente sobre as funções reprodutoras com destacada ação antioxidante. De fato, seu efeito é notado em todas as enfermidades degenerativas e cardiovasculares. O óleo de girassol favorece a limpeza do sistema nervoso central. É um bom óleo de mesa, leve e fluido, particularmente delicioso em saladas, pratos frios e pratos quentes. Este óleo não deve ser utilizado para frituras. Depois de aberto conservar em refrigerador.

Óleo de Prímula

Atua combatendo os sintomas da TENSÃO PRÉ-MENSTRUAL como dores de cabeça, insônia, depressão, agressividade, irritabilidade e outros problemas ligados às deficiências, tais como: dores nas articulações, colesterol, pressão alta, acne e eczema.

Óleo de Rícino

Possui sabor doce, amargo, adstringente e propriedade quente. Está indicado para pessoas que tem secura na pele. O óleo de rícino possui propriedades curativas e nutritivas e um efeito alcalino no corpo. Para uso oral, está indicado para constipação, gases, cólicas e úlceras. Também auxilia na eliminação de toxinas acumuladas devido a problemas digestivos, atua como afrodisíaco e, quando misturado ao leite, aumenta a longevidade.

RECEITAS

Azeite medicinal
(Para usar em salada como tempero. É ótimo digestivo!)
Ingredientes:
1 xícara (chá) de dente de alho cortado
6 ramos de alecrim fresco
6 ramos de manjericão fresco
2 colheres (sopa) de orégano
1 cebola cortada e batida
2 pimentas dedo-de-moça
1 colher (chá) de sal
Modo de preparo: Coloque todos os ingredientes dentro de um vidro com tampa e cubra com o azeite. Deixe macerar por 20 dias. Você pode preparar mais vidros. Quanto mais ficar no óleo, mais saboroso ficará.

Azeite para tempero (calmante)
Ingredientes:
5 folhas de alecrim
5 folhas de anis-estrelado
3 folhas cortadas de erva-cidreira
½ casca de maracujá cortada
300 ml de azeite
Modo de preparo: Colocar o azeite e as ervas num vidro limpo com tampa. Depois de 20 dias, usar em saladas.

Azeite para tempero (indicado para estômago, fígado e intestino)
Ingredientes:
10 g de dente-de-leão
10 g de carqueja-doce
10 g de espinheira-santa
10 g de funcho (semente)
10 g de anis-estrelado
300 ml de azeite
Modo de preparo: Colocar o azeite em vidro limpo com tampa por 10 dias. Daí é só usá-lo no tempero de saladas.

Azeite para tempero (fortalecedor)
Ingredientes:
6 galhos de manjerona
10 g de catuaba (casca cortada)
10 g de marapuama (casca cortada)
6 galhos de manjericão
Modo de preparo: Colocar o azeite em vidro limpo com tampa, depois de 20 dias usar no tempero de saladas.

Óleo aromático para massagem quando estiver com dor
Ingredientes:
5 g de mentol
100 ml de óleo de amêndoa doce
1 colher (sopa) de lanolina
10 ml de salicilato de metila
10 ml de tintura de arnica
10 m de tintura de alecrim
Modo de preparo: Misturar tudo muito bem, colocar no sol em um vidro com tampa durante 1 ou 2 dias. Agitar quando usar.

Óleo cicatrizante
Ingredientes:
10 g de barbatimão (casca)
10 g de confrei (folhas secas)
10 g de calêndula (flor seca)

20 g de aloe em pó (babosa)
200 ml de óleo de amêndoa doce
Modo de preparo: Colocar as ervas em um vidro e cobri-las com óleo de amêndoa. Colocar no sol por 3 dias ou em banho-maria por 1 ou 2 horas. Após 5 dias, usar na ferida como cicatrizante.

Óleo para tirar dores localizadas
Ingredientes:
1 vidro de óleo de amêndoa doce
1 punhado de menta (folhas secas)
1 punhado de alfazema (flores secas)
1 punhado de camomila (flor seca)
1 punhado de arnica
Modo de preparo: Colocar as ervas em um vidro com tampa. Cobrir com o óleo de amêndoa, tampar e colocar em banho-maria por 1 hora. Deixar o vidro com tampa no sol quente durante cinco dias. Filtrar em uma gaze de farmácia e colocar no vidro novamente. Usar quando for necessário.

XAROPES MEDICINAIS

Amigdalite (xarope para crianças) – 1
Ingredientes:
1 colher (sopa) de rosa-branca
1 colher (sopa) de alfavaca
1 colher (sopa) de sálvia
3 dentes de alho
½ xícara (chá) de mel
Modo de preparo: Macere as ervas recomendadas, cubra com o mel e deixe por 12 horas em local fresco. Coe e dê 1 colher pequena, 3 vezes ao dia.

Amigdalite (xarope para crianças) – 2
Ingredientes:
1 limão cortado (com a casca)
3 colheres (sopa) de alteia
2 colheres (sopa) de malva
5 folhas de eucalipto
1 xícara (chá) de mel
Modo de preparo: Proceda como indicado na fórmula anterior.

Amigdalite (xarope para crianças) – 3 (gargarejo)
Ingredientes:
3 colheres (sopa) do suco da cebola
2 colheres (sopa) do suco da tanchagem
3 colheres (sopa) do suco do alecrim
½ copo (chá) de malva
Modo de preparo: Junte os sucos no chá da malva e faça gargarejo de 2 em 2 horas.

Angina
Ingredientes:
1 limão galego cortado com a casca
3 dentes de alho
1 colher (sopa) de malva
6 colheres (sopa) de mel de eucalipto
½ xícara (chá) de água fervendo
Modo de preparo: Cubra o limão picado, o alho picadinho e a malva com a água fervendo. Deixe por 2 minutos, desligue o fogo e deixe amornar. Acrescente o mel, macerando bem a mistura, coe em coador fino e guarde tampado. Use 3 colheres ao dia, como xarope.

Ansiedade
Ingredientes:
3 colheres (sopa) de gatária
4 colheres (sopa) de melissa
2 colheres (sopa) de tília
8 folhas de maracujá
1 xícara (chá) de mel de laranjeira
Modo de preparo: Macere bem as ervas, cubra com o mel e deixe por 12 horas. Use 3 colheres por dia, na base de 1 colher (sopa) em ½ xícara de água.

Asma e bronquite
Ingredientes:
2 frutas de coco maduro
1 kg de mel (de eucalipto, de preferência)
1 colher (chá) de gengibre em pó para cada coco
1 colher (café) de raspas de limão para cada coco
2 fatias de abacaxi
Modo de preparo: Cozinhe 2 fatias de abacaxi com um pouco de mel e bata no liquidificador. Use metade para cada coco. Misture todos os ingredientes em ½ kg de mel. Fure os cocos com uma furadeira (com uma broca de bom calibre). Faça 2 furos para sair o ar. Tire a água e encha-o com o mel que você preparou. Se, ao encher os cocos, o mel que você preparou não foi suficiente, preencha com mais mel até a boca do coco. Daí tampe novamente, para o ar não entrar. Tem que ficar bem

fechado! Pode lacrar com parafina de vela ou uma rolha de cortiça bem adaptada. Deixe os cocos em repouso por 15 dias. Após este período, escolha um coco para abrir. Comece a tomar 3 colheres (sopa) por dia. Guarde em geladeira bem tampado. Use o segundo coco assim que terminar o primeiro. É aconselhável repetir o processo com mais 2 cocos e assim por diante. Com este xarope, obtém-se ótimos resultados!

Bronquite
Ingredientes:
1 caroço do abacate (cortado)
15 sementes de imburana
¼ de maço de agrião
2 copos de açúcar mascavo
3 copos de água
Mel a gosto
100 g de eucalipto
Modo de preparo: Cortar o caroço do abacate e ferver com imburana, agrião (com os talos cortados), açúcar mascavo e água, durante 40 minutos. Coar, misture com o mel e coloque em um pote. Tomar 1 colher (sopa), 1 vez ao dia. **Criança:** 1 colher (café).

Bronquite asmática
Ingredientes:
1 quilo de açúcar
1 casca de uma laranja
10 folhas de eucalipto
3 galhos de cambará
6 folhas de capim cidreira (capim limão)
1 garrafa de pinga (cachaça)
500 g de mel
2 galhos de funcho
1 folha de mata campo
1 galho de alecrim
1 maço de agrião, folhas picadas
3 ramos de guaco

1 litro de água
3 paus de canela
Modo de preparo: Ferver tudo por meia hora, esfriar, coar. Tomar 1 colher (sopa), 3 vezes ao dia.

Bronquite e anemia
Ingredientes:
200 g de nabo
1/3 de maço de agrião
½ fruta de abacaxi
2 beterrabas cortadas
3 copos de água
3 copos de açúcar mascavo
100 g de mel com guaco
Modo de preparo: Bater no liquidificador tudo junto, cortado, fervendo durante 40 minutos. Depois, passar em uma peneira fina. Misturar o mel e colocar em um vidro limpo com tampa. Tomar 1 colher (sopa), 3 vezes ao dia. **Criança:** 1 colher (chá ou café).

Bronquite e asma
Ingredientes:
1 abacaxi
20 ameixas pretas
300 ml de mel
50 ml de óleo de fígado de bacalhau
Sementes de imburana
Casca de angico
1 copo de água
1 copo de açúcar cristal
Modo de preparo: Ferver a casca do angico e as sementes de imburana com 1 copo de açúcar cristal, 1 copo de água, por 40 minutos e deixar esfriar. Coar e bater junto com o abacaxi, ameixa preta, óleo de fígado de bacalhau e ferver tudo novamente por 40 minutos. Misturar o mel e colocar em um vidro limpo com tampa. Tomar 1 colher (sopa), 3 vezes ao dia. **Criança:** 1 colher (chá ou café).

Bronquite e asma (tônico peitoral)
Ingredientes:
1 coração de bananeira
200 g de mel
4 colheres (sopa) de açúcar mascavo
3 beterrabas
1 abacaxi
Modo de preparo: Cortar o coração da bananeira, a beterraba crua e o abacaxi em rodelas. Colocar tudo em camadas numa peneira e cobrir com açúcar mascavo. Colocar o mel em uma vasilha, recolher durante 12 horas, ferver o melado depois, por 20 minutos, e colocar em um vidro. Tomar 1 colher (sopa), 3 vezes ao dia. **Criança:** 1 colher (café).

Bronquite e tosse
Ingredientes:
1 limão galego cortado com a casca
8 folhinhas de guaco
1 colher (sopa) de tomilho
6 folhinhas de eucalipto
2 colheres (sopa) de menta ou poejo
2 colheres (sopa) de flores de laranjeira
1 colher (sopa) de broto de pinheiro
Modo de preparo: Numa vasilha de louça ou vidro, junte as ervas recomendadas, macere bem cobrindo com 2 xícaras (chá) de mel e deixe durante 24 horas. Revolva de vez em quando as ervas com o mel. Após 24 horas, coe e use como xarope, 1 colher (sopa), 3 a 4 vezes ao dia.

Calmante – 1
Ingredientes:
6 colheres (sopa) de polpa de maracujá
1 casca de maracujá
8 folhas de erva-cidreira
8 folhas de caqui
2 copos de água
2 copos de açúcar cristal

Modo de preparo: Cortar todas as ervas ou triturar, ferver tudo junto por 40 minutos e deixar esfriar. Coloque em um pote limpo com tampa. Tomar 1 colher (sopa), 3 vezes ao dia. **Criança:** 1 colher (café).

Calmante – 2
Ingredientes:
1 xícara (chá) de mel de laranjeira ou vassourinha
4 folhas (com talo) de capim-limão
3 colheres (sopa) de tília
3 folhas de maracujá
Modo de preparo: Coloque as plantas indicadas na vasilha e macere, cubra com o mel, tampe e deixe repousar por 12 horas. Coe, esprema bem as plantas e use 3 a 4 colheres (sopa), por dia.

Calmante – 3
Ingredientes:
1 xícara de mel de laranjeira
3 colheres (sopa) de melissa
1 colher (sopa) de raiz picada de valeriana
Modo de preparo: Coloque as plantas indicadas na vasilha e macere, cubra com o mel, tampe e deixe repousar por 12 horas. Coe, esprema bem as plantas e use como xarope, de 2 em 2 horas, 1 colher (sopa). Procure relaxar e pensar positivo.

Catarro
Ingredientes:
2 colheres (sopa) de mentruz
1 colher (sopa) de tomilho
2 colheres (sopa) de broto de pinheiro
1 xícara (chá) de mel de eucalipto
Modo de preparo: Macere as ervas indicadas. Use vasilha de louça ou vidro devidamente esterilizada. Cubra com o mel e use 1 colher pequena, 3 vezes ao dia.

Esgotamento e estresse
Ingredientes:
2 colheres (sopa) de sálvia
2 colheres (sopa) de tomilho
2 colheres (sopa) de alecrim
3 anis-estrelados
1 xícara (chá) de mel de abelhas
Modo de preparo: Macere bem as ervas recomendadas, cubra com mel e deixe por 12 horas, mexendo nas ervas de vez em quando. Tome 1 colher (sopa) diluído num pouco de água, 3 vezes ao dia.

Falta de apetite – 1
Ingredientes:
2 colheres (sopa) de alecrim
2 colheres (sopa) de anis-estrelado
3 xícaras (chá) de água
Modo de preparo: Macere o anis e deixe na água fervendo por uns 20 minutos. Desligue o fogo e acrescente o alecrim. Quando esfriar, use de 3 a 4 colheres (sopa) de 3 em 3 horas.

Falta de apetite – 2
Ingredientes:
2 colheres (sopa) de angélica
1 colher (sopa) de genciana
3 colheres (sopa) de raiz da erva-doce
3 colheres (sopa) de hortelã
3 colheres (sopa) de alecrim
1 limão cortado com a casca
1 xícara (chá) de mel de laranjeira
Modo de preparo: Macere bem todas as ervas indicadas, cubra com o mel e deixe por 12 horas. Tome 1 colher (chá) em jejum, ao meio-dia e à noite.

Garganta – 1
Ingredientes:
9 folhas de figo
1 garrafa de cerveja preta

3 e ½ copos de açúcar.
Modo de preparo: Levar ao fogo. Deixar ferver por meia hora. Coar e colocar em um vidro. Tomar 1 colher (sopa), 3 vezes ao dia.

Garganta – 2
Ingredientes:
½ quilo de mel
½ quilo de moranguinhos (sem agrotóxico)
Modo de preparo: Bater tudo junto e tomar 3 vezes ao dia.

Garganta (Rouquidão)
Ingredientes:
10 cravos
1 pedaço de gengibre (5 g)
8 folhas de caqui
200 g de morangos
2 copos de açúcar cristal
2 copos de água
Modo de preparo: Bater no liquidificador os morangos com a água e acrescentar o restante dos ingredientes em uma panela, fervendo durante 40 minutos. Passe numa peneira e coloque em um vidro limpo com tampa. Tome 1 colher (sopa), 3 a 4 vezes ao dia.
Criança: 1 colher (chá).

Gripe – 1
Ingredientes:
1 cebola grande
1 cabeça de alho
6 limões (suco)
10 cravos
2 canelas (casca)
10 folhas de hortelã
2 copos de água
2 copos de açúcar cristal
100 g de mel
Modo de preparo: Bater no liquidificador a cebola, o alho, o suco de limão, a água e o açúcar. Ferver durante 20 minutos e colocar os

cravos, canela e a hortelã. Ferva por mais 10 minutos, deixe esfriar, passe em uma peneira fina, misture o mel e coloque em um vidro limpo com tampa. Tomar 1 colher (sopa), de 2 em 2 horas. **Criança:** 1 colher (café ou chá).

Gripe – 2
Ingredientes:
6 folhas de violeta
6 folhas de eucalipto
2 canelas em pau
10 cravos
1 rodela pequena de gengibre
4 fatias de abacaxi
2 limões cortados ao meio (com casca)
Açúcar cristal
Água
Mel
Modo de preparo: Colocar o abacaxi cortado com limão, água e açúcar cristal, e ferver 20 minutos. Colocar as ervas e ferver por mais 10 minutos. Deixar esfriar e passe em uma peneira fina. Como uma geléia, colocar em um vidro limpo. Tomar 1 colher (sopa) de 2 em 2 horas. **Criança:** 1 colher (sopa).

Gripe – 3
Ingredientes:
4 cascas de bananas (qualquer tipo)
2 copos de água
1 copo de açúcar ou mel
2 pedaços de canela
2 cravos da índia
1 colher (sopa) de cachaça.
Modo de preparo: Ferver tudo numa panela tapada, até que fique grosso. Coar. Tomar 1 colher (sopa), 3 vezes ao dia. **Criança:** 1 colher (chá), 3 vezes ao dia.

Gripe – tosse e catarro
Ingredientes:
1 punhado grande de eucalipto

½ maço com os talos de agrião
1 copo de água
1 copo de açúcar cristal
Modo de preparo: Bater no liquidificador, tirar o sumo em uma peneira fina e colocar o açúcar cristal. Ferver por 20 minutos e colocar o eucalipto. Ferver por mais 10 minutos. Esfriar e coar novamente. Colocar em 1 vidro limpo com tampa. Tomar 1 colher (sopa), 4 vezes ao dia. **Criança:** 1 colher (chá ou café).

Gripe – tosse e rouquidão
Ingredientes:
1 limão comum cortado em cruz
3 paus de canela
4 cravos
6 dentes de alho descascados
1 colher (sopa) de maria-preta
2 galhos de agrião
1 pedaço de gengibre ou 1 colher (chá) de pó de gengibre
1 punhado de folhas de eucalipto
1 xícara (chá) de mel puro
1 pedaço de rapadura
300 ml de água
Modo de preparo: Misturar as ervas com água e a rapadura. Levar ao fogo até a fervura. Retirar, esfriar e misturar o mel. Engarrafar e usar 2 colheres (sopa) para adultos, 1 colher (sopa) para criança (a partir dos 10 até os 16 anos), e 1 colher (chá) para os outros casos. Pode ser administrado em cães, no caso de tosse.

Gripe com tosse
Ingredientes:
1 cabeça de alho (cortada e amassada)
3 cascas de canela
10 cravos
6 folhas de guaco
8 folhas de hortelã

3 fatias de abacaxi
3 copos d'água
Açúcar cristal
Mel a gosto
Modo de preparo: Bater no liquidificador o alho, o abacaxi com água e o açúcar. Ferver durante 20 minutos, colocar os ingredientes, ferver por mais 10 minutos. Deixar esfriar e passar em uma peneira fina. Colocar em vidro limpo com tampa. Tomar 1 colher (sopa) até 2 vezes em 2 horas. **Criança:** 1 colher (chá).

Gripe, tosse e catarro
Ingredientes:
1 punhado grande de violeta (folhas e flores)
1 punhado grande da flor fresca
3 punhados com folhas de eucalipto
1 copo de água
1 copo de açúcar cristal
100 g de mel
Modo de preparo: Misturar tudo, ferver e coar. Guardar num pote com tampa, bem limpo.
Obs.: O mel não deve ser fervido.

Gripe e resfriados
Ingredientes:
2 colheres (sopa) de raiz de erva-doce
4 anis-estrelados
3 brotos de pinheiro
½ xícara (chá) de água
Modo de preparo: Macere o anis-estrelado, o broto de pinheiro e a raiz de erva-doce e deixe por 2 minutos em fervura. Desligue o fogo e deixe esfriar com a vasilha tampada.
Quando esfriar acrescente:
8 a 10 folhas de menta
1 colher (sopa) de tomilho
Modo de preparo: Macere bem todas as ervas, cubra com 1 xícara (chá) de mel e deixe por 6 horas em local fresco. Use como xarope, 3 colheres (sopa) ao dia.

Menopausa
Ingredientes:
1 limão com casca
6 folhas de laranja
3 anis-estrelados
2 colheres (sopa) de tília
1 colher (sopa) de valeriana
Modo de preparo: Macere muito bem o anis-estrelado e as outras ervas, cubra com 2 xícaras (chá) de mel e deixe por 12 horas em local fresco. Após 12 horas, coe e use 1 colher (sopa), 3 vezes ao dia. Recomenda-se muito exercício físico, uma alimentação rica em frutas e hortaliças, e uma atitude mental positiva. Tudo isto contribui para que a menopausa seja tranqüila e sem problemas.

Palpitações
Ingredientes:
3 colheres (sopa) de gatária
3 colheres (sopa) de melissa
5 rodelas de limão galego cortado com a casca
1 colher (sopa) de tília
1 xícara (chá) de mel de flor de laranjeira
Modo de preparo: Numa vasilha de louça ou vidro, junte as ervas recomendadas e o limão, macere bem, cubra com o mel e deixe por 12 horas em local fresco, revolvendo as ervas de vez em quando. Após 12 horas, coe e tome 1 colher (sopa), 3 vezes ao dia e/ou quando sentir o problema.

Rouquidão e tosse
Ingredientes:
5 folhas de guaco
1 punhado de assa-peixe
1 punhado de flor de jasmim
1 punhado de casca de maçã
1 punhado de folhas de nabo
1 pedaço de gengibre

700 g de açúcar
½ litro de água
Modo de preparo: Misture a água e o açúcar até ferver e espere ficar em ponto de calda. Coloque todos os ingredientes e deixe ferver, mexendo. Depois de 10 minutos, retire do fogo e coe. Deixe esfriar e guarde num frasco de vidro em local fresco. Tomar de 3 a 4 vezes ao dia.

Tosse – 1
Ingredientes:
1 maço de avenca
2 folhas de sabugueiro
1 galho de alecrim
1 litro de água
Modo de preparo: Ferver até ficar pela metade, colocar ½ quilo de mel. Tomar 1 colher (sopa), 3 a 4 vezes ao dia.

Tosse – 2
Ingredientes:
20 cravos
6 rodelas de gengibre
2 sucos de limões
½ copo de água
Modo de preparo: Colocar o mel em uma vasilha com os cravos e o gengibre. Colocar para ferver em banho-maria durante 20 minutos, deixe esfriar e coloque o suco de limão. Tomar 1 colher (sopa) de 3 em 3 horas. **Criança:** 1 colher (café).

Tosse (fortificante peitoral)
Ingredientes:
1 maço de agrião com talos
1 punhado de alfavaca fresca
1 punhado de hortelã
2 canelas (pau)
1 rodela de gengibre
4 fatias de abacaxi
6 ameixas pretas

3 copos de água
2 copos de açúcar cristal
100 ml de mel
Modo de preparo: Bater no liquidificador o agrião, alfavaca, hortelã, abacaxi, gengibre, ameixa, água e o açúcar. Colocar em uma panela com a canela. Ferver durante 40 minutos, deixar esfriar e depois passar numa peneira fina. Colocar em um vidro limpo com tampa e misturar o mel. Tomar uma colher de sopa, 3 a 4 vezes ao dia. **Criança:** 1 colher (café ou chá).

Tosse, gripe, bronquite, pneumonia e catarro
Ingredientes:
200 g de seiva e casca de babosa
1 pedaço de gengibre
2 cabeças de alho cortadas
2 copos de água
1 copo de açúcar
100 ml de mel
Modo de preparo: Ferva as ervas recomendadas durante 30 minutos e deixe esfriar. Passe em uma peneira fina e misture o mel. Tome 1 colher (sopa), 4 vezes ao dia. **Criança:** a metade da dose. Obs.: não ferva o mel.

Capítulo 3

Tratamentos

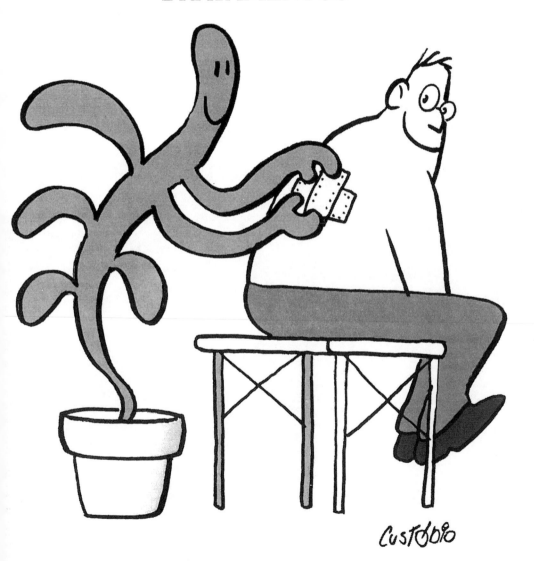

TRATAMENTOS

Como aproveitar os dons da natureza a serviço da sua saúde.

Afta: Fazer bochechos com malva misturado com suco de limão.

Amigdalite: Fazer gargarejo, quatro vezes ao dia, com chá de dente-de-leão e gengibre.

Anemia, fraqueza: A anemia pode ser entendida como a alteração dos componentes formadores do sangue, como: diminuição da taxa de hemoglobina, que é um pigmento. Entre as funções estão as de fixação e transferência do oxigênio às células e a redução do número de glóbulos vermelhos. No entanto, em certos tipos de anemia, como a anemia do Mediterrâneo, o número dos glóbulos vermelhos é normal ou mesmo superior ao normal, mas diminui a concentração de hemoglobina. De maneira geral, o anêmico apresenta palidez intensa, pele fina e inelástica, em virtude da atrofia da derme e epiderme. O doente queixa-se de fraqueza, mal-estar e fadiga fácil. O baixo teor de oxigênio nos tecidos explica a facilidade com que se cansa e a dificuldade respiratória (dispnéia) que surge durante os exercícios, mesmo quando moderados.

Receita para tratar a anemia
Ingredientes:
50 g de folhas de hera, flores de sabugueiro, louro, sálvia, alecrim e verbena.
Modo de preparo: Cozinhar por 30 minutos e acrescentar 200 g de sal marinho.

Asma
A asma é uma perturbação respiratória que ataca os pulmões e os brônquios. Conhecida como respiração difícil e de chiado no peito. Ocorre na maioria das vezes por alergia a substâncias como: pêlos, pó, lã, poeira, penas, mofo, fumaça, alimentos, medicamentos, agentes infecciosos, perfumes etc. Entretanto, vale ressaltar que, às vezes, as crises podem acontecer por fatores emocionais. Na verdade, a asma é uma doença de dúbia hereditariedade, pois o paciente pode herdar uma predisposição alérgica e não a doença: filhos de pais alérgicos podem ter manifestações alérgicas, mas não obrigatoriamente da mesma espécie que a dos pais.

Frutas que auxiliam no tratamento da asma: Jenipapo é excelente no tratamento da asma. Coma à vontade. Morango é um alívio imediato para a tosse asmática.

Receita de chá especial
Ingredientes:
1 punhado de raiz de morangueiro

½ litro de água
6 morangos
Mel a gosto
Modo de preparo: Leve ao fogo a água e deixe ferver. Acrescente a raiz bem lavada. Assim que a água voltar a ferver, despeje numa vasilha e abafe por 10 minutos, coloque os morangos. Coe e adoce com mel; beba de 3 a 4 xícaras (chá) ao dia. Pode comer os morangos.

Bronquite

Bronquite é uma inflamação que ocorre nos brônquios. Os brônquios são canais por onde o ar que respiramos se distribui nos pulmões. O processo inflamatório pode ocorrer por uma gripe mal curada, mas também por infecção preexistente na árvore brônquica, e sem nenhuma relação com gripes ou resfriados mal curados.

Existem vários tipos de bronquites:

- As catarrais causadas por vírus ou bactérias.
- As provocadas por agentes inalantes que irritam os brônquios como: pó, fumaça, gazes etc.
- E as que surgem de certos parasitas intestinais, como larvas que passam para os pulmões, como é o caso da bronquite asmática etc.

Receita especial
Ingredientes:
4 fatias de abacaxi
500 g de mel
Modo de preparo: Bata o abacaxi com o mel no liquidificador. Leve a mistura ao fogo para apertar um pouco. Guarde num pote limpo com tampa e tome colheradas sempre que tossir.

Catarro

O figo da índia e o agrião são excelentes expectorantes. O catarro é uma secreção decorrente de um processo inflamatório da traquéia e brônquios que pode se iniciar no peito, estômago, bexiga ou nariz (sinusite). Mas, na maioria das vezes, vem mesmo pelas vias aéreas, provocando a chamada tosse úmida, que vem a ser a tosse com catarro. Nesses casos, só mesmo um expectorante poderoso pode facilitar sua eliminação, aliviando o desconforto enquanto fluidifica as secreções.

Receitas especiais:
Ingredientes:
Folhas de eucalipto
3 galhos de hortelã
3 galhos de manjericão
3 colheres (sopa) de bicarbonato de sódio

Modo de preparo: Ferva 2 litros de água e coloque os ingredientes. Faça inalação por 10 minutos cobrindo a sua cabeça com uma toalha espessa.

Ingredientes:
4 figos
1 copo de leite
½ copo de água
Modo de preparo: Lave bem os figos e corte em fatias. Leve ao fogo na panela com a água e o leite. Deixe ferver 5 minutos. Desligue e abafe. Coe e adoce com mel a gosto. Tome ao acordar e ao deitar, bem quente.

Cefaléia

Evitar chocolates, café, chá-preto, refrigerantes, comidas pesadas.

Coqueluche

A coqueluche é uma tosse rápida, mas tão insistente que, durante o acesso, leva o paciente a ter falta de ar e até vomitar. Também é conhecida como tosse comprida ou tosse de cachorro, a coqueluche é uma doença que quando ocorre em crianças, com menos de um ano de vida, pode vir acompanhada com outros sintomas, como cor arroxeada no rosto e em volta dos lábios.

Frutas que auxiliam no tratamento da coqueluche

Figo da Índia é excelente para o tratamento desse tipo de tosse. O fruto deve ser assado no forno ou tomado em forma de xarope. Pêssego para coqueluche deve ser usado em forma de xarope.

Receita especial
Ingredientes:
3 punhados de flores de pessegueiro
½ litro de água
Mel
Modo de preparo: Lave as flores de pêssego, coloque em infusão por 20 minutos. Tome de 2 a 4 xícaras (chá) ao dia. Pode adoçar com mel.

Depressão

Estado constante de tristeza e insatisfação que pode ser leve ou muito profundo. Estado de paralisação das metas, da criatividade, da vontade de reagir. Para o depressivo, infelizmente, não há "luz no fim do túnel".

Mudar os hábitos

Mudar os hábitos é uma forma de atenuar os sintomas da depressão. Recomenda-se começar mudando o hábito alimentar. Procure uma alimentação rica em ômega 3, como: agrião, espinafre, alface, suco de frutas, peixes, arroz integral, óleo de linhaça etc. Fazer uso depois das refeições de suplemento alimentar em cápsulas de ômega H3, de 1 cápsula de óleo de linhaça, tomar 2 vezes ao dia.

Evitar: Carnes vermelhas, carboidratos em excesso, chocolates, leite (e derivados), álcool, cigarro, doces, refrigerantes, café, chá-preto, guaraná em pó, medicação sem orientação médica, alimentos gordurosos, petiscos, salgadinhos etc.

Alternativas que funcionam:
- **Fazer ioga regularmente.**
- **Acupuntura.**
- **Natação.**
- **Meditação.**
- **Relaxamento.**
- **Terapia clínica e psicológica.**
- **Terapia ocupacional.**
- **Prática de exercícios físicos.**

Atitude mental:

Determinar que quer sair da depressão; levantar a estima; libertar-se das culpas do passado e sentimentos negativos, como mágoa, raiva, tristeza e rancor. O perdão é o melhor caminho!

Suco relaxante – 1
Ingredientes:
1 punhado de erva-cidreira
1 limão
1 copo de água
Modo de preparo: Bater tudo no liquidificador (inclusive, o limão com casca), e tomar gelado. Esta mesma receita pode ser tomada em forma de chá, se você preferir.

Suco relaxante – 2
Ingredientes:
½ maçã com casca
1 copo de água
Modo de preparo: Bater no liquidificador e tomar, em seguida, 2 vezes ao dia. Recomenda-se beber gelado. Esta mesma receita pode ser tomada em forma de chá, se você preferir, ou apenas para variar.

Chá antidepressivo
Ingredientes:
Hipérico
Camomila

Anis-estrelado

Jasmim flor

Melissa

Modo de preparo: Misturar as ervas nas mesmas proporções e usar 1 xícara (chá) das ervas misturadas para 1 litro de água. Fazer uma infusão, jogando na água fervente. Tampar e esperar 10 minutos. Coar e tomar, 4 vezes por dia.

Diabetes - Vida normal para o diabético

O diabetes melitos ou sacarino é uma enfermidade crônica do metabolismo, provocada pela deficiente produção de insulina pelo pâncreas. É um distúrbio metabólico que compromete sobretudo a capacidade do organismo de utilizar adequadamente a glicose (açúcar) e outros compostos químicos.

Caracteriza-se pela elevada concentração de glicose no sangue (hiperglicemia) e pela passagem desse excesso de glicose para a urina. Existem dois tipos de diabetes melitos; a insulina dependente e o comum. O primeiro, nasce com essa enfermidade, o segundo, adquire de fontes externas.

Ser diabético não é nenhuma tragédia, pois a pessoa dependerá apenas de sua força de vontade em fazer um bom controle, para sempre. O diabético tem que se conscientizar que poderá ter uma vida longa e saudável, trocando seus antigos hábitos alimentares por uma dieta mais adequada. Se você for diabético, nunca esqueça que necessitará de um controle médico de vez em quando. A dieta constitui parte fundamental no tratamento do diabetes, seja ele leve ou exigindo cuidados especiais.

Recomenda-se também caminhadas diárias. Segundo Thomas Parr, camponês inglês que viveu cerca de 157 anos, para se ter uma vida longa, as pessoas, em geral, devem: "Ter os pés quentes pelo exercício!", e caso sejam propensas a engordar: "Abrir os olhos e fechar a boca!".

Instruções para diabéticos que querem melhorar sua qualidade de vida

Evitar:
- Frituras, panquecas, bolos, doces, pudins, balas, bombons, sorvetes, gelatinas, geléias, açúcares, mel, melado, rapadura etc.
- Não comer beterraba e somente poucas frutas.
- Não comer sempre a mesma fruta.
- Evitar derivados feitos com farinha branca. Prefira os feitos com farinha de glúten e use adoçante não calórico.

Importante: Manter-se firme e não cair em tentação.

Chá que ajuda a controlar o diabetes:

Misture na mesma quantidade, em uma vasilha, as seguintes ervas:

Pata-de-vaca

Pedra-ume-caá

Casca de cajueiro (resinada e cortadinha)

Carqueja

Modo de preparo: Ferva 1 litro de água, desligue o fogo quando levantar a fervura e jogue dentro a medida de 1 xícara (chá) das ervas misturadas. Deixe descansar por 15 minutos. Coe e tome 1 xícara (chá), 4 vezes ao dia.

Diarréia

Comer maçã, banana, batata, arroz cozido só no sal, cenoura.

Beber água de coco e suco de limão.

Doenças cardiovasculares

Uma dieta abundante no consumo de frutas parece proteger contra doenças do coração. O número total de mortes provocadas por doenças cardiovasculares foi significativamente menor entre homens que apresentavam elevado consumo de frutas em estudos preliminares. Um amplo estudo descobriu que homens que consumiam dieta prudente (muitas frutas, legumes, vegetais, grãos integrais e peixe) tiveram 30% menos riscos de ataques do coração quando comparados a homens que consumiam menos produtos da chamada categoria prudente. Estudo paralelo com mulheres mostrou redução de 15% em riscos cardiovasculares quando consumiam mais frutas e vegetais em comparação ao efeito de uma dieta com menos frutas e vegetais.

Dor de garganta

Amigdalite, faringite e laringite. As amídalas atuam como duas sentinelas situadas na porta da garganta e, por isso, podem inflamar quando substâncias estranhas ou tóxicas entram em contato com elas, pela respiração ou pela ingestão de alimentos. O alerta de que algo não está bem ocorre quando elas se tornam bem vermelhas, aumentam de volume e começam a apresentar manchinhas amarelo-esbranquiçadas. Um dos sintomas mais comuns dos problemas de garganta são: rouquidão, perda da voz, dor na garganta, dificuldade de engolir e febre.

Receita especial

Ingredientes:

2 punhados de cascas de cajueiro

½ litro de água

1 colher (chá) de sal

Modo de preparo: Leve ao fogo uma panela com água. Assim que ferver acrescente as cascas e deixe ferver 3 minutos. Desligue e abafe 10 minutos. Coe, ponha o sal. Faça gargarejo pela manhã e à noite.

Dor de ouvido

A dor de ouvido em geral é decorrente de uma inflamação. Mais comum entre as crianças, a dor de ouvido é chamada de otite. Muitas vezes vem acompanhada de febre e podem existir secreções purulentas. Tal desconforto produz dor forte e intensa que precisa de tratamento imediato para evitar complicações e acalmar a dor.

Receita especial
Ingrediente:
1 colher (chá) de um bom azeite.
Modo de preparo: Aqueça o azeite até amornar. Pingar algumas gotas dentro do ouvido inflamado. Coloque um algodão para não escorrer para fora. Evite friagem. Faça compressa quente atrás do ouvido (apenas pano aquecido com ferro de passar roupa).

Enxaqueca
Estas dores de cabeça são mais comuns entre os adultos. São chamadas de cefaléias e podem ser enxaquecas, sinusites, hipertensão arterial, meningite, tumores, cansaços, problemas psicológicos, aneurismas cerebrais. A enxaqueca é uma dor de cabeça muito forte que pode afetar a visão e causar náuseas. Sua origem é circulatória e quase sempre ligada a um fator hereditário. Durante uma crise típica, a enxaqueca atinge metade do crânio.

Frutas que auxiliam no tratamento da enxaqueca

Limão: O suco é muito bom.

Romã: O chá da casca e das folhas desta fruta é bom para aliviar a dor.

Receita especial
Faça pressão com o dedo acima do nariz, na região entre os olhos. Esta pressão, repetida algumas vezes, alivia a dor de cabeça. Experimente!

Estresse
Tomar suco de kiwi, acerola, salsinha, laranja, três vezes ao dia. Tomar à noite suco de maçã, erva-cidreira, alface e limão.

Fragilidade capilar
Incluir frutas no cardápio providencia os nutrientes necessários ao apoio da estrutura do cabelo.

Gripes e resfriados
O resfriado pode ser o início de uma gripe, se não for bem medicado. Por isso alguns cuidados são importantes para que não piore. Na verdade, o resfriado é uma permanente indisposição, caracterizada por coriza, catarro e tosse, que ocorre por algum resfriamento do organismo em razão de uma friagem, exposição a correntes de ar, banho muito frio ou falta de agasalhos. A gripe, por sua vez, é uma doença infecciosa causada por vírus oportunista e contagioso.

Frutas que auxiliam no tratamento das gripes e dos resfriados

Acerola: O suco desta fruta é excelente nestes casos. Tome bastante.

Ameixa: Fruto muito indicado.

Caju: O uso constante do suco desta fruta previne contra gripes e resfriados.

Figos secos: Cozidos no leite são excelentes para fortalecer o organismo nos períodos de gripes e resfriados.

Kiwi: O fruto é muito rico em vitamina C.

Mamão: Fortalece o sistema imunológico. Coma sempre.

Receita especial
Ingredientes:
100 g de ameixas pretas sem o caroço
Mel a gosto
Modo de preparo: Leve ao fogo as ameixas pretas numa frigideira com teflon até que fiquem assadas. Retire do fogo e bata no liqüidificador, misturando bem com o mel. Tome 1 colher (sopa) deste xarope, 4 vezes ao dia.

Insônia
A insônia é um sofrimento terrível para a pessoa que quer dormir e não consegue. Existem várias causas que levam a pessoa a não conseguir dormir: dores, cansaço físico ou mental, temperatura do ambiente inadequada, ansiedade, medo, preocupações, depressão, problemas pessoais, solidão etc.
Evitar tomar bebidas alcoólicas, café, chá-preto, refrigerantes, cigarro, chocolate etc.

Ervas que auxiliam no tratamento da insônia:
Alface: (chá)
Beladona: (chá)
Brotos de mandioca: (chá)
Catuaba cascas: (chá)
Erva-cidreira: (chá)
Erva-doce: (chá)
Macela: (chá)
Malva: (chá)
Poejo: (chá)

Frutas que auxiliam no tratamento da insônia

Laranja: A infusão das flores da laranjeira é excelente para acalmar.

Maçã: Chá desta fruta é um calmante poderoso.

Maracujá: Para combater a insônia, aconselhamos comer a fruta, beber o suco, ou tomar o chá das cascas e folhas.

Receita especial
Ingredientes:
2 punhados de flores e de folhas de maracujá
Modo de preparo: Despeje água fervente sobre as flores e folhas do maracujá. Deixe descansar por 10 minutos e coe. Beber essa infusão de 3 a 4 vezes ao dia. Principalmente antes de deitar.

Mal de Parkinson – As limitações impostas em cada fase
A doença de Parkinson é uma alteração do sistema nervoso central que afeta principalmente o sistema motor, provocando tremores, rigidez muscular e alterações da postura. Outras manifestações não motoras também podem ocorrer, como o comprometimento de memória, depressão e alterações do sono.

Fase 1: O indivíduo tem apenas um lado do corpo afetado por tremores, rigidez ou ambos os sintomas.
Fase 2: Os mesmos sintomas afetam os dois lados do corpo.
Fase 3: Além dos sintomas da fase dois, o indivíduo tem o equilíbrio afetado. Geralmente adquire uma postura curvada e tem extrema dificuldade de mudar de direção rapidamente ou dar passos para trás sem perder o equilíbrio.
Fase 4: A rigidez já o impede de fazer a higiene pessoal, precisando de auxílio até mesmo para alimentar-se.
Fase 5: Ele não consegue se levantar da cama ou da cadeira sem ajuda. Consegue andar, mas muitas vezes com o auxílio de alguém ou de uma bengala.

Dieta sem carne e rica em vitamina B2 pode regredir o Parkinson
Estudos revelam que portadores da doença apresentam deficiência desta vitamina e ingerem muita carne vermelha. Nova dieta fez com que a recuperação motora dos pacientes saltasse de 44% para 70% em apenas três meses.

Incluir B2 e retirar de vez a carne vermelha. Estas duas pequenas alterações estão trazendo grandes benefícios para um grupo de 30 pessoas que participa de um estudo do Dr. Cícero Galli Coimbra.

Os pacientes, a maioria em tratamento no Hospital Municipal do Servidor Público, estão verificando não apenas a estagnação da doença como também a sua regressão. Os dados preliminares da pesquisa foram apresentados no 6.º Congresso Internacional sobre a doença de Alzeimer e Parkinson, em Sevilha."Os melhores resultados são encontrados em pessoas que estão no início da doença", explica Coimbra. "Entretanto, existem casos de pessoas que se tratam há muito tempo e que tiveram uma melhora na função motora de 15% para 90% após a intervenção."

Um dos casos descritos por Coimbra é o da professora Cirlei Favaro, de 66 anos. Portadora de Parkinson há quase dez anos, ela precisava de auxílio para se levantar e reclamava da falta de equilíbrio mesmo com a ingestão de remédios. Seus sintomas, antes de iniciar o tratamento, em setembro de 2002, eram característicos da fase 4 do problema.

Sete meses depois da administração da vitamina e de ter eliminado a carne vermelha de suas refeições, Cirlei comemora: os sintomas regrediram, permitindo que ela voltasse a dirigir e andar a pé sem medo de cair. Hoje, suas características se assemelham aos pacientes que estão na fase 1 da doença.

De acordo com este autor: "Nos meus tratamentos para este mal, além das ervas, da dieta, e da vitamina B2 eu uso a papaína, substância encontrada no mamão. Eu emprego também mulungu, thuiá, tília e ginko-biloba."

Mau hálito:
• Comer alimentos ricos em fibras.
• Tomar o suco de 2 limões diluídos em água, três vezes ao dia.
• Tomar chá de hortelã, maçã e salsa, durante o dia.

Náusea:
• Beber suco de limão para cortar.
• Tomar chá de boldo ou de canela ou cascas secas de laranja com poejo.

Prisão de ventre
Evite carnes vermelhas até regularizar o intestino. Coma bastantes frutas, legumes e verduras. Procure ingerir alimentos que tenham fibras. Coma laranjas com o bagaço, mamão com sementes, ameixas pretas e farelo de trigo.

Próstata – um problema com solução natural

Alho e cebola:
Podem reduzir risco de câncer de próstata. Homens que habitualmente consomem alho e cebolas têm menor risco de desenvolver câncer de próstata, segundo informação do "National Cancer Institute", dos Estados Unidos. Os efeitos benéficos se devem ao composto à base de sulfeto – que causa forte odor – presente nos dois alimentos.

A pesquisa do Instituto Norte-Americano foi feita com base na observação de 238 pacientes com câncer de próstata e 471 homens sãos.

Os que estavam acostumados a ingerir pelo menos 10 g de condimentos como cebola e alho por dia formavam o grupo dos sãos, enquanto que entre os pacientes doentes foi registrado um baixo consumo desses alimentos. Os pesquisadores, liderados pela cientista

Ann Hising, afirmaram que muitos estudos demonstram a eficácia preventiva do alho e da cebola em vários tipos de tumores. Uma dieta correta pode ser excelente medida de prevenção para o câncer de próstata.

Destaque para o tomate

Alho, cebola e cebolinha verde, nozes e cereais integrais são alguns deles, mas o vinho tinto e o suco de uva também possuem substâncias poderosas. Mas quem merece destaque nessa galeria de alimentos é o tomate que, cada vez mais, recebe atenção dos especialistas por causa de um de seus componentes, o licopeno ligado diretamente à redução do risco de câncer de próstata.

Estudos freqüentes demonstram que a ingestão do tomate (ou à base dele) garante menores chances de desenvolvimento de câncer de próstata avançado e também salientaram fortes associações para câncer de estômago e de pulmão. Mas é importante ressaltar que os níveis de licopeno no sangue também são influenciados pela idade, sexo, índice de massa corporal, funcionamento hormonal, níveis de gordura no sangue e consumo de fumo e de álcool.

Próstata: tomate pode ser o novo remédio

Congresso realizado no início de abril em Washington, nos Estados Unidos, reuniu médicos oriundos de diversos centros internacionais de pesquisa para discutir os benefícios do licopeno (antioxidante presente no tomate) à saúde humana. Dentre os estudos apresentados, que serão publicados em breve, está a sua importância no combate à esterilidade masculina e na prevenção à osteoporose em mulheres no período pós-menopausa. Os efeitos benéficos do carotenóide não param por aí. Pesquisa feita recentemente pela Universidade de Harvard, nos Estados Unidos, envolvendo cerca de 48 mil homens, indicou que o consumo do carotenóide, ao menos duas vezes por semana, reduz em 34% os riscos de câncer de próstata. Outro estudo, conduzido pela mesma instituição, analisou durante dez anos mil mulheres e concluiu que aquelas com elevada concentração do nutriente apresentavam menores riscos de problemas no coração.

Útil também para o coração

"O licopeno é reconhecido mundialmente como um potente antioxidante, capaz de minimizar os riscos de ataques cardíacos", diz Mauro Fisberg, chefe do Centro de Adolescentes da *Unifesp* e coordenador do Centro de Pesquisas Aplicadas à Saúde da Universidade São Marcos, explicando que a substância impede a oxidação do LDL, mais popular como "mau colesterol", responsável pela formação das placas de gordura no sangue e, como conseqüência, pela ocorrência de acidentes cardiovasculares, infartos do miocárdio.

Dados da Organização Mundial da Saúde (OMS) indicam que as doenças cardiovasculares são responsáveis, no mundo, por 15 milhões de mortes por ano, equivalentes a 30% do total de óbitos.

Desses, 2/3 ocorrem em países em desenvolvimento. "No Brasil, elas são responsáveis por 300 mil óbitos por ano, uma média de 820 falecimentos por dia, sendo a principal causa de morte natural no País", afirma Fisberg. O médico ressalta ainda que alguns estudos mostram associação entre níveis de licopeno elevado e menor ocorrência de câncer de mama devido a sua ação sobre os radicais livres, minimizando o estresse oxidativo, uma das causas da doença. O licopeno não é produzido pelo organismo. Para obtê-lo, somente é possível pela ingestão de fontes externas. Os alimentos com maiores quantidades da substância são os concentrados à base de tomates. No começo da década de 90, apenas 6% dos europeus e dos norte-americanos conheciam os seus benefícios para a saúde. Atualmente, comemoram os especialistas, esse quadro está sendo revertido rumo ao ideal desejado por eles: acesso e consumo do licopeno por 100% da população. André Rezende diz: "Além da alimentação adequada para este quadro, indico o seguinte chá: Epilobium Parviflorum. Uma erva de origem européia que dá um resultado extraordinário no tratamento da próstata. Muito usada na América do Sul, e no Uruguai."

Reposição hormonal natural para mulheres

A partir dos quarenta anos, as mulheres devem preocupar-se com a reposição hormonal para prevenir os sintomas da menopausa, osteoporose, depressão, envelhecimento precoce, aumento de peso e perda de energia. Para isso, a mulher deve procurar manter sua saúde da seguinte forma: caminhadas diárias e prática de exercícios físicos regulares.

Na alimentação, deve escolher os seguintes alimentos no seu cardápio diário: Soja e seus derivados, inhame, salsinha, gergelim preto, além de alimentos ricos em cálcio, como: ora-pro-nóbis, folhas verdes escuras, farinha de casca de ovos, queijos brancos, frutas etc.

Retenção de líquido

A retenção é provocada pela dificuldade da pessoa eliminar líquido do seu organismo, especialmente em casos de doenças cardíacas e renais, produzindo edemas e inchaços. Quando isso acontece, é necessário usar diuréticos nos pacientes para aumentar a eliminação de líquidos através da urina. Existem ervas e frutas que ajudam a aliviar o problema.

Frutas que ajudam a eliminar os líquidos

Abacate, abacaxi, ameixa, amora, caju, figo, laranja, limão, noz, uva, romã, morango, melancia, jaca, cereja, carambola, lima, manga, melão, tomate, nêspera, pêra, pêssego, maçã, fruta-de-conde, figo da índia.

Recomenda-se beber muito suco das frutas citadas acima.

Reumatismo

É uma designação geral usada para caracterizar um grupo de doenças cujas manifestações principais são a inflamação ou a degenerescência do tecido conjuntivo das articulações dos músculos e de outros órgãos. Existem várias doenças pertencentes ao grupo do reumatismo, como a febre reumática, a artrite reumatóide, a artrite comum, a gota e outras. As doenças reumáticas podem afetar somente as articulações ou simultaneamente o tecido conjuntivo de outros órgãos e o tecido nervoso que seja de uma forma aguda ou crônica em ciclos ou episódios isolados. Alguns tipos de reumatismo são causados por contato com a friagem, o alcoolismo, o tabaco, o consumo excessivo de remédios (antibióticos, corticóides etc.) e os maus hábitos alimentares.

Coloque: 15 g de pimenta em **100** ml de álcool a 60 graus. Massagear a região afetada.

1 xícara (chá) de óleo, **1** xícara (chá) de gengibre picado e outra de alho picado, mais **1** xícara (chá) de pimenta vermelha amassada. Aquecer a mistura no fogo por 10 minutos. Coe e aplique na região dolorida. Cubra com flanela.

Banhos para reumáticos

200 g de sálvia, timo, alecrim, hissopo e menta. Ferver em decocção e despejar no banho. Tomar banho 40° C para provocar transpiração. Em seguida ao banho, fazer uma enérgica fricção das plantas no local, colocar roupão e descansar deitado por 15 minutos.

Sapinho

Limpar a boca com bicarbonato de sódio em algodão. Passar mel rosado (compra-se na farmácia), limpar com sumo de confrei (fresco) ou limpar com suco de tomate maduro. Deixar secar. Repetir uma vez por dia, até curar.

Suor excessivo nos pés
Ingredientes:
3 folhas de louro
3 cravos
1 colher (sopa) de camomila e outra de chá-preto.
Misture tudo em 1 litro de água fervente e faça escalda-pés à noite por 15 minutos. Secar bem os pés após a escalda.

Tosse: existem vários tipos de tosse:

Tosse com catarro: Acontece na inflamação da traquéia e dos brônquios.

Tosse de cachorro: É rouca. Surge das infecções na laringe.

Tosse quintosa: Como a da coqueluche, é chamada de tosse comprida, que é seca, intensa e com acessos acompanhados de vômitos, perda de fôlego e de chiados no peito.

Tosse seca: Que não possui catarro, pode ser causada pela tosse úmida.

Receita de xarope
Ingredientes:
6 dentes de alho
10 folhas de guaco
10 folhas de assa-peixe
2 limões em suco

4 fatias de abacaxi com casca
100 g de mel
1 punhado de calêndula
10 folhas de eucalipto,
ameixas pretas sem caroço.

Modo de preparo: Ferver as folhas em pouca água. Coar e misturar com o mel. Guardar em lugar fresco e bem tampado. Tomar 1 colher (sopa) de 3 em 3 horas e ir diminuindo a freqüência à medida que for melhorando.

Receita especial
Ingredientes:
1 coco verde
100 g de mel

Modo de preparo: Abra um orifício no coco, tire um pouco da água do coco. Introduza o mel através dele. Tampe e mergulhe a fruta em banho-maria por 30 minutos. Vá tomando o conteúdo durante todo o dia.

TPM

Vários estudos sugerem que uma dieta reduzida em gorduras e rica em fibras pode ajudar a reduzir os sintomas da TPM. Muitos médicos recomendam dietas muito baixas em carne e produtos da fazenda ricos em gorduras, consumo de muitas frutas, vegetais e grãos integrais.

Dieta leve

Mantenha uma dieta leve e rica em frutas e legumes, normalmente. Ingira alimentos ricos em fibras: farelo de trigo, arroz integral, verduras e frutas.

Evite alimentos que tenham muitos elementos químicos em sua composição: chocolates, bebidas com gás, alimentos com corantes, doces, frituras, embutidos, carnes vermelhas etc.

Capítulo 4

O Poder dos Chás

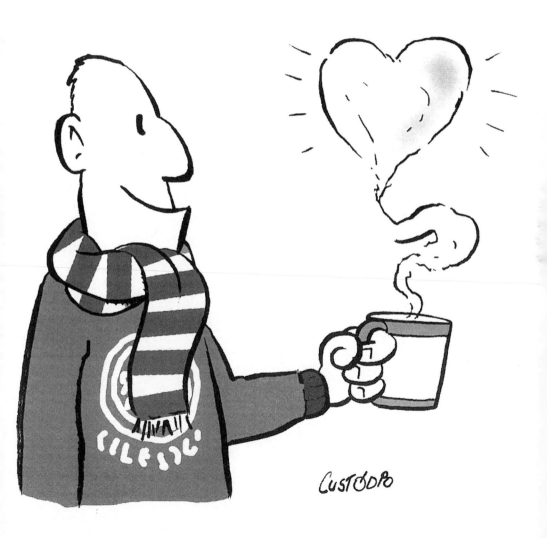

HISTÓRIA DOS CHÁS

Possuidor de muitos atributos pode-se dizer que o chá é uma bebida completa. A cada dia, mais atributos vão sendo descobertos com os inúmeros tipos de chá que vão surgindo, para deleite de pessoas sabedoras dos efeitos benéficos dessa maravilhosa infusão de origem chinesa.

A história do chá está assentada nos costumes da velha China onde, contam, foi criado por volta de 2.800 anos a. C. por um Imperador chamado Shen Nung. Nung é considerado o Pai do Chá, uma vez que, conforme a lenda, o tal Imperador ferveu água para beber (o que é equivalente a destilá-la para evitar doenças) e não observou algumas folhas caídas dentro do recipiente de água e, sentindo um aroma delicioso, arriscou a beber o conteúdo, que achou bastante saboroso e, assim, passou a fazer experiências com várias folhas. Desta forma, o chá foi descoberto, passando a ser uma bebida que está presente em quase todas as sociedades do mundo.

Mesmo sendo pouco provável esta história/lenda, é ela que, nos costumes chineses, consta para explicar a existência do chá. No entanto, é de se presumir que, até chegar ao uso de apenas algumas ervas com propriedades inúmeras, inclusive medicinais, para a infusão, muita gente deve ter morrido tomando veneno puro no afã de descobrir novas ervas e sabores. Assim, uma coisa fica bastante clara: o chá é um produto que envolve todo um processo de sabedoria para se chegar até certas infusões que, nos dias atuais, estão à disposição das pessoas. Basicamente, o chá origina-se nas folhas verdes de árvores denominadas Camellia sinensis, nativas da China e hoje presentes em quase todos os Continentes em suas classificações sinensis e assamica.

Para se chegar à infusão estabelecida nos dias atuais, houve modificações desde a confecção do produto à torrefação e prensagem, até a distinção entre os chás verdes e pretos que conhecemos bem.

Inicialmente, o Japão foi o responsável pela divulgação da utilização do chá fora da China, visto que, no país dos samurais, o produto passou a fazer parte de rituais religiosos Zen-Budista e tornou-se parte primordial da educação japonesa, exercendo papel importante como Chanoyu, ou "Cerimônia do Chá".

A importação do chá para a Europa foi estabelecida pelos holandeses e portugueses no século XVI. Posteriormente, o chá entrou na Rússia, Alemanha, França e em toda a Europa.

A partir do século XIX, o chá passou a fazer parte integrante da vida inglesa e até os dias atuais é um elemento de forte presença na Europa como um todo.

Nos dias atuais, existe um aumento considerável do consumo norte-americano de chá, onde a população está habituada a tomá-lo, principalmente nos meses de verão, em forma de chá gelado.

Chás Medicinais

Alecrim

O alecrim é uma poderosa erva que mantém em sua constituição o poder de um chá fortíssimo hipertensor, anti-reumático, diurético etc., e ainda, quando feito um caldo forte de suas flores e folhas, torna-se um excelente anti-séptico de pele, estimulador do crescimento capilar.

Indicado como chá para Esgotamento cerebral, tênue depressão, distúrbios intestinais, dismenorréia, colecistite crônica e dores reumáticas.

Como uso tópico: Contusões, entorses, queda de cabelo e caspa.

Preparo e uso: Como chá deve ser feita uma infusão de folhas e pouquíssimas flores (um chá bem fraco). Em doses altas, o chá pode causar irritações gastrointestinais e nefrite.

Para uso tópico, deve-se fazer uma infusão forte de flores e folhas e utilizá-la no local externo desejado. **Mas atenção: se aparecer irritação no local, suspenda seu uso.**

Camomila

É um chá extremamente delicado com aroma suave, mas possui muita eficácia como antiinflamatório e contra perturbações estomacais.

Esta erva, nos dias atuais, é largamente industrializada e merece um lugar nos lares, por seu amplo espectro medicinal.

Indicado como chá para Espasmos, cólicas menstruais, diarréia, febre, insônia, dor de barriga e náuseas.

Preparo e uso: Tomar após as refeições, principalmente após o jantar, o que garantirá uma noite tranqüila e bem dormida.

Cavalinha

A cavalinha é uma erva que permite um chá medicinal bastante eficaz como diurético, antiinflamatório, adstringente genito-urinário e revitalizante. A cavalinha atua sobre fibras elásticas das artérias, auxiliando a diminuição do colesterol. Ela age de maneira específica na inflamação da próstata e é um ótimo auxiliar na cicatrização.

Indicado como chá, para Arteriosclerose, afecções de pulmões, hemorragias renais, inflamação e edema da próstata, menstruação excessiva, hipertensão.

Preparo e uso: A infusão deve ser feita com as partes aéreas da cavalinha e ingerida fria em doses terapêuticas.

Chá-verde

Cientistas estão comprovando que o consumo diário de chá-verde, uma das bebidas mais populares do mundo, traz inúmeros benefícios à saúde. O **chá-verde** é um antioxidante 20 vezes mais potente que a vitamina E. Por isso, comprovaram que seus consumidores regulares têm de 15% a 25% menos possibilidades de sofrer enfarto. No Oriente, essa bebida é consumida tanto por adultos, quanto por crianças. Uma única xícara de chá-verde por dia, pode diminuir em 50% a incidência de cáries nas crianças em idade escolar. E se for feito um bochecho com ele, logo após a escovação, a redução chega a 60%, em razão da alta concentração de flúor na bebida. A planta contém substâncias que ativam o sistema imunológico e estimulam a formação de glóbulos brancos. Este chá diminui a absorção dos carboidratos, colaborando, assim, no combate contra a obesidade.

Além disso, diminui o colesterol, é antiinflamatório, normalizador da função tireoidiana, antidepressivo e inibe a formação de pedras na vesícula.

Cuidado:

O consumo do chá deve limitar-se a 1 litro por dia. Não é aconselhável tomar maior quantidade, pois este chá possui cafeína na sua composição, que é estimulante e pode prejudicar o sono.

O consumo do **chá-verde** produz termogênese (criação de calor) e maior gasto de energia e gorduras em humanos. Um estudo conduzido por Erba avaliou o efeito dos compostos do chá-verde em danos oxidativos, causados pelo tratamento com ferro em cultura de células leucêmicas humanas. Os resultados apontaram para o fato de o chá proteger as células dos danos.

Ingestão crescente de **chá-verde** pode auxiliar na redução dos danos oxidativos associados a vários processos de doenças. Substâncias do **chá-verde**, conhecidas como catequinas, podem aumentar a capacidade antioxidante do plasma humano, ajudando a reduzir o risco de doenças cardiovasculares.

Erva Carpinteiro/Mil-folhas

Fazer uma infusão com 20 g da planta (em um litro de água) e tomar depois de esfriar. Tomar durante dois dias, é um ótimo remédio contra doenças nervosas e debilidade em geral.

Esporão de galo

A raiz desta erva é excelente no combate do reumatismo, inflamação de articulações e até de doenças venéreas. Faz-se uma infusão com a raiz, com a casca e com as folhas tenras. Tomar uma medida três vezes ao dia. **Não se deve utilizar os frutos, que não são recomendados.**

Malva

A malva é uma erva fácil de se achar, e com ela se faz um chá medicinal muito conceituado desde os tempos medievais. Ela é usada contra dores, tosse e doenças da laringe (principalmente para os fumantes). Com ela se faz uma infusão com as folhas e flores para tomar como um chá morno. Recomenda-se o uso numa situação de crise.

Sapoti

A casca do sapotizeiro é utilizada como uma infusão bem leve, para combater os estados febris, além de ótimo diurético. Com um pequeno pedaço da casca do sapotizeiro faça um chá e tome-o frio. Duas xícaras pequenas resolvem os problemas mais agudos.

Tília

O chá de tília é conhecido há muito tempo e seu emprego é para o combate eficaz do artritismo e reumatismo. Neste caso, faz-se uma infusão com as flores da planta. A utilização da casca da tília é um remédio fantástico para as vias biliares, para a cura de muitos males da bexiga e também contra a gota.

RECEITAS DE CHÁS

Ácido úrico
Ingredientes:
1 punhado de folhas de verônica
1 punhado de chapéu-de-couro
½ litro de água
Modo de preparo: Ferver a água. Colocar as ervas por 15 minutos. Coar e tomar 1 xícara (chá) até 4 vezes ao dia.

Adormecer logo
Ingredientes:
2 cascas de maracujá picadas
2 punhados de cascas de maçãs desidratadas
1 alface inteiro picado
2 fatias de abacaxi picadas, com casca.
1 copo de água fervente
Modo de preparo: Ponha os ingredientes dentro de uma vasilha e despeje água fervente por cima. Espere 15 minutos e coe. Esquente novamente. Sirva numa xícara e vá para a cama. Beba o mais quente que suportar, mesmo no verão. Deite-se imediatamente após e relaxe. O sono chega rápido e você dorme muito bem. Pode usar este chá sempre que quiser.

Aerofagia – 1
Ingredientes:
1 colher (sopa) de sementes de coentro
1 colher (sopa) de anis-estrelado
1 colher (sopa) de zedoária
1 colher (sopa) de funcho
2 copos de água
Modo de preparo: Ferver a água. Quando estiver fervendo colocar as sementes e raízes. Ferver por 10 minutos e deixar esfriar. Coar e tomar 1 xícara de chá de 3 a 5 vezes ao dia, até melhorar.

Aerofagia – 2
Ingredientes:
1 colher (sopa) de erva-doce
1 colher (sopa) de cominho
1 colher (sopa) de poejo
1 colher (sopa) de anis-estrelado moído
3 xícaras (chá) de água fervendo
Modo de preparo: Quando a água ferver, acrescente as sementinhas, deixe por uns 3 minutos, desligue o fogo e espere amornar. Tome 1 vez por dia.

Afta
Ingredientes:
2 limões
1 punhado de alfavaca
1 punhado de tanchagem
1 punhado de saião
1 litro de água
Modo de preparo: Ferva a água e coloque as ervas, ferva por mais 3 minutos. Coe e coloque suco de limão, faça o bochecho de 4 a 5 vezes ao dia.

Anemia
Ingrediente:
1 beterraba cortada
10 g de raiz de alcaparra
1/3 de maço de agrião com talo
200 g de rapadura raspada
1/2 litro de água
Modo de preparo: Ferver durante 20 minutos, deixar esfriar e passar numa peneira fina. Colocar em 1 vidro limpo com tampa. Tomar 1 colher (sopa), 3 vezes ao dia. **Criança:** 1 colher (chá).

Anemias, hemorragias, gases e menstruação difícil
Ingredientes:
1 punhado de urtiga vermelha
1 punhado de cominho
2 copos de água
Mel a gosto
Modo de preparo: Preparar um chá de urti-

ga vermelha e cominho, tomar 2 vezes ao dia. Urtiga vermelha: O suco das folhas é bom para anemias e pobreza do sangue. Pode-se usar, também, o chá das folhas para regularizar a menstruação e deter as hemorragias. O cominho combate os gases intestinais e auxilia a digestão.

Ansiedade (controlar)
Ingredientes:
1 colher (sopa) de valeriana
3 colheres (sopa) de tília
2 xícaras (chá) de água fervendo
Mel a gosto
Modo de preparo: Use como chá. Se quiser use, também, chá de folhas de laranjeira, tília, cidreira (capim-limão), de 6 a 8 copos de chá por dia.

Arteriosclerose
Ingredientes:
1 punhado de malva
1 punhado de tanchagem
1 punhado de manjericão picado
6 dentes de alho picado
¼ de cebola picada
1 limão-galego cortado com a casca
3 xícaras (chá) de água
Mel a gosto
Modo de preparo: Ferva os ingredientes rapidamente, menos o limão. Despeje numa vasilha sobre o limão. Deixe descansar por 10 minutos e coe. Beba de 3 a 4 vezes ao dia.

Artrite
Ingredientes:
1 colher (sopa) de raiz da erva-doce
1 colher (sopa) de bardana
2 colheres (sopa) de cavalinha
3 xícaras (chá) de água fervendo
Modo de preparo: Deixe as raízes da bardana e da erva-doce por uns 2 a 3 minutos em fervura, numa vasilha de louça ou vi-

dro. Desligue o fogo e acrescente a cavalinha. Deixe amornar e tome 1 xícara (chá) antes de cada refeição.

Asma – 1
Ingredientes:
1 colher (sopa) de tília
1 colher (sopa) tomilho
Modo de preparo: Junte esta mistura a água fervendo, desligue o fogo e deixe a vasilha tampada até amornar. Use o chá coado e adoçado com mel.

Asma – 2
Ingredientes:
8 folhas de eucalipto
1 colher (sopa) de broto de pinheiro
1 colher (sopa) de cavalinha
1 colher (sopa) de tília
1 colher (sopa) de tomilho
1 xícara (chá) de água fervendo
Modo de preparo: Deixe em banho-maria, em vasilha de vidro ou louça, e ferva por uns 3 minutos. Acrescente 2 xícaras (chá) de mel. Desligue o fogo, coe e use como xarope (4 colheres ao dia), acrescentando 3 gotas de óleo de eucalipto (numa colher de sopa) na hora de usar.

Asma – 3
Ingredientes:
4 colheres (sopa) de cebola roxa picada
1 limão galego cortado com a casca
1 colher (sopa) de flores de laranjeira
1 colher (sopa) de flores de mamoeiro
4 colheres (sopa) de agrião
1 colher (sopa) de orégano
Modo de preparo: Acrescente 2 xícaras (chá) de mel de eucalipto, macere bem e deixe por 12 horas em local fresco. Coe e guarde, usando como xarope, até 4 colheres ao dia, com 3 gotinhas de óleo de eucalipto na hora de tomar.

Bebês (aliviar dores de barriga)
Ingredientes:
Um pouco de jalapa, alecrim, hortelã, erva-doce e funcho.
Modo de preparo: Faça um chá bem fraquinho com algumas destas ervas e não adoce. Sirva o bebê toda vez que tiver sede.
Atenção: Nervosismo e impaciência da mãe influem na saúde do bebê, que acaba mamando mais depressa, sentido-se um incômodo na família. Dê também bastante água mineral para a criança.

Bronquite
Ingredientes:
½ litro de água filtrada
12 folhas de eucalipto
1 punhado de assa-peixe
1 punhado de alfazema
1 punhado de agoniada
Rodelas de limão
Mel a gosto
Modo de preparo: Ferva a água e coloque as ervas. Tampe. Desligue o fogo. Espere 15 minutos. Coe e coloque as rodelas de limão na xícara. Adoce a vontade com mel.Tome bem quente. Evite correntes de ar.

Cálculo biliar
Ingredientes:
1 punhado de taraxaco
1 punhado de bardana
½ litro de água
Modo de preparo: Usar estas ervas em água fervente por 20 minutos. Coar e tomar 1 xícara (chá), 4 vezes ao dia.

Cálculos renais – 1
Ingredientes:
1 colherada de semente de zimbro
1 punhado de alfavaca
1 punhado de bardana

½ litro de água
Modo de preparo: Ferver a água. Quando estiver fervendo colocar a semente e as ervas e ferver mais 10 minutos. Deixar esfriar e coar. Tomar 1 xícara (chá), 4 vezes ao dia.

Cálculos renais – 2
Ingredientes:
3 colheres (sopa) de quebra-pedra
3 colheres (sopa) de cabelo de milho
1 pêra cortadinha com casca
5 xícaras (chá) de água fervendo
Modo de preparo: Deixe as ervas e a pêra na água fervendo por alguns minutos. Deixe esfriar e tome o máximo que agüentar deste chá por dia. Exagere, pois é preciso retirar a "areia" dos rins.

Calmante
Ingredientes:
1 pé de alface pequeno
2 punhados de maçã seca
Mel a gosto
Modo de preparo: Pegue as folhas da alface e as maçãs secas. Coloque em 1 copo de água para ferver. Deixe em infusão por alguns minutos. Se quiser pode adoçar, devendo-se tomar o chá morno.

Cistite – 1
Ingredientes:
1 punhado de flor-de-lúpulo
1 punhado de chapéu-de-couro
4 folhas de abacateiro
½ litro de água
Modo de preparo: Ferver a água, colocar as ervas, tampar e deixar esfriar. Coar e tomar 1 xícara (chá), 3 vezes ao dia.

Cistite – 2
Ingredientes:
3 colheres (sopa) de parietária

1 colher (sopa) de cavalinha
1 colher (sopa) de malva
1 colher (sopa) de camomila
3 xícaras (chá) de água fervendo
Modo de preparo: Junte as ervas indicadas, deixe ferver por uns 3 minutos. Desligue o fogo, espere esfriar, cuidando para que a vasilha esteja tampada. Coe e tome 1 xícara antes das refeições.

Cistite – 3
Ingredientes:
1 colher (sopa) de pata-de-vaca
2 colheres (sopa) de cabelo de milho
1 colher (sopa) de alfavaca de cheiro
1 colher (sopa) de rosas-brancas
3 xícaras (chá) de água fervendo
Modo de preparo: Proceda como na fórmula anterior.

Cistite – 4
Ingredientes:
2 colheres (sopa) de calêndula
1 colher (sopa) de raiz de salsinha
1 colher (sopa) de quebra-pedra
1 colher (sopa) de tília
4 xícaras (chá) de água fervendo
Modo de preparo: Proceda como na fórmula anterior. Faça banho de assento 2 vezes ao dia no chá quente de eucalipto, malva, broto de pinheiro ou camomila. Toda vez que urinar, ligue o chuveiro na água quente, sente no vaso e deixe a água do chuveirinho ou ducha cair sobre a bexiga e o órgão genital.

Cistite – 5
Ingredientes:
1 pedaço de casca de jatobá do tamanho da palma da sua mão
1 punhado de cabelo de milho
1 punhado de bardana

½ litro de água
Modo de preparo: Fazer um chá. Deixar ferver por 5 minutos. Deixar esfriar. Coar. Tomar durante o dia. Se quiser aumentar a dose do chá durante seu dia, porque você se sentiu melhor, recomendamos entrar em contato com um profissional da área para receber a indicação correta.

Cólica estomacal
Ingredientes:
1 punhado de anis-estrelado
1 punhado de espinheira-santa
1 colher (café) de noz-moscada
2 copos de água
Modo de preparo: Ferver durante 15 minutos. Coar e tomar 1 xícara (chá) até 4 vezes ao dia.

Cólica infantil
Ingredientes:
1 punhado pequeno de camomila
½ colher (chá) de erva-doce
1 folha de louro
1 copo de água
Modo de preparo: Ferver 1 copo de água junto com as ervas. Coar, adoçar com mel e dar na mamadeira, aos poucos, de 2 em 2 horas.

Cólica menstrual – 1
Ingredientes:
1 punhado de folhas de louro
1 colher (café) de pó de noz-moscada
1 colher (sopa) cheia de erva-doce
2 copos de água
Modo de preparo: Ferver em 2 copos de água, tomar 1 xícara (chá) de 2 em 2 horas. Fazer compressas quentes no local com chá de gengibre (raiz cortada, fervida em 2 litros de água). As compressas ajudam a livrar as cólicas, repita quantas vezes for necessário.

Cólica menstrual – 2
Ingredientes:
1 punhado de flores de calêndula
1 colher (chá) de noz-moscada ralada
1 anis-estrelado
1 copo de água filtrada
Modo de preparo: Em 1 xícara (chá) de água fervente, coloque 1 punhado das flores de calêndula, o pó da noz e o anis. Abafe por 10 minutos e coe. Tome 2 xícaras deste chá, diariamente, nos 10 dias anteriores à menstruação.

Cólica menstrual – 3
Ingredientes:
2 colheres (sopa) de camomila
3 anis-estrelados
3 colheres (sopa) de melissa
6 xícaras (chá) de água fervendo
Modo de preparo: Cubra as ervas com a água fervendo. Quando esfriar, tome até 4 xícaras por dia.

Cólica renal – 1
Ingredientes:
2 colheres (sopa) de sementes de linhaça
1 punhado de quebra-pedra
6 folhas de abacateiro
1 punhado de erva-doce
1/2 litro de água
Modo de preparo: Ferver 1 punhado das ervas durante 15 minutos. Coar e tomar 1 xícara (chá) até 5 vezes ao dia.

Cólica renal – 2
Ingredientes:
3 colheres (sopa) de parietária
1 colher (sopa) de cavalinha
1 colher (sopa) de malva
6 xícaras (chá) de água fervendo
Modo de preparo: Cubra as ervas com a água fervendo, deixando até amornar. Tome até 6 xícaras (chá) por dia.

Contusões e batidas (uso externo)
Ingredientes:
1 punhado de arnica
1 punhado de confrei
1 punhado de mastruço
2 copos de água
Modo de preparo: Ferver um punhado de cada erva durante 15 minutos. Faça compressas quentes no local várias vezes ao dia.

Corrimento vaginal – 1
Ingredientes:
1 punhado de quitoco
1 punhado de cipreste
1 punhado de folha de nabo
Modo de preparo: Fazer uma infusão das 3 ervas e usar para lavar o local (lavagem vaginal). Alivia a inflamação e a respectiva irritação. Enxugar com um pano bem macio. Repetir a operação no dia seguinte, durante uma semana.

Corrimento vaginal – 2
Ingredientes:
1 punhado de anis-estrelado
1 punhado de tanchagem
1 punhado de raiz de abutua, de agoniada ou de algodoeiro.
2 copos de água
Modo de preparo: Ferva tudo por alguns minutos, deixe descansar e beba, 4 vezes ao dia.

Dor de ouvido (compressas)
Ingredientes:
1 pedaço de gengibre
1 punhado de camomila
1 punhado de verbasco
Modo de preparo: Ferver juntos e fazer compressas quentes, várias vezes ao dia.

Dente inflamado
Ingredientes:
10 folhas de batata-doce

1 punhado de confrei
2 copos de água
Modo de preparo: Ferver 1 punhado de cada erva em 1/2 litro de água. Fazer bochecho bem quente várias vezes ao dia e procurar um dentista o mais rápido possível.

Descongestionar narinas – 1
Ingredientes:
1 copo de chá quente de sálvia
1 vidro de boca estreita quatro vezes maior que o copo de chá
Modo de preparo: Despeje o chá quente de sálvia no vidro e, aproximando a boca do vidro de seu nariz, respire o vapor. Em pouco tempo, o nariz ficará livre da congestão.

Descongestionar narinas – 2
Ingredientes:
2 colheres (sopa) de alecrim
2 colheres (sopa) de urtiga
2 colheres (sopa) de manjericão
3 xícaras (chá) de água fervendo
Modo de preparo: Despeje a água fervendo sobre as ervas. Tampe e deixe esfriar. Tome até 3 xícaras deste chá, por dia.

Desintoxicante
Ingredientes:
1 punhado de boldo
1 punhado de carqueja
1 punhado de dente-de-leão
2 copos de água
Modo de preparo: Ferver a água, colocar as ervas por mais 2 minutos em fogo baixo, tampar e deixar esfriar. Coar e tomar 1 xícara, 3 vezes ao dia.

Diarréia – adulto e infantil
Ingredientes:
1 punhado de flor de camomila
10 folhas de goiabeira

1 copo de água
Modo de preparo: Ferver por 15 minutos, coar e tomar 1 xícara (café) até 5 vezes ao dia. **Criança:** 1/2 dose.

Diarréia com febre
Ingredientes:
1 punhado de girassol (pétalas)
1 punhado de camomila (flor)
1 pedaço de casca de angico
½ litro de água
Modo de preparo: Ferver a água e colocar as ervas, ferver mais 10 minutos, deixar esfriar, coar e tomar 1 xícara (chá) até 4 vezes ao dia. **Criança:** 1/2 xícara de café.

Diarréia – fórmula 1
Ingredientes:
1 xícara (chá) de casca de romã
½ xícara (chá) de broto de goiabeira
4 colheres (sopa) de tília
1 litro de água fervendo
Modo de preparo: Junte as ervas numa vasilha de louça ou vidro, despeje água fervendo e deixe a vasilha tampada até o chá esfriar. Acrescente 1 colher (chá) de sal marinho e 2 colheres (sopa) de mel. Coe e tome de 20 em 20 minutos, 1 colher (sopa).

Diarréia – fórmula 2
Ingredientes:
4 colheres (sopa) de casca de carvalho
4 colheres (sopa) de camomila
4 colheres (sopa) de broto de goiabeira
1 xícara de (chá) carvão vegetal moído fino como pó
1 litro de água fervendo
Modo de preparo: Junte as ervas em água fervendo, em vasilha de louça ou vidro, deixando por 3 minutos. Desligue o fogo e deixe amornar. Junte então o carvão e coe. Tomar 3 colheres (sopa) de hora em

hora, agitando bem a vasilha antes de servir o chá.

Tomar aos poucos o dia todo. Não acrescente sal.

Diarréia com inflamação intestinal
Ingredientes:
4 folhas de mangueira
6 folhas de goiabeira
1 punhado de folhas e talos de mastruço
2 copos de água
Modo de preparo: Ferver a água e colocar as ervas e as folhas cortadas, por 20 minutos. Apagar o fogo e deixar a panela tampada. Tomar uma xícara (chá) de 2 em 2 horas. **Criança:** a metade da dose.

Dieta (noite)
Ingredientes:
1 pedaço de pau de canela
1 pedaço de abacaxi com casca
1 folha de erva-cidreira
1 copo de água
Modo de preparo: Ferver juntos por 5 minutos. Usar adoçante. Tomar morno ao deitar. Comer de 3 em 3 horas um pouco de: gelatina *diet*, frutas, queijo branco, iogurte natural, carnes magras, legumes e verduras.

Diurético natural – 1
Ingredientes:
1 punhado de chapéu-de-couro
1 punhado de quebra-pedra
½ litro de água
Modo de preparo: Ferver tudo junto e tomar l xícara (chá), 4 vezes ao dia.

Diurético natural – 2
Ingredientes:
1 macinho de vagens de feijão-verde
½ litro de água
Modo de preparo: Ferva o macinho das vagens cortadas ao meio em 1/2 litro de água.

Dor de cabeça – 1
Ingredientes:
1 punhado de louro
1 punhado de alecrim
1 punhado de tomilho
2 galhos de hortelã
1 punhado de alfazema
2 copos de água
Modo de preparo: Usar 1 punhado de cada erva em 1/2 litro de água fervente por 15 minutos. Coar e tomar 1 xícara (chá) até 4 vezes ao dia.

Dor de cabeça – 2
Ingredientes:
1 punhado da raiz de angélica
1 punhado de mil-homens
1 punhado de carqueja
3 folhas de louro
1 rodela de limão ou laranja
Modo de preparo: Misturar todos os ingredientes, menos o limão/laranja e preparar um chá. Tomar, sem açúcar, pondo dentro a rodela, 3 a 4 vezes ao dia.

Dor de cabeça – 3
Ingredientes:
1 colher (sopa) de sementes de girassol tostadas e moídas
1 xícara (chá) de água fervendo
Modo de preparo: Misture o pó das sementes de girassol na água fervendo e deixe amornar. Coe e tome com mel.

Dor de cabeça – 4
Ingredientes:
1 punhado de capim-santo
1 punhado de calêndula
1 punhado de camomila

Mel a gosto

Modo de preparo: Faça uma infusão com água filtrada (2 copos). Tome bem quente e relaxe por 20 minutos. Adoce a gosto.

Dor de cabeça causada por má digestão
Ingredientes:
4 folhas de louro
1 punhado de funcho
1 colher (café) de sementes de endro
1 copo de água
Modo de preparo: Ferver a água, colocar as ervas e as sementes, ferver mais 5 minutos, deixar esfriar. Tomar 1 xícara (chá) de 3 em 3 horas.

Dor de dente (bochecho)
Ingredientes:
1 punhado de guiné
3 galhos de hortelã
1 copo de água
Modo de preparo: Ferver tudo junto e fazer bochecho quente.

Dores musculares
Ingredientes:
1 punhado de manjerona
1 punhado de mil-homens
6 folhas de louro
Modo de preparo: Ferver todos os ingredientes em 1/2 litro de água por 15 minutos. Coar e tomar 1 xícara (chá), 4 vezes ao dia.

Edema (compressas)
Ingredientes:
5 dentes de alho (picados)
1 pedaço de gengibre (cortados)
1 punhado de manjerona
1 punhado de hamamélis
Modo de preparo: Ferver tudo junto em 1 litro de água e fazer compressas quentes até 4 vezes ao dia.

Edema
Ingredientes:
2 pêras com casca
Modo de preparo: Ferver 2 pêras cortadas ao meio em 1/2 litro de água, durante 20 minutos. Tomar o chá aos poucos o dia todo.
Pode comer as pêras cozidas e adoçar com um fiozinho de mel.

Emagrecer – 1
Ingredientes:
1 punhado de chá-verde
1 punhado de stévia (folhas)
1 fatia de abacaxi
1 copo de água
Modo de preparo: Ferver juntos. Depois das refeições, tomar 1 xícara (chá).

Emagrecer – 2
Ingredientes:
1 punhado de folhas de java
1 punhado de folhas de oliveira
1 punhado de folhas de urucum
Folhas de bugre
Modo de preparo: Misturar as ervas na mesma quantidade. Usar 1 punhado em 1/2 litro de água fervente. Deixar 20 minutos e coar. Tomar 1 xícara (chá) até 4 vezes ao dia.

Enxaqueca
Ingredientes:
2 laranjas com casca
1 punhado de flor de camomila
6 folhas de louro
1 suco de um limão
2 copos de água
Modo de preparo: Ferver a água, quando estiver fervendo coloque os ingredientes. Ferver mais 1 minuto, deixe esfriar. Tomar 1 xícara (café) de 2 em 2 horas.

Espasmo estomacal e calmante
Ingredientes:
1 punhado de camomila
1 punhado de alecrim
1 punhado de funcho
2 copos de água
Modo de preparo: Ferver tudo junto por 15 minutos. Coar, tomar 1 xícara (chá), até 4 vezes ao dia. **Criança:** 1/2 xícara (café).

Estômago (dores e mal-estar)
Ingredientes:
5 folhas frescas de boldo do Chile
1 punhado de espinheira-santa
Modo de preparo: Colher folhas de boldo, lavar bem e amassá-las, colocá-las numa vasilha de vidro ou porcelana, acrescentar água fervendo por cima e tampar. Depois de 10 minutos coar e tomar.

Atenção: As pessoas deveriam tomar o chá verificando a temperatura da xícara, se a sua mão não agüenta segurá-la, então não deve tomá-lo. Por esse motivo, no Oriente, as xícaras não possuem cabo e fica mais fácil saber se o chá está pronto para ser ingerido sem danificar a língua.

Estômago e úlceras
É necessário usar água ou chás indicados na proporção de 6 a 8 copos por dia.
São indicados os chás de hortelã, poejo, malva, camomila, quássia e genciana, espinheira-santa e calêndula.

Experimente o seguinte tratamento durante 3 dias
Suco de couve 1 colher (sopa), de hora em hora, e chá de espinheira-santa, até 6 copos por dia, alternando com chá de calêndula.
Durante 5 dias: Mamão e banana-maçã de 3 em 3 horas. Suco de couve em jejum e ao deitar. Chá de espinheira-santa nos intervalos. Após a dieta, é aconselhável passar pelo menos 3 meses com alimentação vegetariana.

Estomatite
Ingredientes:
2 colheres (sopa) de calêndula
2 colheres (sopa) de rosa-branca
2 colheres (sopa) de camomila
2 colheres (sopa) de flor de laranjeira
2 xícaras (chá) de água fervendo
Modo de preparo: Deixar as ervas indicadas na água fervendo até amornar. Coar e tomar ½ xícara, de 2 em 2 horas.

Fadiga
Ingredientes:
1 punhado de alecrim
1 punhado de raiz de ginseng
1 punhado de melissa
½ litro de água
Modo de preparo: Ferver durante 15 minutos. Coar e tomar 1 xícara (chá), 3 vezes ao dia.

Falta de apetite – 1
Ingredientes:
1 punhado pequeno de angélica (raiz)
1 punhado pequeno de genciana
1 punhado pequeno de carqueja-doce
1 punhado pequeno de quássia
2 copos de água
Modo de preparo: Ferver tudo junto durante 15 minutos. Coar e tomar 1 xícara (chá) 1 hora antes do almoço e jantar. **Criança:** 1/2 xícara (café).

Falta de apetite – 2
Ingredientes:
1 punhado de folha de limoeiro
1 punhado de raiz de salsão
1 colher (sopa) de tomilho

3 punhados de folhas de alcachofras
2 copos de água
Modo de preparo: Deixar em infusão em água fervente todas as ervas. Espere até ficar morno. Filtrar e beber 1 xícara (chá) 30 minutos antes das refeições.

Febre – 1
Ingredientes:
1 punhado de flor de sabugueiro
1 punhado de sálvia
1 limão por xícara
½ litro de água
Modo de preparo: Ferver as ervas em meio litro de água por 15 minutos. Coar e tomar 1 xícara (chá) com o limão, adoçada com mel. Em caso de febre alta, tomar de 2 em 2 horas. **Criança:** 1/2 xícara (café).

Febre – 2
Ingredientes:
1 pedaço de talo de abóbora
½ xícara de sementes de laranja
2 copos de água
Modo de preparo: Ferver tudo junto por 15 minutos. Coar, adoçar com mel e tomar 1 xícara (chá) de 2 em 2 horas. **Criança:** 1/2 xícara (café).

Ferida na perna
Ingredientes:
1 pedaço de casca de barbatimão
1 punhado de folhas de malva
1 punhado de confrei
Modo de preparo: Ferva tudo junto durante 20 minutos. Lave a ferida 4 vezes ao dia. Enxugue bem com pano suave.

Feridas
Ingredientes:
1 punhado de cavalinha
1 punhado de mastruço
1 punhado de erva-de-bicho

Modo de preparo: Fazer chá das ervas e tomar 1 xícara (chá), 4 vezes ao dia

Ferimentos (compressas)
Ingredientes:
1 punhado de confrei
1 punhado de barbatimão
1 punhado de calêndula
1 litro de água
Modo de preparo: Ferver juntos por 15 minutos, deixar esfriar e lavar a ferida até 4 vezes ao dia.

Fermentação intestinal
Ingredientes:
1 punhado pequeno de casca de nogueira
1 punhado pequeno de casca de zedoária
1 colher (café) de sementes de erva-doce
2 anis-estrelado
½ litro de água
Modo de preparo: Ferver a água. Colocar as ervas e ferver mais 10 minutos. Deixar esfriar e coar. Tomar 1 xícara (café), até 4 vezes ao dia.

Fígado
Ingredientes:
Folhas de alcachofras e talos
1 litro de água
Modo de preparo: Ferva tudo e faça um chá bem escuro. Sempre que puder, tome este chá quente ou frio. Não há contra-indicação. Quanto mais tomar melhor será.

Flatulência
Ingredientes:
1 punhado de camomila
1 punhado de anis-estrelado
1 punhado de raiz de angélica
1 punhado de erva-doce ou funcho
½ litro de água
Modo de preparo: Ferver juntos durante 15 minutos. Coar, tomar 1 xícara (chá), 3 ou 4 vezes ao dia. **Criança:** 1/2 xícara (café).

Garganta (antiinflamatório e tira dores)

Ingredientes:
Cascas de romãs secas ao sol, sem sementes
1 pitadinha de sal
2 copos de água

Modo de preparo: Deve ser feito com antecedência e guardado em vidro com tampa, para usar quando for preciso. Partem-se as romãs, retiram-se os caroços e deixa-se secar ao sol. Para o chá, use as cascas secas. Mistura-se uma pitadinha de sal. Em seguida, faz-se um gargarejo, deixando que permaneça o maior tempo possível em contato com a garganta. Deve-se manter este procedimento em torno de 4 a 5 vezes por dia. Para cada romã, colocar aproximadamente 2 copos de água.

Garganta e gripe

Ingredientes:
1 cabeça de alho
1 pedaço de gengibre
½ copo de água
½ copo de açúcar cristal

Modo de preparo: Ferver tudo junto por 30 minutos. Deixar esfriar. Misturar 100 g de mel de eucalipto e tomar 1 colher (sopa), 4 vezes ao dia. **Criança:** 1 colher (café).

Garganta infeccionada

Ingredientes:
2 punhados de folhas de feijão-de-gando ou andu
2 copos de água filtrada

Modo de preparo: Este chá é utilizado contra infecções na garganta, boca e vias respiratórias. Fazer um chá e tomar. Fazer gargarejo com o mesmo chá. Alívio quase que imediato da garganta. Em apenas 2 dias, as infecções saram.

Garganta inflamada

Ingredientes:
1 punhado de uva-ursi
1 punhado de mil-homens
1 punhado de garra-do-diabo
1 litro de água

Modo de preparo: Ferver todos os ingredientes juntos durante 15 minutos, coar, tomar 1 xícara (chá), 4 vezes ao dia. **Criança:** 1/2 xícara (café).

Garganta inflamada (gargarejo) – 1

Ingredientes:
1 punhado de cravo
1 pedaço de gengibre (cortado pequeno)
1 punhado de sementes de linhaça
1 punhado de manjerona
½ litro de água

Modo de preparo: Ferver juntos durante 15 minutos. Coar e fazer gargarejo morno durante várias vezes ao dia.

Garganta inflamada (gargarejo) – 2

Ingredientes:
1 colher de mel
1 suco de limão
2 rodelas de gengibre
1 fatia de maçã
½ copo de água

Modo de preparo: Ferver a água. Colocar tudo na água quente e ferver por 15 minutos. Fazer gargarejo até 4 vezes ao dia.

Garganta inflamada e rouquidão

Ingredientes:
4 dentes de alho cortados
1 pedaço de pau de canela
1 colher (café) de cravo
1 colher (sopa) de mel
1 copo de água

Modo de preparo: Ferver a água. Colocar as ervas e fervê-las por 10 minutos. Coar e fazer gargarejo morno, 4 vezes ao dia.

Gases

Ingredientes:
2 colheres (sopa) de anis-estrelado
2 colheres (sopa) de erva-doce

1 colher (sopa) de cominho
5 xícaras (chá) de água
Modo de preparo: Macere o anis-estrelado, junte a erva-doce e o cominho e deixe em fervura por 20 minutos. Desligue o fogo, espere esfriar e tome 5 a 6 copos do chá por dia. Para evitar o problema, combine bem os alimentos, use regularmente de 6 a 8 copos de água por dia e não coma entre as refeições. Procure fazer exercícios físicos.

Gastrite
Ingredientes:
2 colheres (sopa) de espinheira-santa
2 colheres (sopa) de rosa-branca
2 colheres (sopa) de camomila
2 colheres (sopa) de melissa
5 xícaras (chá) de água fervendo
Modo de preparo: Deixe as ervas na água fervendo até esfriar. Tome de 6 a 8 copos deste chá por dia, nos intervalos das refeições. Aconselha-se a não misturar dois tipos de amidos em uma mesma refeição. **Exemplo:** não misturar arroz com batata e feijão.

Gastrite e úlcera
Ingredientes:
1 punhado de zedoária
1 punhado de espinheira-santa
1 punhado de mastruço
1 pedacinho de barbatimão (2 dedos)
Modo de preparo: Fazer o chá e tomar 1 xícara (chá), 4 vezes ao dia, de preferência frio.

Gripes e resfriado
Ingredientes:
1 colher (sopa) de tomilho
2 colheres (sopa) de sabugueiro
2 colheres (sopa) de eucalipto
2 xícaras (chá) de água fervendo
Modo de preparo: Cubra as ervas com a água fervendo. Conserve a vasilha tampa-

da. Quando amornar, beba até 2 xícaras do chá. Use adoçante ou mel.

Hemorragias
Ingredientes:
2 copos grandes de água filtrada
30 g de bolsa-de-pastor
Modo de preparo: Preparar uma infusão e tomar dois copos durante o dia.

Hemorróidas
Ingredientes:
1 punhado de castanha-da-índia
1 punhado de erva-de-bicho
2 copos de água
Modo de preparo: Ferver tudo junto por 15 minutos, deixar esfriar, tomar 1 xícara (chá), 3 vezes ao dia.

Hemorróidas (banhos)
Ingredientes:
1 punhado de folha de café
1 punhado de hamamélis
1 punhado de sabugueiro
2 litros de água
Modo de preparo: Ferver juntos e fazer banhos quentes de assento 2 vezes ao dia, usando seiva de babosa no local.

Hipoglicemia
Ingredientes:
1 punhado de alcaçuz
1 punhado de dente-de-leão
½ litro de água
Modo de preparo: Ferver juntos durante 15 minutos. Coar e tomar 1 xícara (chá), 3 vezes ao dia.

Incontinência urinária
Ingredientes:
2 colheres (sopa) de flores de hipérico
½ colher (sopa) de valeriana

2 colheres (sopa) de camomila
2 colheres (sopa) de menta
2 colheres (sopa) de tília
8 folhinhas de hortelã
3 anis-estrelados

Modo de preparo: Macere bem as ervas, cobrindo com 1 xícara (chá) de mel. Use 2 colheres (chá) em 1/2 xícara de água, até 3 vezes ao dia. Evite dar água e outros líquidos para a criança após às 4 horas da tarde. É fundamental conhecer a causa do problema para um tratamento mais efetivo.

Inflamação na garganta (gargarejo)
Ingredientes:
1 colher (sopa) de mel
1 suco de limão
2 rodelas de gengibre
1 fatia de maçã
½ copo de água

Modo de preparo: Ferver a água. Colocar tudo na água quente e ferver por 15 minutos. Fazer gargarejo até 4 vezes ao dia.

Insônia – 1
Ingredientes:
1 punhado de tília
1 punhado de valeriana
1 punhado de melissa mulungu

Modo de preparo: Ferver a água, quando estiver fervendo coloque os ingredientes. Ferva mais 1 minuto, deixe esfriar. Tomar ao deitar.

Insônia – 2
Ingredientes:
4 folhas de alface
3 folhas de melissa ou erva-cidreira
1 copo de água
1 maçã

Modo de preparo: Ferver a água. Quando estiver fervendo coloque as ervas com a maçã cortada e ferva por mais 1 minuto, deixe esfriar e tome morno durante a noite.

Insônia – 3
Ingredientes:
1 punhado de cravo e camomila
1 punhado de canela e tília
1 punhado de melissa ou erva-cidreira
1 copo de água

Modo de preparo: Ferver juntos durante 15 minutos. Coar e adoçar a gosto. Tomar à noite.

Insônia – 4
Ingredientes:
1 colher (sopa) de lúpulo
1 colher (sopa) de folhas de maracujá
1 colher (sopa) de melissa

Modo de preparo: Faça uma infusão com 3 xícaras (chá) de água filtrada: por dois minutos, ferva as ervas em fogo baixo, em panela de vidro ou porcelana. Deixe descansar por 15 minutos. Coe esprema bem. Tome 3 a 4 xícaras (chá) ao dia.

Insônia – 5
Ingredientes:
1 colher (sopa) de manjerona
1 colher (sopa) de flores de laranjeira ou limoeiro
1 colher (sopa) de gatária
3 copos de água fervendo

Modo de preparo: Proceda como recomendado para fazer qualquer chá. Tome da mesma forma. Use melão, maçã, caqui, mamão. Variando, cada dia ao jantar uma dessas frutas e pão torrado com pouco mel. No almoço experimente comer bastante alface, pepino, cebola, acelga, tomate, abóbora e chuchu.

Intestino ressecado
Ingredientes:
1 punhado de dente-de-leão
1 alcachofra com folhas e talo
1 punhado de sene

2 copos de água

Modo de preparo: Cozinhe a alcachofra, reserve o chá e misture o resto das ervas. Espere 10 minutos e tome este chá, 4 vezes ao dia. Verifique as causas do intestino ressecado e procure uma alimentação mais adequada. Quase sempre é tensão nervosa e falta de líquidos. Beba mais!

Laxante
Ingredientes:
1 punhado de cáscara-sagrada
1 punhado de sene
Modo de preparo: Ferva tudo junto e tome 1 xícara (chá), 3 vezes ao dia.

Má digestão
Ingredientes:
1 punhado de camomila
1 punhado de coentro
1 punhado de hortelã
1 copo de água
Modo de preparo: Ferver juntos por 15 minutos. Coar, tomar 1 xícara (chá) após as refeições.

Mau hálito
Ingredientes:
4 folhas de alfavaca
8 folhas de hortelã
3 anis-estrelados
Modo de preparo: Macere bem as ervas recomendadas, cubra com 1 xícara (chá) de água fria e deixe por 4 horas em local fresco. De hora em hora, tome 1 colher (sopa).

Mau hálito do estômago
Ingredientes:
1 punhado de hortelã
1 punhado de zedoária
1 punhado de tomilho
2 copos de água

Modo de preparo: Ferver juntos por 15 minutos. Coar e tomar 1 xícara (chá) de manhã, antes do almoço e do jantar.

Memória esgotada
Ingredientes:
1 punhado de alecrim
1 punhado de ginseng
1 colher (chá) de pó de noz-moscada
2 copos de água
Modo de preparo: Ferver tudo junto. Coar e beber bem quente, 2 a 3 vezes ao dia. Prestar mais atenção a tudo para gravar melhor daqui para frente.

Menopausa
Ingredientes:
1 colher (sopa) de valeriana
1 colher (sopa) de camomila
3 colheres (sopa) de menta
4 xícaras (chá) de água fervendo
Modo de preparo: Cubra as ervas indicadas com água fervendo. Quando esfriar, tome até 4 xícaras (chá) por dia.

Menstruação atrasada
Ingredientes:
1 pedaço cortado de gengibre
1 punhado de angélica
1 punhado de erva-de-são-joão
1 punhado de manjericão
2 copos de água
Modo de preparo: Ferver juntos por 15 minutos, coar e tomar 1 xícara (chá), 3 a 4 vezes ao dia **(grávidas não devem tomar)**.

Menstruação excessiva
Ingredientes:
2 colheres (sopa) de cavalinha
1 colher (sopa) de casca de carvalho
2 colheres (sopa) de tília
3 xícaras (chá) de água fervendo

Modo de preparo: Cubra as ervas indicadas com água fervendo. Quando esfriar, use até 3 xícaras (chá) por dia no período menstrual. Utilizar, associado com este chá, os sucos de couve, rúcula, cenoura, beterraba e sálvia.

Náuseas – 1
Ingredientes:
1 colher (sopa) de pó de quássia
2 colheres (sopa) de casca de laranja seca
3 colheres (sopa) de hortelã
10 gotas de limão
Modo de preparo: Macere bem as ervas recomendadas, cubra com 3 xícaras (chá) de água fria e deixe por 4 horas em local fresco ou na geladeira. Coe e tome 2 colheres (sopa) do chá gelado de 2 em 2 horas.

Náuseas – 2
Ingredientes:
1 punhado de cravo-da-índia
1 punhado de canela
2 copos de água
Modo de preparo: Ferver tudo junto por 15 minutos. Coar e tomar 1 xícara (café) de 2 em 2 horas, até melhorar.

Náuseas – 3
Ingredientes:
3 folhas de dente-de-leão
4 folhas de alfavaca
1 colher (sopa) de tomilho
10 gotas de limão
Modo de preparo: Proceda como recomendado na fórmula 1.

Nervosismo
Ingredientes:
1 colher (sopa) de raiz de valeriana
2 colheres (sopa) de tília
8 folhas de laranjeira
4 xícaras (chá) de água fervendo

Modo de preparo: Cubra as ervas com a água fervendo. Quando amornar, tome entre 3 e 4 xícaras (chá) ao dia.

Nevralgia
Ingredientes:
1 punhado de tomilho
1 punhado de louro
1 punhado de manjerona
½ litro de água
Modo de preparo: Ferver a água. Quando estiver fervendo, colocar as ervas, tampar. Deixar esfriar. Tomar 1 xícara (café) 4 vezes ao dia. **Criança:** 1/2 xícara

Otite
Faça um vapor local de 20 a 30 minutos com um dos seguintes chás:
Eucalipto, camomila, tomilho, orégano e cebola (ou broto de pinheiro).
Resfrie rapidamente, entre 1 e 3 segundos, com água fria.
Aplique um dos ungüentos indicados a seguir:
3 gotas de óleo de oliva ou camomila aquecido
2 gotas de suco de cebola
1 gota de suco da folha de picão
Modo de preparo: Pingue esta mistura (ainda morna), com 1 conta-gotas até 3 gotinhas em cada ouvido (3 gotas de óleo de oliva, 2 gotas de suco de alho, 4 gotas de suco da folha de alecrim, 4 gotas de suco de cebola). Proceda como indicado na fórmula anterior.

Palpitações (acalmar)
Ingredientes:
½ colher (sopa) de valeriana
2 colheres (sopa) de tília
4 folhas de maracujá
2 xícaras (chá) de água fervendo
Modo de preparo: Numa vasilha, deixe a raiz de valeriana 2 a 3 minutos em água fervendo. Desligue o fogo. Junte as outras ervas.

Tampe. Espere amornar e use 2 a 3 xícaras (chá) por dia.

Pele infeccionada
Ingredientes:
1 punhado de folhas de nogueira
1 punhado de velame-do-campo
1 punhado de carobinha
½ litro de água
Modo de preparo: Ferver a água, colocar as ervas, abafar por 15 minutos, coar e tomar 1 xícara (chá), até 4 vezes ao dia, durante 10 dias. **Criança:** 1/2 xícara (café).

Pressão alta – 1
Ingredientes:
1 punhado de folhas de cana
10 folhas de abacateiro
5 folhas de chuchu
Modo de preparo: Ferver tudo junto, coar e tomar aos poucos o dia todo. Pode adoçar com um pouco de mel.

Pressão alta – 2
Ingredientes:
1 punhado de alecrim
1 punhado de quebra-pedra
10 folhas de cana
½ litro de água
Modo de preparo: Ferver tudo junto e tomar aos poucos 1/2 litro ao dia.

Próstata
Ingredientes:
1 punhado de cavalinha
1 punhado de unha-de-gato
1 punhado de folha de mangaba
1 punhado de casca de jatobá-do-cerrado
1 punhado de chapéu-de-couro
Modo de preparo: Misturar todas as ervas e fazer um chá. Tomar quente ou frio, de 3 a 4 vezes ao dia, sem açúcar.

Próstatites
Ingredientes:
1 pedaço de casca de jatobá do tamanho da palma da sua mão
1 punhado de cabelo-de-milho
1 punhado de bardana
½ litro de água
Modo de preparo: Fazer um chá. Deixar ferver por cinco minutos. Deixar esfriar. Coar. Tomar durante o dia. Se quiser aumentar a dose do chá durante o dia, porque sentiu melhora, recomendamos entrar em contato com um profissional da área para receber a indicação correta.

Resfriado – 1
Ingredientes:
1 limão cortado com casca
6 folhas de hortelã
2 folhas de erva-cidreira
1 pedaço de canela (casca)
2 copos de água
Modo de preparo: Ferver a água, colocar o limão com as ervas mais 5 minutos e adoçar com o mel. Tomar 1 xícara (café) de 3 em 3 horas. **Criança:** 1 colher (sopa) ou ½ xícara (café).

Resfriado – 2
Ingredientes:
1 pedaço cortado de gengibre
1 punhado de hortelã
1 punhado de morango (folhas)
1 punhado de caqui (folhas)
2 copos de água
Modo de preparo: Colocar as ervas na água fervente em fogo baixo por 15 minutos. Desligar o fogo, adoçar com o mel e tomar 1 xícara (café) de 3 em 3 horas. **Criança:** ½ xícara ou 1 colher (sobremesa).

Resfriado – 3
Ingredientes:
6 folhas de eucalipto
4 dentes de alho (cortados)
1 pedaço de gengibre (cortado)
2 copos de água
Modo de preparo: Colocar na água fervente por 5 minutos. Adoçar com o mel. Tomar 1 xícara (chá) morno de 3 em 3 horas.

Resfriado e gripe – 1
Ingredientes:
1 pedaço de nabo
1 cabeça de cebola média
1 cabeça de alho
1 pedaço de gengibre
1 cálice de conhaque
1 copo de mel
Modo de preparo: Bater tudo no liquidificador, guardar num vidro. Tomar 1 colher (sopa), 4 vezes ao dia.

Resfriado e gripe – 2
Ingredientes:
1 colher (sopa) de gengibre em pó
3 galhos de hortelã fresca
½ xícara (chá) de talos de ruibarbo
1 punhado de amor-perfeito
1 colher (sopa) de jasmim
2 copos de água
Mel a gosto
Modo de preparo: Deixe a água ferver e ao apagar o fogo, coloque todos ingredientes mexendo um pouco. Deixe descansar 15 minutos. Coe e esquente novamente. Este chá deve ser tomado bem quente, com a pessoa bem agasalhada. Tomar até 4 vezes ao dia.

Resfriado e gripe – 3
Ingredientes:
1 limão cortado em rodelas
6 dentes de alho sem tirar as cascas
1 pau de canela
Modo de preparo: Misturar os dentes de alho e a canela em água fervente e deixar durante 10 minutos, desligar o fogo e jogar dentro o limão. Abafar e deixar 10 minutos. Passar na peneira amassando os dentes do alho com um garfo. Ingerir ainda quente. Se esfriar, esquente novamente. Adoce com mel.

Resfriado e gripe (coriza, rouquidão, catarros, tosses rebeldes)
Ingredientes:
10 dentes de alho descascados
½ cebola batidinha
1 limão cortado em rodelas
3 anis-estrelados
5 galhos de alecrim secos ou verdes
Mel a gosto
2 copos grandes de água
Modo de preparo: Deixar ferver a água com o alho e a cebola, depois de 5 minutos apagar. Colocar todas as ervas dentro do líquido fervente e abafar. Esperar 5 minutos e coar. Adoçar com mel e tomar até 4 copos por dia.

Reumatismo – artritismo – gota
Ingredientes:
1 punhado de garra do diabo
1 punhado de chapéu-de-couro
1 punhado de mil-folhas
Modo de preparo: Fazer o chá em 1 litro de água e tomar 1 xícara (chá), 5 vezes ao dia.

Rouquidão (gargarejo) – 1
Ingredientes:
½ casca de romã seca
4 ramos de agrião
3 colheres (sopa) de mel
2 copos de água
Modo de preparo: Ferver a casca da romã com o agrião e a água por 20 minutos, coar

e misturar com o mel. Fazer o gargarejo de 2 em 2 horas. Tomar bastante suco de kiwi, acerola, couve e mel. Repousar, evitar falar até melhorar.

Rouquidão (gargarejos) – 2
Ingredientes:
1 colher (sopa) de casca de romã
½ broto de pinheiro
1 copo de água fervendo
Modo de preparo: Coloque as ervas na água fervendo e abafe. Quando amornar, coe e faça gargarejo.

Sarampo, rubéola e catapora
1.ª Fórmula
Ingredientes:
1 colher (sopa) de flores de sabugueiro
1 colher (sopa) de camomila
1 colher (sopa) de raiz de salsa
3 xícaras (chá) de água fervendo
Modo de preparo: Junte as ervas indicadas e acrescente a água fervendo. Deixe descansar, tampado. Quando amornar, use 3 ou 4 xícaras (chá) ao dia.

2.ª Fórmula
Ingredientes:
1 colher (sopa) de cebola picadinha
1 colher (sopa) de bardana ralada
3 colheres (sopa) de flor de laranjeira
3 xícaras (chá) de água fervendo
Modo de preparo: Proceda como na 1.ª fórmula.

3.ª Fórmula
Ingredientes:
3 colheres (sopa) de flores de sabugueiro
1 colher (sopa) de malva
1 colher (sopa) de cavalinha
3 xícaras (chá) de água fervendo
Modo de preparo: Proceda como indicado nas fórmulas anteriores.

Sinusite
Siga o seguinte esquema:
Massageie o local da dor com os seguintes ingredientes:
1 colher (sopa) de óleo de camomila ou oliva
½ colher (sopa) de óleo de eucalipto
½ colher (sopa) de óleo de menta
Modo de preparo: Misture os 3 óleos e faça massagem onde a sinusite estiver atuando. Depois, prepare a panela com vapor. Faça um chá de folhas de eucalipto, orégano e cascas de abacaxi ou menta. Com o vapor no rosto, cubra a cabeça com uma toalha, aspire o ar úmido, abra a boca e aspire a umidade também pela boca. Não tome friagem, durma com o rosto coberto com um pano bem macio.

Sinusite e rinite
Ingredientes:
12 folhas de louro verde
3 cravos-da-índia
1 colher (chá) de suco de um limão
1 colher (café) de pó de gengibre ou 2 rodelas de gengibre fresco.
Modo de preparo: Jogar as folhas de louro, os cravos e o gengibre em 1 litro de água fervente. Deixar no fogo por cinco minutos. Apagar. Juntar o sumo do limão. Tomar bem quente e sem açúcar.

Tosse
Ingredientes:
1 copo de água
4 folhas de assa-peixe
4 folhas de eucalipto
3 folhas de guaco
Modo de preparo: Ferver tudo junto por 15 minutos e adoçar a gosto, de preferência com mel. Tomar 1 xícara (café) até 4 vezes ao dia. **Criança:** 1/2 xícara (café).

Tosse – bronquite – rouquidão
Ingredientes:
2 folhas de couve
Mel a gosto
1 copo de leite
Modo de preparo: Ferva 2 folhas de couve fresca em 1 xícara (chá) de leite adoçado com mel. Depois, é só coar e tomar. Repita esta ação até ficar bem.

Trombose (compressa)
Ingredientes:
1 punhado grande de castanha-da-índia (cortada)
1 punhado grande de hamamélis
1 punhado grande de confrei
Modo de preparo: Ferver tudo junto, fazer compressas quentes no local. Do mesmo chá separe um tanto para você tomar 1 xícara (chá), 4 vezes ao dia, durante o tempo do seu tratamento.

Urina presa
Ingredientes:
1 punhado de zimbro
1 punhado de cavalinha
1 punhado de chapéu-de-couro

Modo de preparo: Ferver a água, quando estiver fervendo colocar as ervas por 20 minutos. Coar e tomar 1 xícara (chá), 4 vezes ao dia.

Varizes
Ingredientes:
2 colheres (sopa) de carqueja
2 colheres (sopa) de rosa-branca
4 xícaras (chá) de água fervendo
Modo de preparo: Deixe as ervas indicadas na água fervendo até esfriarem. Coe e tome até 4 xícaras (chá) ao dia.

Varizes, eczemas e furúnculos
Ingredientes:
2 punhados de zedoária
1 punhado de folhas de chá-verde
1 punhado de cascas de maçã desidratada
1 galho de manjericão
2 copos de água
Modo de preparo: Deixar a água ferver, quando levantar a fervura jogar os ingredientes e desligar. Deixar descansar 15 minutos, coar e tomar 2 vezes ao dia. Pode aplicar este mesmo chá em compressas sobre o local (uso externo).

REMÉDIOS NATURAIS PARA RESFRIADOS E GRIPES

Líquidos: É fundamental beber muito líquido para se curar de um resfriado ou de uma gripe. Quando a mucosa que forra a garganta se endurece, agarra o vírus e o envia ao estômago, onde os ácidos gástricos o destroem. É recomendável beber no mínimo 8 copos de água, suco de fruta ou sopa.

Advertência: É importante não consumir álcool durante o resfriado ou a gripe, pois ele rouba nutrientes importantes ao corpo, podendo causar uma desidratação.

Alho e cebolinha: O alho fortalece o sistema imunológico, encarregado de combater o resfriado, e a cebolinha ajuda a expulsar a fleuma do corpo. Inclusive devolvendo ao organismo a energia necessária para reagir.

Equinácea: A equinácea é uma erva que estimula o sistema imunológico, e, portanto, ajuda a combater o resfriado. **Não deve ser tomada durante a gravidez.**

Comida picante

Com esses mesmos ingredientes picantes, mais as pimentas e o caril, é possível ajudar a mobilizar a mucosa para desobstruir o nariz e soltar a fleuma com a tosse.

Inalação: Faça inalação com um bom chá de folhas de eucalipto e uma colher de sopa de bicarbonato de sódio, sempre que possível, para desobstruir as vias respiratórias.
Modo de preparo: Ponha sua cabeça bem em cima do recipiente com o chá fervente e cubra a cabeça com uma toalha. Respire com a boca aberta. Não tome friagem logo após a inalação.

Resfriado e gripe
Ingredientes:
6 dentes de alho
½ cebola
1 galho de alecrim para cada xícara
1 colher (sopa) de suco de limão para cada xícara
1 colher (café) de pó de canela para cada xícara
Mel a gosto
½ litro de água filtrada
Modo de preparo: Ferva por 5 minutos 1/2 litro de água com os dentes de alho, a cebola picada e o alecrim, abafe e deixe descansar por mais 5 minutos. Junte o resto dos ingredientes e tome bem quente. Evite sair no sereno após tomar o chá.

Resfriado
Ingredientes:
1 punhado de equinácea para cada xícara
1 galho de hortelã para cada xícara
Mel a gosto
Modo de preparo: Ferva água e adicione a equinácea e a hortelã. Retire a panela do fogo e tampe durante 5 minutos. Coe e beba bem quente. Se for preciso, pode voltar a esquentar o chá. Não saia logo após ingerir o chá.

Atenção: Não deve ser feita durante a gravidez!

Capítulo 5

A Maravilha da Alimentação Saúdavel

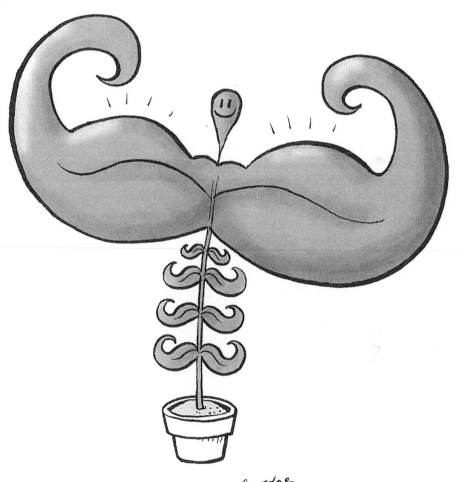

A MARAVILHA DA ALIMENTAÇÃO SAUDÁVEL

Saiba como aproveitar ao máximo as qualidades dos pratos que você pode fazer em sua própria casa.

ALIMENTOS VEGETAIS – VERDURAS, LEGUMES E FRUTAS

Os vegetais são alimentos indispensáveis e muito importantes para sua vida. Eles são as fontes principais de minerais, vitaminas, fibras, açúcar, além de, em menor quantidade, proteínas e gorduras – substâncias essenciais para todo o funcionamento do organismo. Os vegetais contêm, também, substâncias protetoras e curativas, que combatem as infecções, inflamações, parasitas, reumatismo e hipertensão, além de ações diuréticas, laxativas, desintoxicantes e vitalizadoras de todo o organismo. São alimentos equilibrados e que determinam uma perfeita saciedade do apetite, impedindo o comer excessivo e a busca constante por comidas e que, portanto, evitam e curam a obesidade.

Que quantidade usar?

Os vegetais devem ser usados diariamente, devendo estar presentes no desjejum, no almoço e no jantar. A quantidade deve corresponder a 2/3 de toda alimentação, o que significa: metade dos alimentos do desjejum, do almoço e todo o jantar, devem ser de vegetais.

De que forma usar os vegetais?

Os vegetais devem ser usados, principalmente, na forma crua e, em menor quantidade, brevemente cozidos. Os vegetais crus têm muita vitalidade e esta se transfere para a pessoa. Muitas pessoas estão, ou ficarão, sem vitalidade e disposição, devido ao uso excessivo de cozimentos, e pouco uso de vegetais crus. Portanto, como deve ser o cardápio?
Ponha mais vegetais em sua alimentação, principalmente crus e tenha uma boa saúde.

Alimentos naturais:

Alimentos naturais são aqueles produzidos pela natureza. Eles fornecem as substâncias necessárias para o perfeito funcionamento do organismo e sua defesa, que está programado para recebê-los, digeri-los, absorvê-los e eliminar o que não serve. Ao contrário, os produtos artificiais, produzidos em laboratórios, e os alimentos que contêm substâncias químicas estranhas, acrescentadas para conservar, dar cor, sabor, aroma, consistência e tantas outras funções, são prejudiciais, capazes de provocar intoxicações, alergias, e muitos outros problemas, inclusive o câncer.

Os produtos e alimentos artificiais não atendem, de forma ideal, às necessidades do organismo, que fica mal nutrido, enfraquecido, sem resistência e mais sujeito às doenças e morte precoce. Nesta categoria, estão o açúcar, os doces, as bebidas artificiais, a margarina,

161

os enlatados em geral etc. – produtos práticos e gostosos, mas nada saudáveis, e que devem ser evitados. As pessoas que não se incomodam com essas verdades e seguem comendo tudo que existe à disposição, desde que seja gostoso, em pouco tempo sofrerão as conseqüências: doenças curáveis e incuráveis. Dê atenção a esta verdade. Use alimentos naturais para ter saúde.

Alimentos integrais

Alimentos integrais são aqueles mantidos com a composição que recebeu da natureza, sem nada acrescentar ou retirar. É o alimento na sua forma completa, total, com todos os seus nutrientes necessários para o equilíbrio e bom funcionamento do organismo. Infelizmente, alguns alimentos, em vez de serem usados na forma integral, são refinados, um processo que provoca o empobrecimento do alimento pela retirada de muitos de seus nutrientes, vitaminas, minerais, proteínas, fibras etc.

São eles: Arroz, trigo, açúcar e sal. O arroz integral é aquele do qual se retira apenas a casca, sem passar pelo processo de brunimento, e que pode ser adquirido por menor preço nas máquinas de beneficiamento. Assim, também, a farinha de trigo integral é a ideal para a produção de pães e massas em geral. O açúcar integral é o mascavo, o melado de cana, que, mesmo sendo integral e natural, deve ser usado com muita moderação. O açúcar refinado e o cristal são muito prejudiciais à saúde e seu uso deve ser evitado, assunto que será comentado adiante. O sal integral é o chamado "sal marinho" ou "sal grosso" que, não passando pelo processo de refino, conservam seus componentes minerais, devendo, no entanto, ser usado em muito pequena quantidade. O sal refinado é muito prejudicial e afeta o sistema cardiocirculatório.

ELEMENTOS BÁSICOS DA ALIMENTAÇÃO

O segredo de uma dieta saudável, segundo os nutricionistas, está na variedade e no equilíbrio dos alimentos.

Gordura

Uma dieta saudável deve incluir óleos monoinsaturados e poliinsaturados, como azeite de oliva, óleo de semente de girassol e de milho. Óleos extraídos a frio são preferíveis porque, geralmente, são usados produtos químicos no caso dos óleos processados a quente. Óleos vegetais contêm vitamina E, ácidos graxos (vitamina F), e devem ser usados em lugar de margarina, manteiga, banha e gordura animal saturada. Cereais integrais, (arroz integral, centeio, trigo integral, soja etc.) e seus derivados (farinhas, macarrão etc.), ricos em carboidratos e fibras, têm baixo teor de gordura e, quando combinados com leguminosas, fornecem valiosas proteínas. Os pratos feitos com eles satisfazem mais e têm menos calorias que as comidas que utilizam os cereais refinados, como a farinha branca, o arroz branco etc.

Leguminosas (ervilha seca, lentilhas, feijões, favas etc.)

Têm alto teor de carboidratos e fibras, com baixo teor de gordura. Boa fonte de vitamina B e minerais, podem ser usadas em sopas, saladas e para acompanhar cereais, substituindo a carne.

Frutas e hortaliças frescas

Possuem fibras e são nossas principais fontes de vitamina C, ricas também em minerais, muitas têm ainda caroteno, que o organismo transforma em vitamina A.

Produtos de origem animal (frango e ovo "caipiras", ou seja, não de granja, em que os animais são muitas vezes alimentados com hormônios, carne, peixe, leite e laticínios provenientes de animais criados em solo, sem fertilizantes químicos).

Os produtos animais possuem proteínas e fornecem vitaminas do complexo B. Carne e leite integral têm mais gordura que aves, peixes e leite desnatado. Carne, peixes e ovos fornecem ferro. Já o leite e seus derivados, como queijos e iogurtes, fornecem cálcio.

Frutos secos e sementes

Amendoim, castanha de caju, nozes, sementes de gergelim, girassol, papoula etc. possuem fibras e óleos poliinsaturados; boa fonte de proteínas quando combinados com leguminosas fornecem vitaminas do complexo B, vitamina E, além de minerais.

Adoçantes

Adoçantes naturais incluem frutas secas, extrato de malte, mel, melado, açúcar mascavo. As frutas secas fornecem vitaminas A e C, além de minerais; mel e melado podem substituir o açúcar refinado, mas devem ser usados com moderação, como as frutas secas, pois têm muitas calorias.

Fuja da má alimentação no supermercado

A vida moderna exige cada vez mais praticidade, pois o tempo é cada vez mais curto. Isto se aplica também à alimentação. Como escolher alimentos saudáveis nas prateleiras dos supermercados? Uma tarefa que pode parecer fácil, mas que exige alguns cuidados. Já está provado que uma vida saudável depende, em muito, de alimentos naturais; assim como também, já foi provado, que os industrializados prejudicam a saúde das pessoas. Então, diante deste dilema, o que colocar no carrinho? Segundo os nutricionistas, pode-se levar de tudo, desde que haja qualidade nos produtos. A seguir, algumas dicas valiosas para os consumidores que não se deixam enganar pelas aparências. Munido dessas dicas, os consumidores podem fazer uma compra mais saudável.

Carnes

No supermercado, elas são 100% frescas. Fique de olho na validade: ela não deve ultrapassar quatro dias. Se o prazo for mais longo, significa que a carne possui conservantes. Prefira carnes não congeladas e mais magras e brancas, que são mais saudáveis e menos gordurosas. Consuma carnes gordurosas, como porco, carneiro, lingüiça e bacon, apenas uma vez por semana. A qualidade da carne pode ser conferida apertando-a com o dedo. Ela deve ceder e voltar ao normal. Se isso não ocorrer, ela está comprometida. Fique atento também à cor (ela deve ser viva) e ao cheiro (deve ser característico). Evite comprar carnes temperadas.

Leite e derivados

Fuja dos leites desnatados. Quem estiver de regime, opte pelos semidesnatados e corte em outras calorias. Já as crianças, devem sempre tomar leite integral. As embalagens longa-vida são mais indicadas, devido ao processo de esterilização. Já existe no mercado o leite enriquecido, que são ótimas fontes nutritivas.

Para cortar calorias, prefira os queijos brancos; quanto mais amarelo maior a quantidade de gordura. Entre requeijão light e os normais, prefira os últimos, pois a diferença de gordura entre eles é mínima.

Fique com os iogurtes naturais, pois os adicionados com frutas contêm vários aditivos. É melhor levar um natural para casa e bater com fruta.

Margarina e manteiga

Para combater o colesterol, dê preferência às margarinas. De resto, prefira a manteiga, mais saudável porque é natural. A margarina, embora menos gordurosa, possui conservantes.

Óleos

Líquidos de vegetais, como soja, milho, granola e girassol, especialmente se forem usados para frituras. Já a manteiga e margarina não são indicadas para fritura, porque liberam uma substância prejudicial ao estômago.

Verduras

Observe sempre o aspecto dos vegetais: devem ser consistentes, com cores vivas e intensas. As cascas de batata e pimentões, por exemplo, não devem conter rugas. Se não estiverem lisas, é porque passaram do ponto. Escolha maços intactos, sem áreas deterioradas. Leve, no máximo, dois tipos de verduras, para evitar que elas estraguem sem consumir todas de uma vez. Vegetais já picados ou ralados são práticos, mas perdem vitamina por causa do contato com o oxigênio. Os pré-cozidos também não são indicados, porque as fibras ficam abrandadas.

Fruta

Leve banana, laranja e maçã, ricas, respectivamente, em potássio, vitamina C e fibras. Varie as cores das frutas; mais amareladas, avermelhadas e claras, as substâncias que dão cor protegem contra doenças.

Conserva

Geralmente contém sal e por isso é contra-indicado para quem sofre de hipertensão ou quer fugir do sódio. Prefira alimentos conservados em água (atum, por exemplo), pois os óleos retêm mais gordura. Também opte pelos vidros, pois as latas podem enferrujar.

Cereais matinais

Alimentos ricos em fibras, compostos geralmente por farelos ou flocos de cereais como aveia, trigo, arroz, milho e frutas desidratadas. Uma restrição: evite aqueles com açúcar refinado.

Pães, bolos e bolachas

Não há diferença de valor nutricional entre o pão francês e o de fôrma tradicional. Prefira o pão integral com gergelim, por exemplo. São mais nutritivos, e como possuem mais fibras, auxiliam o funcionamento dos intestinos. Para quem deseja perder peso, as prateleiras estão recheadas de pães integrais light, com menos calorias. Os bolos recheados e com coberturas não devem ser consumidos todos os dias. Escolha bolachas com cereais e sem recheios, como água e sal e maisena. As recheadas e amanteigadas possuem alto teor de sal, açúcar e gordura.

Água para hidratar o organismo

Embora não haja estatísticas que comprovem, os médicos afirmam que os brasileiros tomam pouca água, mesmo com esse calor dos trópicos. Em média, ingere-se menos de 1 litro de água por dia, contrariando a indicação de 2 litros diários. Para os médicos, isso é um mau sinal, pois a água é fundamental para manter a hidratação do corpo e do organismo, melhorando o funcionamento dos órgãos, que depende da saúde das células, que, por sua vez, precisam receber alimento (vitaminas, minerais, açúcar e proteína) para desempenhar sua função. Em outras palavras, a água é importante porque faz o transporte desses nutrientes e permite a maior parte das reações químicas que nos mantém vivos.

A ingestão de pouca água no organismo acaba tornando escassa a matéria-prima para o rim que, impossibilitado de tirar água do organismo para filtrar as toxinas e os sais minerais, concentra esse material criando o risco de formar cálculos renais (a conhecida pedra no rim). A uréia retida também dificulta a coagulação do sangue, facilitando sangramento. O tubo digestivo, ressecado, favorece a proliferação de bactérias que levam à diarréia. Diante de tantos benefícios e funções atribuídos à água, então por que os brasileiros ingerem pouco o líquido?

Vários motivos, segundo os especialistas: mulheres que procuram evitar as idas ao banheiro, os que afirmam não gostar da bebida e pessoas que, devido à correria do dia-a-dia, acabam se esquecendo de hidratar o organismo. Aqueles que não têm o hábito de tomar água devem começar a adaptar o organismo. Uma das saídas é mesclar os 2 litros diários com outros líquidos, como sucos naturais, leite, chás e sopas. Também é importante não esquecer de tomar água potável, devidamente tratada. Além do bem que causa à saúde, a água ainda é responsável, em grande parte, pela beleza física. A água é excelente para a pele e ajuda a combater a celulite. Portanto, comece a tomar muita água!

As cores que curam

As cores dos alimentos são determinadas pela presença dos pigmentos coloridos. Estas substâncias, além de colorir, desempenham, freqüentemente, papéis importantes na prevenção e na proteção do organismo contra determinadas doenças. Uma dieta colorida tem mais chances de ser mais saudável. Então, veja a seguir, o que está por trás das cores dos alimentos:

Alimentos brancos

Os alimentos de cores brancas como o leite, queijo, couve-flor, batata, arroz, cogumelo e banana, são as melhores fontes de cálcio e de potássio. Estes minerais são importantes para o funcionamento do organismo, porque:

1. contribuem na formação e manutenção dos ossos;
2. ajudam na regulação dos batimentos cardíacos;
3. são fundamentais para o funcionamento do sistema nervoso e dos músculos.

Alimentos vermelhos

O licopeno é uma substância que age como antioxidante e é responsável pela cor vermelha do morango, tomate, melancia, caqui, goiaba vermelha, framboesa, cereja etc. Mais recentemente foi apontado como um eficaz protetor contra o aparecimento de câncer de próstata. Os alimentos vermelhos contêm, ainda, antocianina, que estimula a circulação sangüínea.

Alimentos amarelos e alaranjados

O mamão, a cenoura, a manga, a laranja, a abóbora, o pêssego e o damasco são alimentos ricos em vitamina B-3 e ácido clorogênico. São substâncias que mantêm o sistema nervoso saudável e ajudam a prevenir o câncer de mama. Para completar, eles também possuem betacaroteno, um antioxidante que ajuda a proteger o coração.

Alimentos arroxeados

Os alimentos azulados e arroxeados, como a uva, a ameixa, o figo, a beterraba ou repolho-roxo, contêm ácido elágico, substância que:
1. retarda o envelhecimento;
2. neutraliza as substâncias cancerígenas, antes mesmo delas alterarem o código genético.

Alimentos verdes

Os alimentos de cor verde, como os vegetais folhosos, o pimentão, o salsão e as ervas, contêm clorofila e vitamina A, substâncias com os seguintes efeitos:
1. desintoxicam as células;
2. inibem os radicais livres, substâncias que danificam as células e causam doenças com o passar do tempo;
3. tem efeito anticancerígeno e ajudam a proteger o coração;
4. protegem o cabelo e a pele.

Alimentos marrons

As fibras e vitaminas do complexo B e E são encontradas principalmente nas nozes, aveias, castanhas e cereais integrais, que, por sua vez, tem uma cor marrom. Tais substâncias e nutrientes têm importância vital no organismo, agindo da seguinte forma:
1. melhoram o funcionamento do intestino;
2. combatem a ansiedade e a depressão;
3. previnem o câncer e as doenças cardiovasculares.

DICAS QUE VALEM MAIS SAÚDE:

1. O tempero verde (salsa, cebolinha, coentro, hortelã, manjericão etc.) tem alto valor nutritivo, mas perde muito se for cozido mais de um minuto.

2. Temperar o prato com algumas gotas de limão ajuda o corpo a absorver o ferro da comida.

3. O fubá, os farelos e as farinhas se conservam melhor e ficam mais fáceis de digerir quando são torrados.

4. A casca da banana contém fibras e bons nutrientes. Pode ser picada e misturada ao refogado da farofa. Fica excelente.

5. O liquidificador modifica a energia e as fibras da comida; melhor amassar, peneirar ou moer. Evitar o liquidificador.

6. É bom usar sempre colher de pau. As panelas de alumínio, quando mexidas com colher comum, soltam raspas que vão para a comida. As panelas de vidro e barro são melhores para a saúde.

7. O vinagre, quando entra em contato com a panela de alumínio, fica extremamente tóxico. Cuidado.

8. Os chás de ervas devem ser preparados em bules de louça ou panelas esmaltadas; também não combinam com alumínio. Respeite as ervas e use recipiente adequado.

9. Rapadura é mais saudável do que chiclete ou bala. Que tal?

10. No verão, é bom comer frutas, elas refrescam o corpo. No inverno, é bom comer sementes, que guardam muito calor e energia.

ALIMENTOS QUE EQUILIBRAM O ORGANISMO

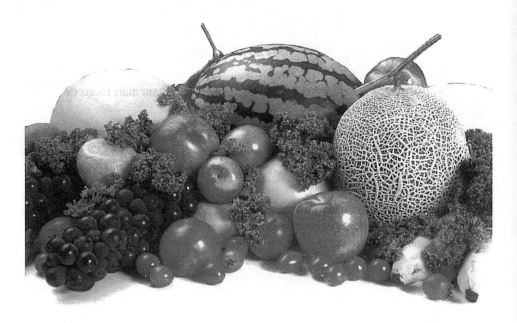

A saúde vem da mesa. Este pensamento há muito difundido entre os ambientes agora começa a ganhar coro junto aos cientistas. Cientistas estão comprovando que certas doenças, como do coração, osteoporose e até o câncer podem ser evitadas com uma alimentação saudável e balanceada.

Esses alimentos que curam foram alçados a uma nova categoria, a dos alimentos funcionais, que, além de nutrir, trazem benefícios à saúde. E o mais legal é que esses alimentos já podem ser encontrados nas prateleiras dos grandes supermercados.

Margarina que reduz o colesterol, leite que evita problemas cardíacos e soja que reduz os sintomas da menopausa são alguns dos alimentos funcionais em comercialização no Brasil.

Mas quais os benefícios que eles trazem e de que maneira eles agem? O Ômega-3, por exemplo, é uma molécula encontrada em peixes, como salmão e sardinha e que foi adicionada ao leite para ajudar a diminuir o colesterol.

Já a Fitosteróis, substância extraída das plantas, está sendo adicionada à margarina para reduzir o colesterol ruim, que é mais prejudicial à saúde. A soja, cujos benefícios há tempos vêm sendo estudados, está sendo utilizada para doenças cardiovasculares. Mas os benefícios dessa plantinha podem ser bem maiores: há estudos em andamento que indicam que a soja evitaria a osteoporose, o câncer de mama e de útero e os sintomas causados pela menopausa. Além de fornecer energia e nutrientes para o organismo, vários alimentos têm propriedades terapêuticas valiosas e devem ser incluídos nas dietas.

Abacate: Facilita a digestão e o seu consumo constante e prolongado combate o reumatismo e o ácido úrico. A monodieta do abacate por 2 a 3 dias úteis combate os cálculos da vesícula biliar e as úlceras gastroduodenais.

Abacaxi: Tem ação depurativa e diurética. Usado fora das refeições diminui o excesso de acidez no estômago. A monodieta semana de abacaxi é de grande utilidade no combate a qualquer tipo de pedra nos rins, contra o catarro nos brônquios e contra a obesidade (quando existe muita retenção de líquidos).

Abóbora: Atua controlando o nível de glicose no diabetes, o colesterol e a gordura no sangue. Ajuda na evacuação e as sementes são eficazes contra a solitária. Aplicada sobre a pele, a abóbora tem ação emoliente e é útil no tratamento de queimaduras.

Acelga: Crua é útil contra a anemia e combate a asma, o diabetes, a diarréia e o acúmulo de bile na vesícula biliar. Cozida, serve para a cistite aguda. Em cataplasma quente sobre a pele é analgésica, antiinflamatória nos casos de contusões, abscessos e queimaduras agudas (neste caso, aplicar já fria).

Agrião: Cru tem efeito tônico nos brônquios e pulmões, além de ser útil contra a faringite e processos infecciosos da boca e garganta. Cozido tem ação estomacal tônica e depurativa. O sumo do agrião é útil contra a anemia, o escorbuto, a tuberculose, a pneumonia e as bronquites em geral, inclusive a dos fumantes; também indicado para a febre persistente e a icterícia.

Alcachofra: Estimulante do fígado e dos rins; depurativa do sangue e combate o reumatismo, o ácido úrico e a arteriosclerose.

Alface: Tem efeito diurético, calmante e depurativo. Abre o apetite e estimula as funções digestivas e excretoras.

Alho: Comido como alimento, tem ação depurativa, diurética e digestiva. É um antibiótico natural (alicina), vermífugo e anticoagulante. Previne as tromboses, purifica as mucosas e evita a formação de catarro. Também tem efeito contra o excesso de ácido úrico, o reumatismo, a pressão alta e a arteriosclerose. Esses efeitos são obtidos com o consumo de dois a três dentes de alho diariamente.

Ameixa fresca: Comida em abundância é útil no resfriado, nas afecções dos brônquios e na asma.

Amendoim: Tem ação tônica e afrodisíaca.

Amora: Tem ação diurética, laxativa e expectorante. Também é emoliente e adstringente.

Arroz integral: Um dos mais importantes alimentos da medicina natural. Tem ação depurativa dada a presença de albuminas desintoxicantes. Seu uso constante na alimentação torna o organismo mais purificado e saudável. É útil para as carências vitamínicas do complexo B, dada a sua grande quantidade de vitamina B1, B2, B6. O caldo de arroz integral cru é útil contra a diarréia.

Aveia: É um alimento tônico devido à presença de manganês e tem ação medicinal contra o reumatismo, a gota e problemas inflamatórios das vias urinárias.

Azeitona: A azeitona preta tem efeito laxante, e a verde é adstringente, com tendência a prender os intestinos. Ambas têm leve efeito contra a mucosidade excessiva dos pulmões e brônquios. O azeite de oliva é laxativo e útil em queimaduras.

Banana: Útil para regular os intestinos nos casos de diarréia.

Batata: Os cataplasmas da batata crua ralada são boas para as picadas de insetos e irritações cutâneas.

Berinjela: O suco fresco é útil como diurético e desobstruinte das vias biliares.

Beterraba: O sumo cru é antianêmico e fortificante. Por ser muito rica em magnésio, é útil em casos de infecções crônicas. Contém uma substância chamada betaína, que possui ação eficaz contra tumores. Tem boa aplicação no câncer (sumo puro de beterraba crua, quatro a cinco vezes ao dia).

Brócolis: Indicado contra infecções localizadas; laxativo, emoliente, tônico e ajuda a combater a anemia.

Caju: Devido à sua ação adstringente, combate as diarréias crônicas e agudas. É tonificante e tem ação eficaz no diabetes e em todos os tipos de catarro. É tido também como afrodisíaco.

Caqui: Combate a anemia, falta de vitaminas A e B, obesidade, diabetes e gota. A polpa tem efeito laxante.

Cebola: É considerado um poderoso remédio, cuja ação depurativa permite ao organismo manter-se forte e saudável. Seu uso constante, de preferência crua, na salada, combate a anemia, tosse, doenças catarrais das vias respiratórias, problemas do estômago, fígado e rins, além de possuir ação vermífuga e anti-séptica. Tem a fama de conferir longevidade e força física.

Cenoura: Crua é útil no combate a problemas dos olhos, pele, cabelos, ossos, fígados e bexiga.

Coco: A polpa do coco verde ou seco tem ação vermífuga e antidiarréica. A água do coco verde é reguladora dos intestinos, é usada para tratar e prevenir a desidratação.

Confrei: Tem excelentes efeitos medicinais como chá e como alimento. Em muitos países orientais é usado habitualmente como salada. Combate a asma, alergia, icterícia, prisão de ventre, úlcera gástrica e duodenal, excesso de ácido do estômago, anemia, várias doenças de pele e desnutrição. A melhor forma de uso é como salada crua.

Couve: O consumo combate anemia, o escorbuto e o bócio (papeira) devido a seu elevado teor de ferro, vitamina C e iodo. Combate as úlceras gástricas e duodenais por sua ação cicatrizante de contato e, também, as úlceras externas (neste caso, aplicando o sumo ou as folhas batidas). Tem efeito sobre o mau funcionamento da vesícula biliar, cálculos renais e hemorróidas. De preferência deve-se usar o sumo, ou comê-la crua em salada. O mesmo sumo aplicado nos cabelos, diariamente, em fricções vigorosas, é útil no combate à queda do cabelo e seborréia.

Damasco: Fortalece os dentes, as unhas e os cabelos. Também é útil na anemia por falta de ferro e na cirrose do fígado.

Dente-de-leão: Tem ação semelhante ao confrei. No Brasil, apenas em algumas regiões e em certos grupos indígenas é usado como alimento. No entanto, goza de boa fama quanto ao seu uso medicinal como chá. Tem ação principalmente tônica e é útil no combate à anemia e às fraquezas em geral.

Ervilha: Bom auxiliar no tratamento do diabetes e nos problemas digestivos ligados ao pâncreas.

Espinafre: Tem efeito regulador sobre o aparelho digestivo e evita a prisão de ventre. Ajuda a combater a obesidade e é muito útil contra a anemia.

Figo: Cozido com leite é um bom remédio para úlceras gástricas, inflamações da boca e da laringe, tosse e bronquite. É um bom laxante, e comido cru, em jejum, tem ação vermífuga.

Goiaba: Como alimento, é indicada para tratar as úlceras duodenais e as diarréias.

Laranja: Sua ação é depurativa. Limpa o organismo e o desintoxica, favorecendo a digestão de alimentos gordurosos. Muito usada na forma de suco, a laranja combate gengivite, reumatismo, ácido úrico, gota, diabetes, obesidade, pressão alta, fraqueza orgânica e febre, além de ser cicatrizante.

Lentilha: É rica em cálcio e combate a anemia. Recomendada para as gestantes.

Limão: Tem efeito semelhante ao da laranja, porém marcadamente mais acentuado enquanto depurativo. É um excelente recurso em medicina natural. O uso de certa quantidade diária do sumo puro do limão em jejum ou quantidades crescentes (somando um limão diariamente, até chegar a dez, e diminuindo depois um por dia) tem ação eficaz no tratamento de doenças graves, nas quais, por falta de energia, o paciente não tem mais forças para sair do leito. É adstringente, anti-séptico, antiinflamatório, sudorífero e antifebril. Combate arteriosclerose, diabetes, pressão alta, obesidade, reumatismo em geral, catarro respiratório, asma, bronquite, amigdalites, rinites, febre e inflamações dos olhos.

Maçã: É um dos alimentos tônico. Ajuda a digestão, combate a anemia e a formação de úlceras do estômago. Combate a diarréia, principalmente infantil, devido à sua ação adstringente. O sumo da maçã tem ação antifebril.

Mamão: É um poderoso regulador das funções intestinais. A presença da papaína garante a boa digestão das proteínas e das gorduras. O uso constante combate a arteriosclerose. A monodieta mensal de 3 dias é útil para tratar e evitar a formação de pedra na vesícula. Deve-se, no entanto, evitar o mamão papaia, e usar o mamão amarelo ou o mamão Bahia, vermelho e grande. As sementes de mamão têm ação vermífuga se forem comidas na quantidade de 1 colher (sopa) por dia, sem mastigar.

Mandioca: A farinha tem efeito sobre a diarréia e o cataplasma quente aplicado sobre abscessos ajuda a dissolvê-los. É contra-indicada na prisão de ventre, gases e nos casos de bócio.

Melancia: Trata-se de um grande diurético quando usado como alimento ou na forma de chá, feito com a polpa. É útil nos casos de doenças da próstata, gonorréia e sífilis e faz bem para o fígado e intestinos. Por ser indigesta, deve-se evitar engolir a sobra final da mastigação da polpa. O sumo coado tem ação mais eficaz.

Manga: Tem ação diurética e é estimulante da produção de leite. Também é útil contra bronquites, tosses e catarros. A amêndoa sem caroço tem ação vermífuga.

Melão: É diurético e ajuda a eliminar excesso de líquidos orgânicos. Como monodieta de um dia por semana ajuda a regular os hormônios e, portanto, serve como tratamento para desequilíbrios menstruais, tendência ao aborto e diversos problemas ligados aos distúrbios hormonais. Possui também ação depurativa e estimulante e é empregado no combate a problemas do fígado, rins e na eliminação de cálculos renais.

Milho: Tem ação tônica e fortificante.

Morango: É um bom mineralizante, empregado em casos de convalescência, doenças degenerativas, reumatismo, cálculos renais, bronquite, pressão alta, anemia, ácido úrico e colesterol. É também diurético e vermífugo.

Nabo comprido: Muito usado pelos povos orientais, é considerado um alimento que mantém a saúde e o vigor do corpo, conferindo longevidade. Sua ação medicinal é basicamente diurética, tônica e mineralizante. É útil no tratamento da obesidade, problemas dos olhos, colesterol, reumatismo, pressão alta, pressão baixa e anemia. O chá e o banho de assento, das folhas, são excelentes para os problemas genitais, como corrimentos vaginais, cólicas menstruais, menstruação irregular, fibromas uterinos, como de ovários, inflamações da vagina, útero, trompas, ovários, prostratismo, tumores da próstata, hemorróidas, pólipos, fistulas e a maioria das doenças do períneo.

Nozes: É um alimento tônico e fortificante, útil no reumatismo e no excesso de ácido úrico.

Pepino: É diurético e tonificante do fígado e dos rins. Fortalece os cabelos, unhas, a pele, e combate a inflamação dos olhos. É um bom estimulante do apetite quando usado antes das refeições.

Pêra: É indicada como alimento para pessoas convalescentes. Possui ação depurativa e diurética moderada.

Pêssego: É um bom purificante dos rins e da bexiga. É também estimulante laxativo e diurético.

Quiabo: Por ser rico em ferro, é indicado para gestantes. Seu uso é recomendado nas inflamações intestinais e problemas dos rins e bexiga.

Rabanete: É diurético e ajuda a normalizar as funções dos rins e a digestão, além de purificar o sangue e eliminar o catarro das vias respiratórias.

Repolho: Empregado nas doenças neurológicas e nevralgia. Muito útil contra as náuseas da gravidez e a distrofia muscular. O sumo fresco aplicado nos cabelos é bom para eliminar a seborréia.

Romã: É uma fruta, com efeito, adstringente. Age também como diurético e depurativo, e é indicada nos casos de diarréia.

Salsa: Devido a grande quantidade de magnésio, é muito eficaz para todos os casos de infecções e inflamações, causadas por bactérias, vírus ou fungos. Também tem ação diurética, depurativa e tônica. Ajuda a tratar problemas do fígado, disfunções uterinas e impotência. O sumo tem ação cicatrizante e é famoso seu emprego nas hemorragias nasais.

Uva: A uva tem fama se der diurética e purificante do sangue, ajudando a eliminar o excesso de toxinas, ácido úrico, colesterol etc. É um bom alcalinizante do sangue, ajudando a restabelecer o equilíbrio do pH sangüíneo. Também é útil no combate à acidez estomacal.

Vagem: É um alimento tonificante, usado nas convalescenças e nos estados de fraqueza. O pilar da medicina natural.

Alimentos desaconselhados: A medicina natural recomenda evitar o consumo de alimentos que, devido ao acréscimo de artifícios, são considerados nocivos ao organismo.

Açúcar branco: O açúcar refinado resulta da concentração industrial da sacarose da cana-de-açúcar. O uso constante na alimentação provoca a diminuição de magnésio no organismo, elemento importante na manutenção da resistência às infecções e aos germes. Além disso, por exigir quantidades consideráveis de vitaminas do complexo B para sua metabolização, o açúcar é considerado um fato desvitaminizante; como também absorve boa quantidade de cálcio, atua como desmineralizante do organismo.

Seu consumo favorece a ocorrência de cáries dentárias, da osteoporose e do diabetes; incentiva os estados depressivos e, em casos extremos, da melancolia (ou *sugar blues*). O excesso de açúcar provoca ansiedade, reduz a acuidade visual e é um forte coadjuvante nos processos de arteriosclerose e das doenças cardiovasculares, como o enfarte, a hipertensão arterial e a arteriosclerose coronariana.

Dezenas de livros publicados no mundo inteiro alertam para os prejuízos causados ao organismo pelo açúcar e pelo consumo exagerado de doces, refrigerantes, balas etc.

Sal refinado: Também chamado sal de cozinha, este produto passa por um processo de industrialização que, em seu início, já lhe retira cerca de 80 elementos importantes, deixando-o reduzido ao cloreto de sódio concentrado. Na etapa seguinte, sua umidade natural vai sendo eliminada com a adição de produtos químicos, e o cloreto de sódio tende a se tornar líquido. Depois disso, são adicionados os estabilizantes e o iodeto de potássio, pois o refinamento elimina as microalgas que fixam o iodo natural do sal marinho, exigindo sua substituição por um produto artificial. Ao fim desse processo, o sal refinado transforma-se num ingrediente prejudicial à saúde: seu excesso na dieta favorece a retenção de líquido, comprometendo o funcionamento dos rins, do coração e da circulação, além de acentuar os inchaços e a síndrome pré-menstrual; os antiumectantes que recebe podem ser responsável pelo aparecimento dos cálculos renais ou biliares; o iodeto altera a função da tireóide, levando aos desequilíbrios hormonais e à formação de nódulos tireoidianos.

As propriedades do mel

Desde o surgimento do homem na Terra, o mel vem sendo utilizado principalmente como alimento, mas também para a escrita, a exemplo dos sumérios na Mesopotâmia. Os egípcios usavam a própolis como bactericida e para embalsamar suas múmias. Gregos e romanos seguiam o provérbio: "Mel no interior e óleo no exterior." Atualmente, diversos pesquisadores estudam o mel, especialmente os russos que têm obtido bons resultados com o mel para o tratamento das vias respiratórias, úlceras gástricas, problemas digestivos e de feridas. O mel é uma substância açucarada obtida do néctar das flores, que é elaborado pelas abelhas e depois depositado nos favos da colméia. O mel é então pré-digerido pelas abelhas em glicose e frutose, diretamente assimiláveis pelo organismo humano.

Obs.: Outros: Fosfato de Ca e Fe, ácido fórmico e acético, fermentos, vitaminas A, B1, B2, B5, B6, C, E e K, e grãos de pólen.

Propriedades terapêuticas: Dentre as inúmeras propriedades terapêuticas do mel, destacamos: energético, bactericida, anti-séptico, anti-reumático, vasodilatador, diurético, digestivo, hiperglicêmico, tonificante, antiespasmódico, sedativo, vermífugo etc.

Faz bem aos intestinos, estômago, pulmões, garganta, coração, olhos. Tonifica e rejuvenesce a pele e os músculos.

O mel de eucalipto é usado como anti-séptico, para tratamento de inflamações no trato respiratório e urinário, e vermífugo. O mel mais utilizado é o suave mel de laranjeira com propriedades excelentes antiespasmódicas e sedativas. Recomendado também para nervosismo e palpitações.

Preservação do mel: O mel ao ser retirado dos favos tem aparência aquosa, depois de um certo tempo apresenta-se pastoso ou granulado pela cristalização de açúcares, de acordo com a sua composição. O mel cristalizado deve ser aquecido em banho-maria, no máximo a 50° C, para não perder suas propriedades terapêuticas. Pode possuir diversas cores, de acordo com o tipo de flor, e se mantém íntegro por longos períodos porque a abelha lhe adiciona ácido fórmico, um ótimo conservante, e a inibina, excelente bactericida.

Geléia real: A geléia real é um superalimento, de consistência pastosa, cor amarela e sabor ácido, produzido pelas abelhas para alimentar as larvas e futuras rainhas.

Somente se conserva em baixas temperaturas (menos de 10° C), cerca de 18 meses. Pode ser misturada ao mel e conservada em local fresco e escuro.

Propriedades Terapêuticas: Facilita o metabolismo celular agindo como estimulante, fortificante, acelera a recuperação e tonifica o organismo, evita o envelhecimento precoce, antibiótico, impotência e depressão.

Própolis: A própolis é um antibiótico natural extraído pelas abelhas dos botões das flores, brotos e cascas de árvores.

É um excelente bactericida e antibiótico, conseguindo os mesmos efeitos da penicilina, estreptomicina, terramicina e outros, porém não provoca os efeitos colaterais de um antibiótico comum, fazendo somente a cura.

Propriedades Terapêuticas: A própolis pode ser usada em forma de líquido, pomada, pastilha, granulada, cápsula, comprimido e pasta dental. Em forma de lascas e pastilhas são indicadas para faringites, amigdalites, gengivites, estomatites, gripes e pneumonia.

A granulada é indicada para úlceras gástricas e distúrbios intestinais. Em pó ou líquida para cistite, nefrite, prostratite e outras inflamações. Em pomada e cápsulas para lúpus, abscessos, ulcerações, eczemas, queimaduras, herpes etc.

A própolis também tem sido utilizada no tratamento de câncer bucal.

Fibras – uma vassoura: Elas limpam o sangue e facilitam o trabalho do organismo. Consumidas adequadamente, favorecem o emagrecimento. Alimentar-se corretamente traz muitos benefícios à saúde, proporcionando vitalidade e bem-estar físico e mental. A alimentação rica em fibras contribui significativamente para o controle e redução de peso sendo recomendada para todas as idades por várias propriedades que oferecem os seguintes benefícios:

Gera saciedade: Fibras solúveis absorvem água e formam um gel, permanecendo mais tempo no estômago. Com isso, a sensação de saciedade é mais duradoura. Reduz o colesterol. Diversos estudos indicam que, quando combinadas com uma dieta pobre em gorduras, as fibras ajudam a reduzir a taxa de LDL (o colesterol de baixa densidade, prejudicial ao organismo). No trato intestinal, as fibras absorvem as moléculas de gordura e produzem compostos que normalizam a síntese de colesterol pelo fígado.

Controla a glicose: Fibras promovem a liberação mais lenta e constante de glicose, ajudando a regular os níveis de açúcar no sangue. Esse efeito é particularmente benéfico para os diabéticos, e para prevenir essa doença.

Facilita a digestão: Refeições ricas em fibras exigem melhor mastigação, o que torna a digestão mais fácil. Por outro lado, o processo digestivo como um todo fica mais lento e, por isso, os nutrientes são mais bem aproveitados.

Faz o intestino funcionar melhor: Fibras aceleram a passagem do bolo fecal pelo intestino, evitando prisão de ventre e outras doenças. Essa aceleração também previne câncer. Em alguns casos, as fibras destroem as bactérias nocivas que se alojam no intestino grosso.

Combate mau hálito: Fibras de certos alimentos ajudam a limpar a cavidade bucal, impedindo a formação de uma crosta sobre a língua, chamada de saburro, principal responsável pelo mau hálito. As fibras alimentares são especiais, apesar de serem classificadas como nutrientes, não são absorvidas pelo organismo. Contudo, ao passarem pelo corpo, desempenham uma série de funções importantes, entre elas a de auxiliar a assimilação de outros nutrientes e facilitar o funcionamento do intestino, agindo como poderosas "vassouras", estimulando o movimento peristáltico (intestinal).

Em termos bioquímicos, fibras são um grupo de moléculas que formam um composto químico complexo e divide-se em duas categorias: insolúveis e solúveis. As insolúveis, encontradas em cereais (farelos), hortaliças, frutas (com cascas) e leguminosas, atuam principalmente na parte inferior do intestino grosso, ampliando o bolo fecal. Já as solúveis, disponíveis na aveia, cevada, nos biscoitos integrais, na proteína de soja, soja em grãos, no bagaço de frutas cítricas, na maçã e na goiaba, por exemplo, agem no estômago e no intestino delgado, fazendo com que a digestão seja mais lenta. No dia-a-dia, ninguém precisa se preocupar em ingerir fibras deste ou daquele tipo. O importante é consumir a quantidade necessária. O primeiro sinal de alerta emitido pelo corpo quando a quantidade de fibras ingerida diariamente é insuficiente, é a prisão de ventre. Pouco volume de fezes, secura do bolo fecal e evacuação difícil são sintomas mais comuns. O FDA (Food and Drug Administration), órgão normativo dos alimentos e remédios nos Estados Unidos, recomenda a ingestão de 25 g a 35 g de fibras por dia. Para atingir esses valores, as pessoas devem consumir vegetais variados (cinco tipos de frutas, por exemplo), escolhendo os ricos em fibra. Produtos industrializados que contêm fibras são opções a mais que não devem ser descartadas.

Mas os especialistas alertam que a quantidade de fibras disponíveis nesses alimentos é muito pequena e a pessoa precisa consumir grandes quantidades para que as fibras surtam efeito. O consumo de alimentos integrais de boa qualidade proporciona, em pequenos volumes, grande quantidade de fibras.

Cevada – Um tônico natural: Indicada para afecções pulmonares, desmineralizações, enterites, diarréias e estados febris, entre outros casos. A água de cevada é recomendada no período de lactação. Com limão, é refrigerante. Folhas compridas e largas e flores dispostas em espigas densas e compactas na extremidade, a origem da cevada remonta à Idade da Pedra e seu cultivo é o mais antigo dentre todos os cereais. Apesar de a nobreza do trigo e sua larga disseminação no ocidente.

Aproveitamento: Da cevada aproveitam-se as sementes sob três formas: cevada limpa e integral (apenas livre de seu invólucro lenhoso); cevada perolada (resultante do polimento mecânico do grão após o descascamento) e a cevada germinada. Esmagando e peneirando os grãos, obtêm-se os flocos de cevada. A farinha bruta e grosseira é a sêmola de cevada. Pela pobreza em glúten, a farinha de cevada não se presta para o fabrico do pão, salvo se combinada com farinha de trigo na proporção de uma parte de cevada para cinco de trigo. Além do pão emprega-se a cevada na preparação de sopas, purês etc., como se fosse trigo ou aveia (farinhas, sêmola, flocos etc.). Particularmente saudáveis incluímos a água de cevada e malte.

Água de Cevada: Prepara-se cozinhando 100 g de cevada perolada em água fria suficiente para, após 30 minutos de fervura, resultar 1 litro de cozimento (em média, 1 litro de água para cada 50 g de cevada). Depois de cozida, deixa-se em repouso por alguns minutos e filtra-se, espremendo bem o cozimento. A água de cevada assim obtida pode ser ingerida ao natural ou adoçada com mel ou açúcar mascavo. Aplaca a sede, é diurética, nutritiva, laxativa e útil nos transtornos da digestão. No verão, resfriada com gelo e misturada ao suco de limão é um dos melhores refrigerantes. Recomenda-se às mulheres no período de lactação e a todos cujas funções intestinais são deficientes.

Malte Tostado: Podendo, embora, ser obtido de outros cereais, o verdadeiro malte se elabora a partir do grão germinado da cevada. Durante a germinação, os embriões da cevada elaboram um alcalóide, a hordenina, que atua de maneira semelhante à da adrenalina e se emprega como antidiarréico. Substituto do café, o malte tostado proporciona infusão de cor escura e cheirosa. Alimento e medicamento, o extrato de malte é particularmente recomendado aos doentes aos quais convém suprimir as toxinas de uma alimentação preponderantemente animal, sem sobrecarregar-lhes o estômago. Costuma-se oferecê-lo aos bebês, sobretudo na época do desmame. O malte em pó ou o extrato fluido, acrescentado às sopas, facilita a digestão sendo indicado na alimentação das crianças, pessoas fatigadas, convalescentes e idosos. Finalmente, do malte, se extrai a cerveja, bebida fermentada comercializada em duas versões: a cerveja clara, fabricada com malte pouco tostado, e cerveja preta, com malte muito tostado.

Efeitos sobre o Organismo: Alimento altamente energético (350 calorias em cada 100 g) e ligeiramente acidificante, a cevada tem ação emoliente (que abranda inflamações), é alimento tônico geral, cardíaco e nervoso, reconstituinte, digestivo, drenador hepático, antidiarréico, refrescante, hipertensor (por vasoconstrição).

Indicações: A cevada é indicada nas afecções pulmonares (tuberculose, bronquite crônica), na desmineralização, no crescimento, na atonia gástrica e intestinal, no hepatismo (doenças do fígado), aos temperamentos biliosos, nas enterites (inflamações nos intestinos), nas diarréias, nas disenterias, na febre tifóide, nas inflamações das vias urinárias (nefrites, cistites), nos estados febris, na hipotensão.

A principal contra-indicação diz respeito aos diabéticos, por sua riqueza em hidratos de carbono, aos grandes hipertensos. No uso externo, a decocção de cevada é empregada em gargarejo e a farinha em cataplasmas nas inflamações cutâneas.

SOBRE ERVAS E FRUTAS

Do pajé ao terapeuta

Ao longo dos séculos de história da humanidade, a arte terapêutica do uso das plantas, por sua amplitude e sua eficiência, já foi a senhora da medicina, segredo dos alquimistas, instrumento de curandeiros e ciência nos monastérios. Nas sociedades pré-colombianas – aquelas cujos povos chamamos de índios – quase sempre o responsável por conduzir os tratamentos para recuperação do equilíbrio do corpo é o mesmo que o faz com relação às necessidades da alma. Isso porque, nessas sociedades, a visão de inserção do homem no universo é holística, integrativa e, da mesma forma que o indivíduo está vinculado ao ambiente onde vive, também a sua alma está vinculada ao seu corpo de maneira inseparável. Assim, o que acontece ao corpo se reflete na alma, e vice-versa. Mais ainda: o que acontece ao corpo pode ter origem na mesma natureza da alma. Esse tipo de abordagem é que nos faz olhar para uma pessoa com a voz rouca e com febre, e ver mais que uma garganta inflamada. Nesta visão mais abrangente, o questionamento está sempre implícito, e é o elemento essencial do tratamento: porque a garganta ficou inflamada? Não se trata de mistificar as patologias do corpo com base na ignorância ou na fantasia. Trata-se, tão-somente, de perceber coisas simples, como o fato de uma pessoa feliz adoecer menos e uma pessoa triste, demorar mais para se recuperar.

As frutas são indispensáveis na alimentação natural.

Use-as, mas não abuse!

Você deve consumir, pelo menos, uma fruta por dia:

Recomendamos que você coma fruta entre as refeições, como se fosse um lanche. A fruta vai nutrir seu organismo e saciar sua fome, para que, então, você não chegue na sua próxima refeição faminto. Comendo uma fruta entre as principais refeições, você terá energia e manterá uma disciplina alimentar correta. Não deixe o corpo sem alimento durante várias horas. Leve sua fruta para o trabalho, ou em sua viagem. Recomenda-se também passar um dia inteiro somente comendo frutas uma vez ao mês para desintoxicar, desde que você não misture frutas a cada refeição.

RECEITAS SAUDÁVEIS

Arroz com talo de couve
Ingredientes:
2 xícaras (chá) de água
2 xícaras (chá) de talo de couve picado
½ xícara (chá) de arroz
3 colheres (sopa) de óleo de granola
1 colher (chá) de sal
1 cebola picada
Modo de preparo: Aqueça o óleo, acrescente cebola, sal e refogue. Junte os talos de couve e o arroz e deixe cozinhar por 5 minutos. Coloque a água e deixe cozinhar por 20 minutos até o arroz ficar macio. Sirva e aprecie.

Arroz integral (para 6 pessoas)
Ingredientes:
1 xícara (chá) de arroz integral
1 colher (chá) de sal
½ cebola picada
½ colher (sopa) de azeite
3 xícaras (chá) de água fervendo ou caldo básico
Modo de preparo: Lave o arroz e escorra bem. Leve uma panela ao fogo com o arroz e vá mexendo com 1 colher de pau até que ele seque bem e comece a estalar feito pipoca. Só então coloque a cebola, azeite, sal e água fervente. Mexa, diminua o fogo, tampe e deixe cozinhar. Antes de secar por completo a água, desligue o fogo, embrulhe a panela em folhas de jornal e deixe descansar uns 40 minutos. **Dica:** Ao mexer o arroz com a colher de pau é importante mexer sempre para que ele não queime.

Batatas recheadas com creme de espinafre
Ingredientes:
4 batatas médias cozidas, inteiras e com a casca
2 xícaras (chá) de folhas de espinafre
1 colher (sopa) de cebola picadinha, sal, pimenta-do-reino e noz-moscada

2 colheres (sopa) de creme de leite
1 colher (sopa) de queijo parmesão ralado
Modo de preparo: Corte as batatas ao meio, ainda quentes, no sentido do comprimento. Com uma colher, raspe o interior da batata, formando uma cavidade. Esmague com um garfo a polpa retirada e reserve. Coloque as folhas de espinafre bem lavadas e secas e mais 1 cebola, numa panela. Leve a panela ao fogo baixo, tampada por 5 minutos, até que o espinafre murche e solte água. Escorra a água e pique o espinafre bem miudinho. Tempere com sal, pimenta e noz-moscada. Junte a polpa das batatas, o leite e o queijo ralado. Preencha a cavidade da batata com este recheio. Leve ao forno, previamente aquecido, por 10 minutos, para gratinar. Sirva imediatamente (Serve 4 pessoas).

Berinjela queimada
Ingredientes:
1 berinjela
1 dente de alho
Suco de 1/2 limão
2 colheres (sopa) de azeite de oliva
Sal a gosto.
Modo de preparo: Coloque 1 berinjela diretamente na chama do fogão, vire de vez em quando para queimar por igual. Quando estiver totalmente tostada (macia por dentro) leve ao liquidificador (ou mix) com o restante dos ingredientes. De uma batida leve. Coma com torradas. **Dica:** O que você coloca no liquidificador é a polpa (sem a casca queimada).

Bobó de shiitake
Ingredientes:
300 g de shiitake fresco
5 tomates
1 ½ kg de aipim (depois de descascado, deve sobrar um quilo)

½ xícara de azeite (chá)
½ pimentão vermelho
1 cebola grande
1 alho-poró
¼ de xícara (chá) de shoyu (molho de soja)
Pimenta-branca em pó
Salsa/cebolinha
Sal
Louro

Modo de preparo: Cozinhe o aipim descascado com um pouco de sal. Passe no liquidificador ainda quente. Faça um refogado com o azeite, a cebola, o alho-poró, os tomates sem peles e sementes, cortados em pedaços, o pimentão e o louro. Retire os cabinhos dos shiitakes, lave-os e corte-os em tirinhas. Junte o shiitake ao refogado, juntamente com o shoyu, a pimenta-branca, a salsa e a cebolinha. Mexa e deixe cozinhar por aproximadamente 3 minutos e junte ao aipim já passado no liquidificador. Após ajustar o sal já estará pronto para servir. **Dica:** Cuidar para que não fique salgado, pois o "shoyu" leva sal.

Bolinho de trigo integral e aveia
Ingredientes:
½ xícara (chá) de trigo integral
4 xícaras (chá) de água
1 colher (sopa) de aveia
1 colher (sopa) de salsinha picada
1 ovo
1 colher (sopa) de fermento em pó
1 colher (sopa) de azeite
Sal a gosto
Óleo para fritar

Modo de preparo: Cozinhe o trigo integral em água salgada até ficar macio. Escorra. Misture com a aveia, a salsinha e o ovo, a farinha e o fermento até formar uma massa. Coloque na assadeira untada e deixe na geladeira por 2 horas. Molde os bolinhos e frite em óleo quente. Escorra em papel toalha e sirva ainda quente.

Bolinhos com talos de agrião
Ingredientes:
2 xícaras (chá) de talos de agrião cortados
½ xícara (chá) de fubá
½ xícara (chá) de farinha de trigo
1 colher (sopa) de azeite
1 colher (sopa) de cebolinha picada
½ colher (sopa) de fermento em pó
2 ovos
Sal e pimenta do reino a gosto
Óleo suficiente para fritar

Modo de preparo: Misture bem todos os ingredientes e faça bolinhos. Em frigideira grande aqueça o óleo e frite os bolinhos até ficarem dourados. Deixe escorrer sobre papel toalha. Sirva como entrada com folhas de alface e vinagrete.

Bolo de banana
Ingredientes:
3 xícaras (chá) de farinha de trigo branca
3 xícaras (chá) de farinha de trigo integral
2 xícaras (chá) de gérmem de trigo
1 xícara (chá) de linhaça
1 xícara (chá) de farelo
1 xícara (chá) de açúcar mascavo
Canela e cravo em pó
4 colheres de gergelim
½ xícara (chá) de óleo de girassol
1 kg de banana

Modo de preparo: Misturar os 7 primeiros ingredientes. Acrescentar óleo aos poucos fazendo uma farofa seca. Cortar as bananas em rodelas. Acrescentar uma pitada de açúcar, canela e cravo. Forrar a forma com a farofa, espalhar a banana por cima e terminar com a farofa. Levar ao forno por 20 minutos.

Bolo de banana com casca
Ingredientes:
2 xícaras e ½ (chá) de farinha de trigo
1/3 de xícara (chá) de açúcar mascavo
3 colheres (chá) de fermento
1 pitada de sal
2 ovos
½ xícara (chá) de óleo
4 bananas com as cascas bem lavadas
½ xícara (chá) de leite
Modo de preparo: Corte a ponta das bananas.
Coloque no liquidificador junto com todos os
ingredientes e bata bem. Coloque numa forma untada. Leve ao forno pré-aquecido na
temperatura média. Deixe de 30 a 40 minutos.

Bolo de banana sem farinha de trigo
Ingredientes:
3 ovos (caipira)
½ xícara (chá) de azeite extravirgem
4 bananas nanicas (não muito maduras)
1 xícara e meia (chá) de açúcar mascavo
½ xícara (chá) de farelo de aveia
2 xícaras e meia (chá) de aveia em flocos finos
½ xícara (chá) de castanhas-do-pará
½ xícara (chá) de uva passa
1 colher (sopa) de fermento em pó
Modo de preparo: Coloque em uma vasilha os
6 últimos ingredientes, misture bem e reserve.
Bata no liquidificador os 4 primeiros ingredientes por, aproximadamente, 4 minutos. Em seguida, despeje tudo sobre os ingredientes secos e mexa delicadamente, sempre no sentido
horário, até formar uma massa fofa. Despeje
tudo sobre uma forma de buraco, untada e polvilhada com fibras de trigo e asse em forno médio por, aproximadamente, 35 minutos.

Bolo de chocolate com caldo de cana
Ingredientes:
2 xícaras (chá) de farinha de trigo
½ colher (sopa) de fermento em pó

¼ xícara (chá) de óleo
¾ xícara (chá) de açúcar mascavo
¾ xícara (chá) de caldo de cana
2 colheres (sopa) de achocolatado
½ colher (sopa) de bicarbonato
Modo de preparo: Colocar o óleo, o açúcar
mascavo, o caldo de cana e o achocolatado
em um recipiente e misturar. Acrescentar a farinha, o fermento em pó e o bicarbonato pe-
neirado e misturar até ficar homogêneo. Assar em forno previamente aquecido a 180°C
por aproximadamente 30 minutos.

Bolo de iogurte
Ingredientes:
2 ½ xícaras (chá) de farinha de trigo
1 xícara (chá) de margarina
½ xícara (chá) de açúcar
1 colher (sopa) de fermento em pó
200 ml de iogurte
4 ovos
Modo de preparo: Coloque na batedeira o açúcar, a margarina, os ovos e bata até homogenei-
zar. Com uma colher, misture o iogurte e o fermento. Coloque a massa em uma forma untada
e leve ao forno previamente aquecido, por aproximadamente 30 minutos ou um pouco mais.

Bolo de queijo com erva-cidreira
Ingredientes:
100 g de farinha de trigo
1 pitada de sal
50 g de margarina cortada em pedaços
Recheio:
50 g de margarina
2 colheres (sopa) de mel
350 g de queijo creme
6 colheres (sopa) de erva-cidreira
2 ovos batidos
Modo de preparo: Aquecer o forno. Peneirar a farinha e o sal em uma tigela. Acrescentar a margarina até ficar parecido com

migalhas. Acrescentar água suficiente para a massa ficar fácil de estender, e forrar com ela uma forma de pudim flan, de 20 cm. Colocar no forno por 15 minutos. Para o recheio, bater a margarina, o mel e o creme de queijo numa tigela. Misturar bem os ovos e envolver a erva-cidreira. Reduzir a temperatura do forno. Colocar no forno por 45 minutos até o recheio ficar dourado e firme. Servir com iogurte natural.

Bolo integral de creme de ricota
Ingredientes:
2 xícaras (chá) de farinha de trigo integral
3 xícaras (chá) de fermento em pó
4 colheres (sopa) de óleo de girassol
200 ml de leite desnatado ou de soja
½ xícara (chá) de açúcar mascavo
1 colher (café) de essência de baunilha.
Ingredientes do creme de ricota:
½ kg de ricota fresca
1 colher (chá) de baunilha
1 colher (sobremesa) de mel
1 colher (café) de raspas de casca de limão
Água para dar consistência ao creme.
Modo de preparo: Juntar os ingredientes secos, abrir uma concavidade central. Derramar o leite misturado com óleo, baunilha aos poucos e ir batendo a massa. Deixar a massa bem misturada de forma homogênea. Derramar a massa numa forma untada e polvilhada com farinha de trigo e levar ao forno previamente aquecido por mais ou menos 30 minutos. Para o creme de ricota, levar todos os ingredientes ao liquidificador e bater até obter um creme homogêneo. Sugestão: servir o bolo acompanhado com o creme de ricota ou usar o creme para cobrir o bolo já frio.

Cake de nabo com calda de coco
Ingredientes:
2 ½ xícaras (chá) de farinha de trigo integral

1 xícara (chá) de castanha-do-pará picada
1 colher (sopa) de fermento em pó
¼ xícara (chá) de azeite
1 xícara e meia (chá) de açúcar demerara
2/3 xícara (chá) de água mineral
¼ xícara (chá) de extrato de soja
½ xícara (chá) de nabo picado
1 ovo caipira
Cobertura:
1 xícara (chá) de coco ralado
¼ xícara (chá) de extrato de soja
½ xícara (chá) de nabo picado
1 ovo caipira
Cobertura:
1 xícara (chá) de coco ralado
½ xícara (chá) de açúcar demerara
½ xícara (chá) de nabo ralado
Misturar tudo muito bem.
Calda:
1 vidro de leito de coco
Modo de preparo: Colocar em uma vasilha os 3 primeiros ingredientes, misture bem e reserve. Colocar no liquidificador os 6 ingredientes seguintes, bater por 2 minutos, jogar sobre a primeira mistura envolvendo tudo muito bem, mexendo sempre no sentido horário. Colocar a massa em forma retangular média, jogar sobre a massa ainda crua os ingredientes da cobertura, levar para assar em forno médio, 180° C, por uns 30 minutos, tirar do forno e regar com o leite de coco, servir gelado.

Caldo verde
Ingredientes:
4 folhas de couve cortadas bem fininhas
1 cará médio
1 dente de alho bem picado
Sal marinho
2 colheres (sopa) de azeite de oliva
Modo de preparo: Descasque e lave o cará. Corte-o em pedaços e ferva-o em pouca água. Quando estiver cozido, passe-o num

espremedor. Prepare à parte em outra panela, um refogado com o azeite e o alho, antes de dourar jogue um pouco de água. Junte a couve e o cará amassado, acrescente mais água. Salgue a gosto. Deixe ferver por alguns minutos e sirva quente em tigela regada com um pouco de azeite de oliva.

Couve-flor com creme de iogurte, castanhas e ervas (sem sal)
Ingredientes:
1 couve-flor cortada em pedaços pequenos
1 copo de iogurte
1 colher (chá) de azeite de oliva
1 colher (café) de orégano
½ xícara (chá) de nozes picadas
2 colheres (sopa) de uvas-passas brancas
1 xícara (chá) de salsinha picada
1 colher (sopa) de coentro picado
1 colher (sopa) rasa de alho desidratado
Modo de preparo: Cozinhar a couve-flor em pouca água, por 8 minutos. Retirar do fogo e esfriar. Juntar o iogurte e o restante dos ingredientes, misturar bem e espalhar sobre a couve-flor. Servir em seguida, acompanhada de fatias de limão.

Creme de ameixa seca
Ingredientes:
1 copo de iogurte natural
1 colher (sopa) de mel
1 xícara (chá) de ameixa seca hidratada
Modo de preparo: Arrumar as frutas em um prato especial e reservar. Levar ao liquidificador os ingredientes do creme de ameixa e bater por meio minuto. Servir a salada de frutas acompanhada com este creme.

Creme de berinjela
Ingredientes:
1 cebola
1 berinjela

2 dentes de alho
3 cenouras
3 batatas
1 colher (chá) de sal
1 colher (sopa) de azeite.
Modo de preparo: Descasque todos os ingredientes. Leve-os a cozer numa panela com 750 ml de água. Depois de cozido passe-os pela peneira. Leve novamente ao fogo, acrescentando o sal. Por fim, quando estiver o creme apurado coloque o azeite e algumas folhas de hortelã para dar um ótimo gosto.

Creme de cará
Ingredientes:
1 cará (pequeno) cozido e amassado
1 colher (sopa) de cebola bem picada
1 colher (chá) de azeite de oliva
½ xícara (chá) de leite de vaca, de soja, ou água
1 pitada de sal e outra de orégano
Modo de preparo: Refogar rapidamente a cebola no azeite, adicionar o leite, o sal e o orégano e deixar ferver em fogo baixo. Desligar e imediatamente acrescentar o cará amassado. Mexer devagar até obter um creme uniforme.
Desligar, esfriar um pouco e servir em seguida.

Creme de cenoura
Ingredientes:
½ kg de cenouras (metade com rama)
3 cebolas
1 colher (sopa) de araruta
Óleo
Sal
Água (para 5 porções).
Modo de preparo: Cozinhe as cenouras esmagando-as. À parte, refogue cebola num pouco de óleo, deitando-lhe, em seguida, a rama da cenoura muito bem picadinha. Acrescente, então, a cenoura, bem como a

água do cozimento desta. Tempere com algumas gotas de shoyu (diluído na água onde desfez a araruta), deixando ferver durante cerca de 10 minutos. **Dica:** Retire os talos da rama da cenoura mais graúdos.

Creme de maçã com aveia
Ingredientes:
1 maçã
1 colher (chá) de aveia
1 pitada de canela
1 colher (café) de mel ou 1 colher (chá) de açúcar mascavo
Modo de preparo: Cozinhar a maçã em pouca água e em fogo baixo por aproximadamente 10 minutos, com a panela tampada. Esfriar um pouco, e retirar a casca. Amassar e acrescentar o restante dos ingredientes. Mexer até que tudo se misture muito bem. Aguardar 5 minutos e servir. No inverno, servir morno e no verão em temperatura ambiente.

Enrolado de macarrão
Ingredientes:
2 xícaras (chá) de molho de tomate puro
½ xícara (chá) de queijo parmesão ralado
500 g de presunto em fatias
500 g de mussarela em fatias
300 g de macarrão espaguete pré-cozido (durinho)
Modo de preparo: Coloque uma fatia de presunto em uma superfície lisa. Em cima coloque uma fatia de mussarela e um pouco de macarrão. Enrole assim todas as fatias e coloque numa assadeira. Despeje por cima dos enrolados o molho de tomate. Cubra com o queijo ralado e leve ao forno pré-aquecido. Deixe 20 minutos e sirva bem quente.

Esfiha integral de escarola com provolone (sal – só do queijo provolone)
Ingredientes:

5 xícaras (chá) de farinha de trigo branca
3 xícaras (chá) de farinha de trigo integral
3 xícaras (chá) de leite
1 ovo
1 colher (sobremesa) de manteiga
1 tablete de fermento para pão
1 colher (sopa) de açúcar mascavo
1 pitada de sal
Modo de preparo: Misturar os ingredientes secos e reservar. Dissolver o fermento no leite quente e juntar o restante dos ingredientes da massa. Derramar sobre os ingredientes secos e amassar. Sovar bem e deixar descansar até dobrar de volume.

Ingredientes do recheio:
3 maços de escarola
2 cebolas picadas
1 colher (sopa) de manteiga
1 limão espremido
1 xícara (chá) de queijo provolone ralado no ralo grosso.
Modo de preparo do recheio: Lavar a escarola e cortá-la em tiras finas. Numa panela abafar a escarola na manteiga por um minuto. Esfriar, escorrer muito bem e juntar o restante dos ingredientes.
Montagem das esfihas: fazer bolas pequenas com a massa e esticá-las em forma de disco. Colocar o recheio no centro e fechá-las, dobrando as laterais. Colocá-las numa assadeira, previamente untada, e levá-las ao forno já aquecido, até começar a dourar. Servir acompanhada com fatias de limão.

Espaguete com iogurte, tomates frescos e manjericão
Ingredientes:
1 pacote de espaguete cozido
2 kg de tomates maduros, sem semente e sem pele, picados
1 copo de iogurte natural
2 colheres (sopa) de folhas de manjericão

2 colheres (sopa) de azeite de oliva
5 dentes de alho fatiados
Sal a gosto
Modo de preparo: Dourar o alho no azeite, adicionar os tomates e mexer por um minuto. Acrescentar o iogurte e mexer por alguns segundos. Desligar, juntar o manjericão e servir em seguida.

Espaguete integral, rúcula e alho
Ingredientes:
1 pacote de macarrão integral (ou comum) cozido
3 dentes de alho cortados em lâminas
1 maço de rúcula picado em pedaços grandes
1 colher (chá) de sal
3 colheres (sopa) de azeite de oliva
Queijo parmesão (sabor suave)
Modo de preparo: Dourar o alho no azeite e desligar. Adicionar imediatamente o macarrão, a rúcula, o sal e mexer delicadamente. Servir em seguida.

Espetinho de legumes
Ingredientes:
1 berinjela
1 abobrinha
1 pimentão vermelho
1 pimentão amarelo
1 pimentão verde
1 cebola descascada
Modo de preparo: Faça espetinhos com os ingredientes e coloque na churrasqueira em fogo médio. Deixe até os vegetais ficarem macios. Sirva com o churrasco ou outra refeição.

Geléia de banana (sem açúcar)
Ingredientes:
2 dúzias de bananas d'água bem maduras
Modo de preparo: Descascar e amassar as bananas. Dentro de uma panela de fundo bem grosso, cozinhar as bananas, em fogo muito baixo (quase apagando), durante aproximadamente 3 ou 4 dias, desligando o fogo na hora de dormir. Mexer com 1 colher de pau a cada 30 minutos aproximadamente.
Dica: Cozinhar em panela que tampe bem. Baixar o fogo somente depois que começar a ferver. Não colocar água ou qualquer outro produto. Utilizar a quantidade de bananas a gosto. Em caso de utilizar panela de alumínio, retire o doce ao desligar o fogo. O doce fica pronto quando, ao mexer, é possível visualizar o fundo da panela.

Grãos de milho com arroz integral, ricota e ervas
Ingredientes:
4 xícaras (chá) de arroz integral cozido
4 xícaras (chá) de grãos de milho cozido
1 cebola picada grosseiramente
1 colher (sopa) de azeite de oliva
250 g de ricota amassada
2 colheres (sopa) de salsinha picada
2 colheres (sopa) de cebolinha verde picada
Sal a gosto
Modo de preparo: Colocar o arroz integral num recipiente refratário, e reservar. Numa panela, refogar a cebola no azeite até obter um dourado escuro. Adicionar o restante dos ingredientes, mexer rapidamente e desligar. Juntar esta mistura ao arroz integral, mexer até que tudo fique bem misturado. Colocar uma folha de papel alumínio e levar ao forno médio, previamente aquecido por quinze minutos. Desligar e servir em seguida.

Graulax
Ingredientes:
900 g de salmão fresco
5 colheres (sopa) de açúcar
5 colheres (sopa) de sal

5 colheres (sopa) de folhas de aneto
Pimenta preta
Molho:
2 colheres mostarda francesa
1 colher (chá) de mel claro
1 gema de ovo
2 colheres (sopa) de azeite
2 colheres (sopa) de folhas de aneto picada
Modo de preparo: Cortar o salmão ao meio no comprimento e retirar todas as espinhas. Misturar o açúcar, o sal e a pimenta preta. Esfregar o peixe com esta mistura, reservando um pouco. Dispor uma camada de aneto no fundo de um prato e colocar sobre ela meio salmão, com a pele para baixo. Cobrir com mais aneto e pôr em cima a outra metade do salmão, com a pele para cima. Tapar com o resto do aneto e com uma película aderente e com um outro prato pesado, para exercer alguma pressão. Deixar repousar em local fresco por 24 horas. Fazer o molho numa tigela batendo bem todos os ingredientes, o azeite e o aneto. Misturar então levemente o azeite, e depois o aneto picado. Retirar o salmão da marinada e raspá-lo. Tirar a pele e servir com o molho e uma guarnição de limão e folhas de aneto.

Guisado de feijão-azuki
Ingredientes:
½ kg de feijão-azuki
1 cebola picada
1 colher (sopa) de azeite de oliva
Água
1 colher (chá) de orégano
1 colher (sopa) de coentro picado
Modo de preparo: Deixar o azuki de molho de um dia para outro ou em água bem quente por 2 horas. Escorrer e levar para cozinhar em 1 litro e 1/2 de água por 10 minutos em panela de pressão ou por meia hora em panela comum. O azuki cozinha mais rápido

que o feijão-roxinho ou preto. Acrescentar o restante dos ingredientes, com exceção do coentro, e deixar cozinhar por uns 10 minutos em fogo baixo. Desligar, adicionar o coentro, mexer e reservar por mais uns 3 minutos antes de servir. O caldo será controlado pelo seu paladar, acrescentando água ou não. **Dica:** Este guisado pode receber, também, o acréscimo de legumes, como, por exemplo, pedaços de moranga japonesa, no momento do tempero.

Hambúrguer natural
Ingredientes:
Partes iguais de ricota fresca e arroz integral bem cozido. Farinha de trigo, o suficiente para ajustar a consistência da mistura. Tomate, alho, pimentão verde, salsinha ou coentro, pimenta e sal a gosto, todos bem picadinhos.
Modo de preparo: Num processador misture os ingredientes da massa até obter a consistência adequada (adicionando a farinha aos poucos). Transfira para uma tigela e adicione os outros ingredientes uniformizando a mistura com as mãos. Forme os hambúrgueres. Prense-os, usando a forma adequada tendo o cuidado de usar um filme para não grudar a mistura na forma. Asse em chapa quente levemente untada com óleo de boa qualidade ou em microondas que possua função "crisp". **Dica:** Com 1/2 kg de ricota e de arroz se consegue, aproximadamente, 12 hambúrgueres (de 100 g cada). Não esqueça o saco plástico para congelar.

Legumes com macarrãozinho integral
Ingredientes:
2 litros de água
2 cenouras

2 abobrinhas
150 g de vagem
2 inhames
1 fatia grossa de abóbora japonesa,
1 xícara (chá) de macarrãozinho integral tipo argolinha (ou um de sua preferência)
1 cebola picada
3 alhos cortados em lâminas
1 colher (sopa) de azeite
1 colher (sopa) de manteiga
2 colheres (sopa) de salsinha
Modo de preparo: Cozinhar o macarrãozinho em 1/2 litro de água, por 9 minutos. Escorrer e reservar. Refogar a cebola e o alho no azeite. Adicionar a água e deixar ferver. Em seguida, junte os legumes picadinhos e o sal, e deixe ferver em fogo baixo por 25 minutos. Acrescentar o macarrãozinho, a manteiga, e deixar no fogo baixo mais 1 minuto. Desligar e servir.

Leite de soja com maçã e hortelã
Ingredientes:
1 copo de água
2 colheres (sopa) rasas de extrato de soja em pó
Gotas de essência de baunilha
½ maçã com casca
1 folha de hortelã
2 pedras de gelo
Adoçar a gosto com mel, adoçante dietético, açúcar branco ou mascavo
2 folhas de agrião
2 folhas de alface
½ maçã com casca cortada em cubinhos
1 xícara (chá) de grãos de soja
1 xícara (chá) de brotos de alfafa
1 xícara (chá) de cenoura ralada
1 colher (sopa) de gersal.
Ingredientes do molho:
2 colheres (sopa) de shoyu
1 colher (chá) de mel

1 limão
1 colher (sopa) de água
2 colheres (sopa) de azeite de oliva
Modo de preparo: Arrumar os ingredientes da salada e reservar. Em um recipiente juntar todos os ingredientes do molho, misturar muito bem e espalhar sobre a salada. Servir em seguida.

Lentilha com tofu à moda indiana
Ingredientes:
3 xícaras (chá) de lentilhas
350 g de tofu cortado em cubos
2 dentes de alho amassados
1 cebola pequena cortada em tiras finas
3 tomates sem pele e sem sementes – cortados em cubinhos
1 colher (sopa) de azeite de oliva
1 colher (chá) de manteiga sem sal
1 colher (sopa) rasa de curry
1 pitada de canela em pó
1 xícara (chá) de salsinha picada
1 colher (sopa) de coentro picado
1 colher (sopa) de gengibre ralado
Sal a gosto
Modo de preparo: Colocar a lentilha de molho em água quente por 1 hora. Escorrer e cozinhar com mais água em panela comum por 25 minutos. À parte, refogar numa panela o alho e a cebola no azeite. Juntar esse tempero, mais o tomate, o curry, a canela, o gengibre, o sal, e deixar ferver por mais 10 minutos, em fogo baixo. Desligar e acrescentar a salsa, o coentro e o tofu. Mexer delicadamente, e servir em seguida.

Mamão com iogurte e granola
Ingredientes:
Fatias de mamão, com uma leve concavidade
½ copo de iogurte natural
1 colher (sopa) de granola
1 colher (sopa) de mel

½ limão

Modo de preparo: Colocar o iogurte sobre o mamão, em seguida, o mel, a granola e o limão. Servir imediatamente.

Manteiga de soja
Ingredientes:
1 copo de leite de soja
1 copo de água
1 copo de óleo
4 colheres (sopa) de maisena
Sal marinho
Açafrão
Urucum

Modo de preparo: Prepare um mingau bem grosso com a água e a maisena. Coloque no liquidificador, o leite de soja, o sal, uma pitada de cada tempero e um pedaço do açafrão. Comece a bater e, sem parar, vá dando ponto de maionese alternando o óleo e o mingau.

Massa básica de panqueca
Ingredientes:
2 xícaras (chá) de leite
1 xícara (chá) de farinha de trigo branca
½ meia xícara (chá) de farinha de trigo integral
1 ovo
1 colher (chá) de queijo parmesão ralado
1 pitada de sal
1 colher (sopa) de óleo de girassol para untar a frigideira

Modo de preparo: Bata no liquidificador todos os ingredientes com exceção do óleo. Use o óleo aos poucos, apenas o suficiente para untar a frigideira. Derrame uma boa colherada de massa na frigideira e frite-a dos dois lados, em fogo baixo. Use o mesmo procedimento e obterá, mais ou menos, 7 panquecas. Faça o recheio de sua preferência, coloque-o no centro da panqueca. Feche a panqueca enrolan-do-a como se fosse rocambole. Sirva em seguida, com ou sem molho. **Obs:** Para quem quiser variar um pouco, acrescente a esta receita meia beterraba cozida, batendo-a junto com todos os ingredientes no liquidificador. Você obterá panquecas com um tom rosa.

Molho branco aos três queijos
Ingredientes:
3 xícaras (chá) de leite
1 cebola pequena ralada
1 colher (sobremesa) de azeite de oliva
1 colher (chá) de manteiga gelada
1 colher (sopa) de amido de milho
1 colher (sobremesa) de queijo parmesão ralado
1 colher (sobremesa) de queijo gorgonzola amassado
1 colher (sopa) de mussarela ralada
1 colher (café) de sal

Modo de preparo: Refogar a cebola no azeite e juntar o leite já misturado com o amido de milho. Quando o leite estiver quase fervendo, acrescentar os ingredientes restantes e mexer delicadamente por mais uns 3 minutos ou até que se obtenha um molho mais cremoso. Desligar e adicionar manteiga gelada e mexer delicadamente até que se dissolva. Servir em seguida para cobrir as panquecas.

Molho de tomate com manjericão
Ingredientes:
8 tomates maduros, firmes e sem peles e sem sementes
5 dentes de alho fatiados
2 colheres (sopa) de folhas de manjericão
1 colher (chá) de sal
1 colher (chá) de açúcar mascavo

Modo de preparo: Cortar os tomates em pedaços pequenos e reservar. Refogar o alho até dourar, juntar os tomates, o sal, o açúcar e mexer por um minuto. Desligar e servir em seguida por cima das panquecas.

Molho natural para saladas
Ingredientes:
3 dentes grandes de alhos descascados e esmagados
3 limões haiti ou galego (rosa) lavados, transformados em suco, sem sementes
1 colher (chá) de sal marinho natural
1 maço de hortelã-pimenta, somente as folhas, lavadas e picadinhas
1 cebola grande picada bem miudinho
3 colheres (sopa) de óleo de oliva puro
1 colher (sopa) de óleo de gergelim
1 colher (chá) rasa de pimenta-do-reino
1 pitada de orégano de pizza
20 azeitonas verdes picadinhas
Modo de preparo: Misture todos os ingredientes e deixe macerar por mais ou menos 1 hora. Sirva à mesa, em uma cumbuca de madeira ou de argila, e as pessoas devem molhar as folhas da salada dentro deste molho.

Mousse de pêssegos
Ingredientes:
1 copo de leite
1 copo de iogurte natural
2 colheres (sopa) de açúcar
200 g de pêssegos em calda
2 claras batidas em neve
1 pacote de gelatina (12 g) sem sabor
Raminhos de hortelã para decorar
Modo de preparo: Colocar 3 colheres (sopa) de água na gelatina para hidratar e reservar. Bater os pêssegos com o leite e o iogurte no liquidificador muito rapidamente, de modo que o pêssego ainda fique em pedacinhos. Colocar num recipiente e adicionar o açúcar. Colocar a gelatina em banho-maria para derreter e juntar a mousse. Por último, acrescentar as claras em neve e misturar tudo devagar. Colocar numa forma especial para mousse ou em pequenas taças e levar à geladeira por 8 horas, antes de servir. Desenformar e enfeitar com folhas de hortelã, tanto a mousse como as porções individuais.

Ovos Buerre Noir
Frite ovos em frigideira tampada. Retire-os depois de pronto passe para um prato quente, e ponha no forno previamente aquecido. Ponha uma porção de manteiga para cada ovo na frigideira e frite até derreter. Adicione 1/4 de xícara (chá) de vinagre de maçã para cada ovo à manteiga derretida; misture bem e regue os ovos, espalhando por cima folhas frescas ou secas de sálvia, bem picadas.

Panquecas de maçãs e tâmaras
Ingredientes:
1 xícara (chá) de farinha branca
½ xícara (chá) de farinha integral
1 ovo
2 xícaras (chá) de leite
1 colher (chá) de óleo de girassol
Modo de preparo: Levar todos os ingredientes para o liquidificador e bater por um minuto. Fazer as panquecas numa frigideira com tefal, e de tamanho pequeno. Untar com um pouquinho de manteiga, se necessário. Reservar.
Ingredientes do recheio:
1 colher (sopa) de azeite de oliva
1 colher (chá) de manteiga sem sal
4 maçãs sem casca e sem miolo – cortadas em fatias finas
2 colheres (sopa) de açúcar mascavo
1 colher (chá) de canela em pó
2 xícaras (chá) de tâmaras sem caroço e picadas
Mel para servir
Modo de preparo: Aquecer o azeite e a manteiga, adicionar as maçãs, a canela e o açúcar.

Cozinhar em fogo baixo por cinco minutos, mexendo freqüentemente. Acrescentar as tâmaras e cozinhar por mais um minuto.

Montagem: Rechear os discos de panqueca com este recheio, e enrolar. Servir com um fiozinho de mel.

Obs.: Este recheio acompanha muito bem uma bola de sorvete.

Pão de arroz
Ingredientes:
½ kg de arroz integral cozido já um pouco fermentado
Água morna
1 kg de farinha de trigo
Sal a gosto

Modo de preparo: Amasse bem e deixe repousar cerca de 12 horas. Cozinhe-o depois, em forno brando, numa forma de bolo inglês untada de óleo, barrando a crosta com um pouco de óleo ou tahine para os grãos se conservarem macios.

Dica: Pode-se obter um pão doce, acrescentando ameixas, passas, erva-doce, água do cozimento de maçã ou cenoura, além de nozes, amêndoas ou avelãs, ligeiramente tostadas.

Pão integral
Ingredientes:
3 xícaras (chá) de farinha de trigo integral
2 xícaras (chá) de farinha de trigo branca
2 xícaras (chá) de água morna
2 tabletes (15g) de fermento biológico
3 colheres (sopa) de azeite de oliva
1 colher (sobremesa) de sal
2 colheres (sopa) de açúcar mascavo

Modo de preparo: Colocar o fermento na água para derreter e reservar. Num recipiente juntar os ingredientes secos, abrir uma concavidade e colocar água, óleo e misturar tudo com as mãos. Amassar bem, so-

var um pouquinho e deixar descansar (cobrir com um pano seco) por 1 hora ou até dobrar de volume. Formatar os pães numa assadeira previamente untada com manteiga. Levar ao forno já aquecido por aproximadamente 30 minutos. Desligar, esfriar um pouco e servir.

Pão nutritivo
Ingredientes:
1 kg de farinha de trigo branca
200 g de farelo de trigo molhado com água fervente
500 ml de leite mormo
1 copo de óleo
2 ovos
2 tabletes de fermento para pão
4 colheres (sopa) de açúcar (mascavo de preferência)
1 colher (sopa) rasa de sal

Modo de preparo: Amorne o leite. Acrescente o fermento, o açúcar, o sal e 6 colheres da farinha de trigo. Deixe descansar até fermentar aproximadamente 20 minutos. Depois de fermentado, acrescente os ovos, o óleo, o restante da farinha, o farelo de trigo e vá sovando a massa até que a mesma desgrude da mão. Deixe descansar até dobrar de volume (por volta de 30 minutos). Molde a forma que desejar e deixe crescer novamente. Ponha para assar: primeiro no fogo alto (+/– 30 min) e 10 min em fogo baixo. O pão estará pronto quando a casca estiver dourada e fizer um som oco na casca de baixo. Retire em seguida o pão do forno, a fim de ocorrer o choque térmico – assim, a casca ficará macia.

Pasta salgada de abacate
Ingredientes:
1 abacate maduro

2 dentes de alho
1 limão
2 colheres (sopa) de salsinha picada
1 cebola média picadinha
1 colher (sopa) de pimentão picadinho
Sal natural

Modo de preparo: Bater todos os ingredientes no liquidificador. Servir gelado com saladas, carnes. Usado também para enfeitar pratos frios. Pode ser acrescentado um pouco de queijo ralado ou ricota nesta pasta.

Patê de banana
Ingredientes:
4 bananas verdes cortadas em rodelas com casca
Óleo
Limão
1 dente de alho

Modo de preparo: Cozinhar as bananas em panela com água, já com sal, suficiente para cobrir as bananas. Com um garfo teste o ponto de cozimento das bananas.

Coloque o dente de alho no liquidificador e, em seguida, as bananas ainda quentes. Mantenha a água que cozinhou as bananas separadas. Bata as bananas com o alho e acrescente um pouco da água das bananas, se necessário. Acrescente o óleo à medida que vai batendo a massa da banana até ganhar consistência de maionese. Coloque limão e sal a gosto.

Pesto
Amasse 1 xícara (chá) e 1/2 de manjericão fresco e 4 dentes de alho.

Acrescente 3/4 de xícara (chá) de parmesão e 1/4 de xícara (chá) de queijo romano (purê grosso). Despeje aos poucos 3/4 xícara (chá) de azeite até adquirir consistência da manteiga. Pode-se juntar pinhões.

Pizza de berinjela
Ingredientes:
2 berinjelas em fatias de 2 cm de espessura
8 fatias de queijo minas
8 fatias de tomate
8 fatias de cebolas grandes
Sal a gosto
Orégano
Azeite

Modo de preparo: Coloque em uma assadeira as fatias da berinjela e leve ao forno por 10 minutos, até que elas fiquem cozidas. Por cima de cada fatia coloque as fatias de cebola, de tomate e de queijo.

Tempere com o orégano e o sal, cubra com as fatias de queijo. Deixe 15 minutos e sirva quente.

Quibe vegetal
Ingredientes:
½ kg de triguilho
Sal a gosto
1 cebola ralada
Sumo de 1 pedaço de gengibre
2 dentes de alho socados
1 limão
1 colher (sopa) de cheiro-verde
2 colheres (sopa) hortelã

Modo de preparo: Ponha triguilho de molho durante a noite. Pela manhã, esprema. Junte o sal, a cebola ralada, o sumo de gengibre e o alho socado, o limão, o cheiro-verde, o coentro e a hortelã. Faça os bolinhos. Frite ou ponha no tabuleiro para assar. **Dica:** Pode-se rechear com carne de soja.

Quiche de espinafre com queijo
Ingredientes da massa:
1 xícara (chá) de farinha de trigo branca
1 xícara (chá) de farinha de trigo integral
100 g de manteiga em temperatura ambiente
2 gemas

1 colher (chá) de sal
Ingredientes do recheio:
250 g de queijo de minas fresco, ralado em ralo grosso
1 maço (pequeno) de espinafre cozido, bem escorrido, e picado
4 ovos
1 colher (sopa) de manteiga derretida
½ xícara (chá) de leite de vaca
1 pitada de noz-moscada
1 colher (chá) de sal
Modo de preparo: Juntar os ingredientes da massa, amassar até obter uma massa uniforme. Espalhar a massa com os dedos, cobrindo o fundo e as laterais de uma assadeira refratária ou de uma forma com fundo falso. Reservar. Num recipiente juntar o leite, o creme de leite, os ovos bem batidos e o restante dos ingredientes do recheio. Misturar tudo muito bem, derramar sobre a massa. Levar ao forno, previamente aquecido por mais ou menos, 50 minutos ou até dourar.

Quiche de queijo
Ingredientes:
2 cebolas
3 folhas de louro
1 colher (sopa) de fermento
½ xícara (chá) de azeite
1 xícara (chá) de água morna
1 gema de ovo (para pincelar)
¼ xícara (chá) de gergelim (para salpicar sobre a rosca)
Recheio:
1 xícara (chá) de soja texturizada granulada
3 colheres (sopa) de shoyu
1 colher (chá) de missô
4 colheres (sopa) de azeite
Temperos à vontade: azeitonas picadas, cebola desidratada, alho desidratado, salsa desidratada, pimenta etc.

Modo de preparo do recheio: Coloque em uma frigideira antiaderente todos os ingredientes do recheio. Deixe fritar, até que os ingredientes incorporem na proteína. Coloque água, se necessário, para dissolver. Reserve até esfriar.

Modo de preparo da massa: Coloque na batedeira planetária todos os ingredientes da massa na ordem solicitada na receita. Bata com o gancho para massa pesada, na velocidade mínima, até que a massa fique toda envolvida. Coloque a massa sobre o mármore, abra com um rolo e vá colocando o recheio. Enrole como um rocambole, torça e dê a forma de uma rosca de torresmo. Pincele com uma gema de ovo e salpique gergelim. Coloque em uma assadeira e asse por 30 minutos ou mais, até que fique dourada. Forno a 180° C.

Recheio de creme de espinafre
Ingredientes:
1 maço de espinafre
2 xícaras (chá) de leite
2 colheres (sobremesa) de amido de milho
1 cebola pequena ralada
1 colher (sopa) de azeite de oliva
1 colher (café) de orégano
1 colher (café) de sal
1 colher (chá) de queijo parmesão ralado
Modo de preparo: Escaldar as folhas do espinafre em água fervente por apenas dois minutos. Retirar, escorrer e reservar. Cortar o espinafre muito bem picadinho e reservar. Refogar a cebola no azeite e juntar o espinafre e os ingredientes restantes. Acrescentar o leite já misturado com a maisena e mexer até engrossar um pouco. Esfriar um pouco e rechear as panquecas.

Recheio de PVT (Proteína Vegetal Texturizada)

Ingredientes:

2 xícaras (chá) de PVT: 1 litro e meio de água para hidratar o PVT
1 cebola pequena picada
1 dente de alho amassado
1 colher (sobremesa) de suco de limão
1 colher (chá) de orégano
1 colher (sopa) de coentro
2 colheres (sopa) de salsa picada
2 colheres (sopa) de cebolinha verde picada
1 colher (sobremesa) de azeite de oliva
1 colher (sopa) de óleo de girassol
1 colher (chá) de sal

Modo de preparo: Deixar o PVT de molho em 1 litro de água bem quente por, no mínimo, 20 minutos. Escorrer bem e reservar. Refogar a cebola e o alho, adicionar o PVT e refogar em fogo baixo por um minuto, mexendo com freqüência. Juntar o restante dos ingredientes e refogar mais um minuto. Desligar, esfriar um pouco e usar em seguida para o recheio das panquecas. **Obs:** O PVT pode ser substituído por carne moída, bovina ou de ave, conforme sua preferência.

Refresco de casca de abacaxi

Ingredientes:

Casca de um abacaxi
Pedras de gelo
1 pedaço pequeno de canela em pau
1 folha de hortelã
Mel a gosto

Modo de preparo: Lavar bem o abacaxi com o auxílio de uma escovinha. Descasque e reserve as cascas. Deixe as cascas do abacaxi e o pedaço de canela em 1 litro de água, de 1 dia para o outro. Coe a água, e leve ao liquidificador com o restante dos ingredientes. Servir em seguida.

Risoto de arroz integral com abóbora (com casca)

Ingredientes:

4 xícaras (chá) de arroz integral cozido
1 pedaço (200 g) de abóbora ralada
1 cebola picada
1 colher (sopa) de azeite de oliva
1 colher (sopa) de salsinha picada
1 pitada de noz-moscada ralada
1 colher (sopa) de queijo parmesão ralado

Modo de preparo: Lave bem a abóbora com a casca, com o auxílio de uma esponja. Rale no ralo grosso e reserve. Refogue a cebola no azeite até dourar. Adicione a abóbora ralada e refogue por dois minutos. Junte o arroz e os ingredientes restantes e refogue em fogo baixo por um minuto, misturando tudo muito bem. Desligue e sirva em seguida.

Risoto especial com creme de ameixas secas

Ingredientes do risoto:

6 xícaras (chá) de arroz integral cozido
1 xícara (chá) de milho verde cozido
2 cenouras e 2 abobrinhas raladas em ralo fino
1 xícara (chá) de salsa picada
1 cebola picada
1 colher (sopa) de azeite de oliva
1 colher (chá) de manteiga
½ colher (sopa) de curry
1 colher (chá) de cominho em pó
Sal a gosto

Modo de preparo: Refogar a cebola no azeite e na manteiga. Adicionar a cenoura, abobrinha, o curry, o coentro, e refogar por 2 minutos. Juntar o restante dos ingredientes, mexer bem e desligar o fogo. Derramar esta mistura no arroz e mexer tudo muito bem. Arrumar o risoto num prato especial e colocar o creme de ameixa em volta. Servir em seguida.

Ingredientes do creme de ameixas:
500 g de ameixas secas sem caroços
½ xícara (chá) de açúcar mascavo
1 ½ xícara (chá) de água
1 pedacinho de canela em pau
Modo de preparo: Derreter o açúcar mascavo em fogo baixo, acrescentar a água e a canela. Ferver por 10 minutos. Retirar do fogo e deixar esfriar um pouco. Levar tudo ao liquidificador e bater por alguns segundos. Em seguida, colocar em volta do arroz. **Obs:** Este creme pode ser usado tanto para pratos doces, como para salgados.

Rosca de falso torresmo com soja texturizada
Ingredientes:
½ xícara (chá) de farinha de trigo integral
½ xícara (chá) de fibra de trigo fina
2 xícaras (chá) de farinha de trigo branca
1 colher (sobremesa) de sal marinho
2 colheres (sopa) extrato de soja
1 colher (chá) de açúcar demerara
1 colher (sopa) de fermento para pão (seco)
½ xícara (chá) de azeite
1 xícara (chá) de água morna
1 gema de ovo (para pincelar)
¼ xícara (chá) de gergelim (para salpicar sobre a rosca)
Recheio:
1 xícara (chá) de soja texturizada granulada
3 colheres (sopa) de shoyu
1 colher (chá) de missô
4 colheres (sopa) de azeite
Temperos à vontade: azeitonas picadas, cebola desidratada, alho desidratado, salsa desidratada, pimenta etc.
Modo de preparo do recheio: Coloque em uma frigideira antiaderente todos os ingredientes do recheio. Deixe fritar, até que os ingredientes incorporem na proteína.

Coloque água, se necessário, para dissolver. Reserve até esfriar.

Modo de preparo da massa: Coloque na batedeira planetária todos os ingredientes da massa na ordem solicitada na receita. Bata com o gancho para massa pesada, na velocidade mínima, até que a massa fique toda envolvida. Coloque a massa sobre o mármore, abra com um rolo e vá colocando o recheio. Enrole como um rocambole, torça e dê a forma de uma rosca de torresmo. Pincele com uma gema de ovo e salpique gergelim. Coloque em uma assadeira e asse por 30 minutos ou mais, até que fique dourada. Forno a 180° C.

Salada de beterraba com creme de abacate e queijo parmesão
Ingredientes:
3 beterrabas cozidas e cortadas em fatias finas
1 xícara (chá) de abacate maduro
½ copo de iogurte natural
1 colher (chá) de azeite de oliva
1 fatia fina de cebola
1 pitada de sal
½ limão espremido
1 colher (sopa) de queijo parmesão ralado no ralo grosso
Modo de preparo: Dispor as fatias de beterraba num prato especial para saladas e reservar. Bater no liquidificador o abacate e o restante dos ingredientes. Derramar o creme sobre as beterrabas e salpicar com queijo.

Salada de frutas com creme de ameixas secas
Ingredientes:
1 xícara (chá) de mamão
1 xícara (chá) de manga
1 xícara (chá) de abacaxi
2 laranjas
1 banana prata

Alguns morangos
(Todas as frutas cortadas em cubos pequenos)
Ver creme de ameixas secas na p. 195.

Salada de grão-de-bico do Severino (para 6 pessoas)
Ingredientes:
3 xícaras (chá) de grão-de-bico cozido
3 tomates não muito maduros, sem sementes, picados
1 xícara (chá) de cebola picada
4 colheres (sopa) de salsa picada
1/3 de xícara (chá) de suco de limão
2 colheres (sopa) de tahine
½ xícara (chá) de azeite
Sal

Modo de preparo: Misture numa saladeira o azeite, o suco de limão, o tahine, a salsa e o sal. Mexa bem. Acrescente o grão-de-bico cozido e o tomate picado. Leve à geladeira por 1 hora, antes de servir. **Dica:** Não acrescente muita água, pois o caldo deve ser meio grosso.

Salada de grãos de soja com tomate e agrião
Ingredientes:
2 xícaras (chá) de grãos de soja
2 tomates cortados em pedaços
½ cebola cortada em tiras bem finas
Folhas de agrião (meio maço)
Ingredientes para o molho:
1 colher (sopa) de azeite de oliva
1 limão espremido
1 colher (chá) de mel
1 colher (café) de óleo de gergelim torrado
Um pouco mais de 1/2 xícara (chá) de shoyu, e o restante da xícara com água.
Modo de preparo: Deixar de molho da noite para o dia. Cozinhar em pressão, com água que apenas cubra levemente os grãos, por 20 minutos, em fogo baixo. Escorrer, esfriar, e amassar os grãos levemente com as mãos para retirar as cascas. Colocar os grãos num recipiente especial para saladas. Adicionar os tomates, a cebola, e o agrião. Preparar o molho juntando todos os ingredientes e misturar bem. Derramar o molho sobre a salada, e servir em seguida.

Salada especial
Ingredientes da salada:
1 pé de alface
½ maço de agrião
½ maço de rúcula
1 xícara (chá) de tomatinhos cerejas cortados ao meio
½ xícara (chá) de azeitonas pretas
1 xícara (chá) de erva-doce cortada em tiras finas e curtas
Torradas de alho (o quanto baste)

Ingredientes do molho:
200 g de queijo de soja
1 colher (sopa) de mostarda
1 colher (sopa) de azeite
1 colher (chá) de molho inglês
1 colher (chá) de orégano
1 colher (sopa) de cebola picada
1 colher (chá) de sal
½ xícara (chá) de água

Ingredientes das torradas de alho:
10 fatias de pão de forma integral
2 colheres (sopa) de manteiga em temperatura ambiente
6 dentes de alho descascados e amassados
1 colher (sobremesa) de orégano
Modo de preparo: Arrumar os ingredientes da salada num prato especial e reservar. Levar os ingredientes do molho ao liquidificador, bater por 2 minutos e reservar. Para as torradas, juntar a manteiga, o alho, o orégano e misturar bem. Com um pincel próprio de culinária, juntar todas as fatias de pão. Com uma faca especial para pães, cortar as

fatias em pequenos cubos. Colocar numa assadeira e levar ao forno previamente aquecido até dourar. Retirar do forno, esfriar e colocá-las, decorativamente, ao redor da salada. Servir a salada com as torradas, com um recipiente especial para o molho.

Salada grega
Ingredientes:
1 alface cortada em tirinhas
1 pimentão verde, sem sementes e cortado em fatias finas
1 cebola cortada em rodelas finas
4 tomates cortados em quartos
Azeitonas verdes ou pretas
Salsa fresca picada
Hortelã fresca picada
Outras ervas, como:
Alecrim, aneto, orégano, manjericão e cheiro-verde frescos.
Molho:
Suco de 1 a 2 limões
3 colheres (sopa) de azeite de oliva
Sal marinho
Pimenta-do-reino
Modo de preparo: Misture os ingredientes da salada, exceto os tomates. Coloque-os em sacos plásticos e mantenha-os na geladeira até o momento de usar. Coloque-os numa saladeira, e os cubra com os 4 tomates e regue com o molho pouco antes de servir. Sirva com fatias de queijo.

Salada verde com cenoura
Ingredientes:
4 cenouras raladas
1 laranja cortada em pedacinhos
1 maço grande de agrião, folhas de salsa ou mostarda, ou um pouco de todos, bem picados
1 cebola pequena cortada em rodelas, para guarnecer folhas de alface

Nozes sortidas, picadas e torradas (opcional)
Modo de preparo: Misture os ingredientes da salada. Arrume numa travessa forrada com folhas de alface e guarneça com rodelas de cebola e nozes sortidas (opcional). **Dica:** Para temperar, é possível regar a salada com molho. Esta é uma salada muito fortificante, que ajuda a purificar todo o organismo.

Salada vitaminada
Ingredientes:
Folhas de meio maço de agrião, folhas de alface
3 rabanetes ralados em rodelas finas
1 pepino japonês ralado em rodelas finas
1 xícara (chá) de grãos de milho verde cozido
1 xícara (chá) de erva-doce cortada em tiras finas
2 cenouras raladas em ralo fino
1 beterraba ralada em ralo fino
1 xícara (chá) de ameixa seca preta sem caroço (hidratada)
1 xícara (chá) de manga cortada em cubinhos
1 xícara (chá) de mamão cortado em cubos
2 colheres (sopa) de aveia
1 colher (sopa) de gergelim torrado
Ingredientes do molho:
½ xícara (chá) de shoyu
2 limões espremidos
3 colheres (sopa) de água
2 colheres (sopa) de azeite de oliva
1 colher (chá) de mel, uma pitada de sal
Modo de preparo: Arrumar a salada em um prato especial de forma decorativa. Juntar os ingredientes do molho, misturar bem e derramar sobre a salada. Servir em seguida.

Sanduíche natural
Ingredientes:
2 fatias de pão integral
Requeijão

197

1 colher (chá) de gersal
1 fatia de queijo de minas fresco
Modo de preparo: Montar o sanduíche, e servir imediatamente. Caso queira levar para comer no trabalho ou na escola, embalar com papel filme, mais um guardanapo ou papel alumínio. Pode também ser conservado em geladeira por 2 dias, quando devidamente embalado.

Shiitake na brasa
Ingredientes:
100 g de shiitake fresco
1 cebola grande
1 colher (café) de aneto
1 colher (sopa) de manteiga
Pimenta-do-reino a gosto
Modo de preparo: Corte a cebola e os cogumelos em "lâminas". Coloque-os numa trouxinha de papel alumínio. Adicione à trouxinha o aneto, a pimenta e a manteiga. Grelhe em fogo médio por 12 minutos. Sirva.

Shiitake na manteiga
Ingredientes:
½ kg de cogumelos shiitakes
2 colheres (sopa) de manteiga
1 dente de alho
4 colheres (sopa) de shoyu
Sal a gosto
Salsinha
Modo de preparo: Retire os cabinhos dos shiitakes e corte-os em tirinhas. Derreta a manteiga na quantidade desejada em uma frigideira. Junte um dente de alho espremido. Tempere com sal a gosto. Refogue o shiitake, tempere com shoyu, ainda na frigideira. **Dica:** enfeite com salsa picada e sirva imediatamente.

Sobremesa de papaia e granola
Ingredientes:
Mamão papaia cortado na metade e sem sementes

1 bola de sorvete de creme
1 colher (sopa) de glicose de milho (ou mel)
2 colheres (sopa) de granola
Folhas de hortelã
Modo de preparo: Cortar o mamão ao meio e retirar as sementes. Colocar a bola de sorvete na concavidade da fruta, a glicose de milho, a granola e finalizar com folhas de hortelã. Servir em seguida.

Soja com brócolis
Ingredientes:
300 g de soja
2 cebolas
1 folha de louro
¾ de xícara (chá) de azeite
3 dentes de alho
1 tomate maduro sem sementes
1 maço de brócolis
Sal e pimenta a gosto
Modo de preparo: Deixe a soja de molho de um dia para o outro. Cozinhe a soja como se cozinha feijão comum. Em outra panela faça um refogado com os temperos, cebola, tomate e alho, retire 1/2 litro da soja cozida e adicione ao refogado, acrescentando os brócolis em pedacinhos e deixe cozinhar até que estejam macios. Acrescente a soja, prove o tempero e deixe ferver mais dez minutos.

Sopa de ervilhas secas e manjericão grande
Ingredientes:
1 colher (sopa) de óleo vegetal
1 cebola grande picada
1 dente de alho esmagado
250 g de ervilhas secas, de molho à véspera
1 colher (chá) de purê de tomate
1 colher (sopa) concentrado de caldo de legumes
1 batata grande cortada em cubos
2 litros de água

3 colheres (sopa) de folha de manjericão grande
Sal e pimenta preta
1 folha de manjericão grande
Modo de preparo: Aquecer o óleo numa panela grande e fazer um refogado com cebola e alho durante 5 minutos. Juntar as ervilhas escorridas, o purê de tomate, o concentrado, a batata e a água. Deixar levantar fervura, adicionar as folhas de manjericão grande e os temperos, tapar e cozer durante 40 minutos, até as ervilhas amaciarem. Arrefecer um pouco e desfazer no triturador. Servir quente. Guarnecer com um pouco de nata e uma folha de manjericão grande.

Sopa de legumes
Ingredientes:
1 cenoura
1 inhame
1 mandioquinha
1 punhado de vagens
1 copo (250 ml) de água para panela de pressão e 2 copos para panela comum
1 folhinha de louro
1 rodela grossa de cebola
1 colher (café) de orégano
1 pitada de sal
1 colher (chá) de azeite de oliva
Modo de preparo: Lavar os legumes com uma esponja, e apenas raspar levemente as cascas com o lado contrário do corte da faca. Cortar os legumes em pedaços graúdos e levar para cozimento (em pouca água, o suficiente para cobrir os legumes) por aproximadamente 5 minutos em panela de pressão (contar a partir do início da fervura), e quinze minutos em panela comum. A sopa pode ser batida no liquidificador ou apenas bem esmagada com o auxílio de um garfo. Esfriar um pouco e servir em seguida.

Dica: Pode-se adicionar 1 colher (chá) de aveia ou de extrato de soja no momento de amassar ou de levar ao liquidificador.

Sopa de moranga japonesa
Ingredientes:
½ moranga (média)
1 cebola picada
1 alho picado
1 colher (sobremesa) de azeite
1 colher (chá) orégano
2 litros e meio de água
1 colher (chá) sal
Cebolinha verde picada (o quanto baste) e duas colheres (sopa) de ricota defumada para servir.
Modo de preparo: Lavar a moranga com uma esponja, pois a casca é cheia de protuberâncias. Cortá-la em pedaços e reservar. Numa panela refogar a cebola, o alho, o orégano no azeite. Juntar a moranga e refogar mais um pouco. Derramar a água e deixar em fogo alto até começar a ferver. Em seguida, baixar o fogo e manter assim por meia hora. Desligar e bater tudo no liquidificador. Servir colocando em cada prato a cebolinha verde e uma pitada de ricota defumada.

Sopa de shiitake
Ingredientes:
100 g de shiitake fresco
4 colheres (sopa) de azeite
1 cebola
1 pouco de pimenta-do-reino
1 pouco de orégano
4 colheres (sopa) de shoyu
3 xícaras (chá) de água
Modo de preparo: Retire os cabinhos dos cogumelos e cozinhe-os inteiros no vapor por 15 minutos. Daí reserve-os. Pique a cebola e doure-as lentamente no azeite. Adicione uma

colher (sopa) de shoyu e 3 xícaras de água. Ferva a mistura e adicione os cogumelos reservados que devem ser cortados em pedaços grandes. Tempere com pimenta e orégano e deixe ferver por 2 minutos. Tampe a panela e deixe ferver em fogo baixo por mais 4 minutos. Sirva bem quente.

Suco tropical
Ingredientes:
Melancia
Goiaba
Mamão
Gelo picado
Modo de preparo: Cortar a melancia em pedaços. Bater no liquidificador sem água, peneirar para separar as sementes. Cortar as goiabas em pedaços, bater no liquidificador junto com o suco da melancia. Peneirar para separar as sementes das goiabas. Cortar os mamões em pedaços. Bater no liquidificador junto com o suco e o gelo picado.

Suflê de espinafre (sem ovos)
Ingredientes:
2 molhos de espinafre
2 espigas de milho
Temperos:
Salsinha, cebola, alho e outros a gosto
100 g de queijo ralado
Sal a gosto
10 colheres (sopa) de óleo de milho, de girassol ou outros
1 copo com farinha integral fina
1 copo com água
Modo de preparo: Colocar as folhas de espinafre dentro de uma panela com água já fervente. Desligar o fogo, após a água começar a ferver, novamente. Escorrer bem o espinafre cozido. Picar o espinafre miúdo. Cozinhar e ralar o milho. Picar bem

os temperos. Misturar o espinafre, o milho, os temperos, o sal a gosto, o queijo ralado, o óleo, e a farinha integral. Acrescentar água aos poucos até ficar com consistência cremosa, untar o tabuleiro com óleo e polvilhar este com farinha. Preparar a massa e colocar a massa dentro da forma. Rechear e fechar a massa. Cozinhar em forno bem quente durante aproximadamente 35 minutos.

Tabule
Ingredientes:
255 g de trigo para quibe
3 colheres (sopa) de cebolinhas bem picadas
1 cebola grande bem picada
Sal marinho e pimenta-do-reino
1 xícara (chá) de salsa fresca bem picada
3 colheres (sopa) de hortelã fresca bem picada
4 colheres (sopa) de azeite de oliva
4 colheres (sopa) de suco de limão
Folhas de videira cozidas ou folhas de alface, para guarnecer.
Modo de preparo: Deixe o trigo de molho em água durante meia hora, após esse período, o trigo deverá aumentar de volume. Escorra-o, esprema-o e, se possível, espalhe-o numa pano limpo, para que seque bem. Misture bem o trigo com todos os demais ingredientes. Prove o tempero e acrescente mais suco de limão, se necessário. Sirva em pratos individuais forrados com folhas de videira ou alface ou numa travessa grande. Decore com azeitonas, tomates e ramos de salsa. **Dica:** O tabule deve ter o sabor refrescante do limão. Essa salada é tradicionalmente degustada com folhas de videira. Trata-se de um ótimo prato para servir em festas, como entrada ou como salada de acompanhamento.

200

Torta de banana
Ingredientes massa:
1 ½ xícara (chá) de farinha de trigo
½ xícara (chá) de farinha integral
½ xícara (chá) de açúcar branco
1 xícara (chá) de açúcar mascavo
2 colheres (chá) de fermento em pó
2 colheres (sopa) de manteiga
2 ovos
1 xícara (chá) de leite
Ingredientes do recheio:
8 bananas nanicas cortadas em rodelas
2 xícaras (chá) de farinha de trigo
1 ½ xícara (chá) de açúcar mascavo
½ xícara (chá) de açúcar branco
3 colheres (sopa) de manteiga
1 gema para pincelar
Modo de preparo: Juntar os ingredientes da massa até o ponto de liga. Separar um pedaço da massa e reservar para depois cobrir a torta. Em seguida, esticar a massa e forrar a assadeira no fundo, nas laterais e reservar. Para o recheio juntar todos os ingredientes (com exceção das bananas) e misturá- los muito bem, até ficar com a consistência de uma farofa. Acomode as rodelas de banana, sobre o fundo da torta, espalhe a farofa sobre elas e cubra com a massa em forma de um xadrez. Pincele com a gema e leve ao forno previamente aquecido até dourar.

Trutas recheadas com azeitona, gengibre e chissô
Ingredientes:
4 **trutas** (300 g cada)
50 g de manteiga
1 cebola picada
Miolo de 3 pães francês
1/2 xícara (chá) de cogumelos
Sumo e raspa de 1 limão

5 folhas grandes de chissô
1/2 gengibre ralado
7 azeitonas verdes
Modo de preparo: Derreter a manteiga e refogar a cebola picada até ficar dourada, mas não queimada. Numa tigela grande, à parte, misturar o miolo dos pães, os cogumelos picados, o sumo e a raspa do 1 limão, o chissô picado, sal e o gengibre ralado. Untar essa mistura à cebola cozida e mexer. Acrescentar as azeitonas verdes picadas e misturar bem. Com uma colher dividir o recheio pela cavidade estomacal das trutas (mais ou menos 300 g cada). Pôr um pouco de manteiga sobre cada peixe, já esfregado previamente com aneto, limão e um pouco de sal. Embrulhar no alumínio levemente untado e assar por 15 minutos. Desembrulhar para dar 5 minutos de tostada final.

Vagem com tomates, azeitonas e manjericão
Ingredientes:
300 g de vagem, cortadas em pedaços pequenos
2 colheres (sopa) de azeite de oliva
Sal a gosto
1 xícara (chá) de água
1 kg de tomates maduros, firmes, sem peles e sem sementes, cortados em pedaços
2 cebolas cortadas em tiras
150 g de azeitonas pretas sem caroços
1 xícara (chá) de folhas de manjericão
Modo de preparo: Refogar a vagem no azeite, adicionar a água, e cozinhar por 10 minutos em fogo baixo. Juntar a cebola e cozinhar por mais 2 minutos. Juntar os tomates, as azeitonas, e cozinhar mais 1 minuto. Desligar, acrescentar as folhas de manjericão e manter abafado por 1 minuto. Servir imediatamente.

Vitamina de mamão com aveia e leite de soja
Ingredientes:
1 copo de água
1 colher (sopa) de leite de soja em pó
1 copo de leite de soja fresco
1 fatia de mamão
1 colher (sopa) de aveia
2 gotas de essência de baunilha (opcional)
1 colher (sobremesa) de mel
Modo de preparo: Levar todos os ingredientes ao liquidificador e bater por 1 minuto. Servir em seguida.

Yakissoba de legumes (light)
Ingredientes:
250 g de espaguete integral cozido (al dente)
2 colheres (sopa) de óleo de girassol
2 cebolas cortadas em tiras
1 prato fundo de acelga cortada em tiras grandes
3 cenouras cortadas em rodelas finas
1 prato fundo de brócolis cortados em pedaços pequenos
1 pimentão vermelho cortado em tiras finas
Tempero para o molho:
1 copo de água
3 colheres (sopa) de shoyu
1 colher (chá) de óleo de gergelim
1 colher (chá) de açúcar mascavo
1 colher (sopa) rasa de amido de milho
Modo de preparo: Numa panela de fundo largo, aquecer bem o óleo de girassol, adicionar a cenoura, o brócolis, o pimentão e refogar por 5 minutos. Em seguida, acrescentar a acelga e a cebola. Refogar por mais 2 minutos. Misturar os ingredientes do molho e derramar sobre o refogado. Mexer por alguns segundos, até que adquira maior consistência. Desligar e derramar sobre o macarrão. Servir imediatamente.

Capítulo 6

As Plantas de A a Z

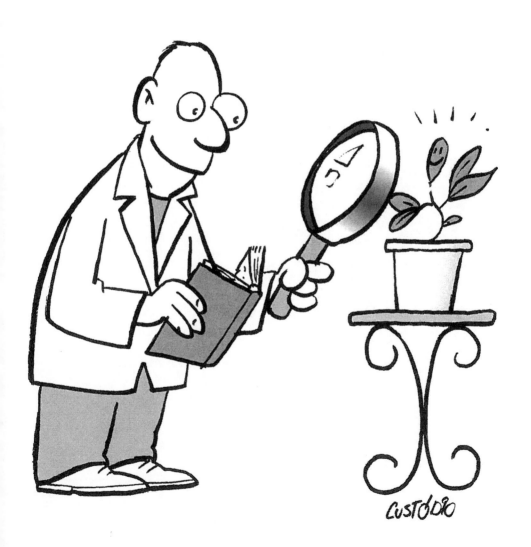

TRATAMENTOS TERAPÊUTICOS

ABACATE

O abacateiro é originário do México e aclimatado no Brasil. Pertence à família das Lauráceas, em que se incluem também a canela, o louro, o sassafrás etc.

Afta: Mastigar folhas tenras de abacateiro, bem lavadas.

Amigdalite: Gargarejo com o chá das folhas do abacateiro. Combinar com chá de tanchagem para maximizar o efeito.

Bronquite: Chá morno das folhas do abacateiro. O efeito é melhor quando se toma este chá às colheradas misturado com própolis e chá de guaco, 2 a 4 xícaras por dia.

Cansaço: Afirma-se que a folha do abacateiro contém propriedades revitalizantes. Usar esporadicamente o chá juntamente com limão e mel.

Diarréia: Caroço tostado e moído bem fino. Dissolver duas colherinhas deste pó em uma xícara de água morna. O efeito é mais potente se, em lugar de água, for utilizado o decocto dos brotos da goiabeira.

Digestão, distúrbios da: Recomenda-se o chá das folhas do abacateiro para a dispepsia atônica.

Dor de cabeça: Compressas mornas com o chá das folhas levadas à cabeça. Convém também tomar este chá.

Tosse: Chá das folhas do abacateiro, morno, com mel, tomado aos goles.

Verminoses: Lavar e moer bem a casca de abacate, e misturar em partes iguais com casca de limão ralado; acrescentar mel e tomar em jejum 1 colher (sopa).

ABACAXI

Origina-se da América Tropical, sendo também cultivado em outros países de clima tropical e subtropical. Pertence à mesma família botânica do gravatá e da samambaia conhecida como barba-de-velho, da família das Bromeliáceas.

Anemia: A acidez do abacaxi favorece, na digestão, a absorção de ferro. O anêmico pode, no intervalo das refeições, usar um pouco de suco de abacaxi diluído em água e adoçado com melado de cana.

Diurese: O suco de abacaxi é excelente diurético.

Inapetência: O suco de abacaxi, sem açúcar, tomado em pequena quantidade (1 ou 2 horas) antes da refeição, ajuda a abrir o apetite.

Nefrolitíase: Para auxiliar na eliminação de cálculos, há tratamentos naturais específicos. O suco de abacaxi pode participar juntamente com outros sucos e chás. Pode-se passar alguns dias com dieta exclusiva de abacaxi, e tomar chás como o de quebra-pedra, folha de abacate, cana-do-brejo e cavalinha. Convém, entretanto, seguir orientação médica para cada caso.

ABIU

O abiu é fruto do abieiro, uma árvore da família das sapotáceas, a mesma família do quixaxá, tutiribá, sapoti etc. Originária do Peru acha-se perfeitamente aclimatada em nosso País.

Inflamações: Aplicar localmente cataplasma do azeite extraído das sementes.

Otite: Pingar algumas gotas do azeite do caroço do abiu, morno, infelizmente este azeite não é fácil de achar no mercado.

Pulmões, doenças crônicas do: Fazer refeições com a polpa do abiu cozida em água e sal. Utilizar morno, inclusive o caldo, ao qual se pode adicionar mel. Este caldo com mel pode ser tomado ao longo do dia, às colheradas.

ABRICÓ-DO-PARÁ

Também chamado: abricós, abricó-de-são-domingos e abricó-selvagem são produtos de uma árvore da família das Gutíferas, a que também pertencem o bacuri, o bacoparé etc.

O fruto, do tamanho de uma laranja, apresenta uma massa cor de abóbora, doce e aromática, aderente à casca. É geralmente muito apreciado.

Ácido úrico: Usar abundantemente o abricó, fazendo refeições exclusivas desta fruta.

Catarro: Para as eliminações catarrais em geral recomenda-se fazer refeições compostas principalmente de abricó-do-pará; mas não convêm usá-lo em excesso.

Febre: Chá das folhas, não muito forte. Morno, às colheradas.

Hipertensão arterial: Parece adequada a inclusão do abricó-do-pará na alimentação dos hipertensos.

Verminoses: Moer as sementes. Misturar com mel e tomar 1 colher (sobremesa) em jejum.

AGRIÃO

O verde que salva. Desta planta, usamos tudo. As folhas, as pequeninas e delicadas flores e o caule. Esta planta é normalmente usada crua para saladas e para sucos.

Seus princípios ativos: Glicosídeos – vitaminas A, B, C, E, betacaroteno, fonte de cálcio, ferro, potássio, iodo, fósforo.

Propriedades medicinais: Trata-se de uma planta de fácil digestão. Digestiva e estimulante para o fígado, combate a tosse e bronquite, neutraliza os efeitos do fumo, suaviza e tira mancha da pele.

Saladas: Use temperado ligeiramente com limão, pouco sal e um fiozinho de azeite.

Macerado: Deixar um punhado de folhas e flores num copo com água durante a noite. Pela manhã esmagar muito bem e tomar em jejum.

Loção tônica de agrião: Fortalece o cabelo e diminui a queda dos fios: coloque 4 colheres (sopa) bem cheia de folhas frescas de agrião em 4 copos d'água. Deixe ferver em fogo brando, abafado, por 15 minutos. Espere amornar e coe, espremendo as folhas. Aplique no couro cabeludo com massagem suave. Deixe por 1 hora.

206

Para doentes gravemente enfermos: Leite de cabra, 1 copo de agrião e saião. Incluir o agrião fresco nas refeições diárias.

AMEIXA

A ameixa é produzida por uma árvore da família das Rosáceas, a ameixeira, que é originária da Pérsia, do Cáucaso e da Ásia Menor, Aclimatada nos Estados do Sul, apresenta grande número de variedades. Várias outras frutas pertencem também à família das rosáceas: amêndoa-amarela, nêspera, morango, maçã, damasco, cereja, pêssego, pêra, framboesa etc.

Anemia: A ameixa seca é rica em ferro (3,50 mg por l00 g) e, portanto, convém à dieta contra a anemia causada por carência de ferro.

Arteriosclerose: Incluir copiosamente a ameixa fresca na alimentação. Ajuda a prevenir e a amenizar o processo.

Bronquite: Deve-se usar abundantemente a ameixa fresca e ameixa cozida. Misturar mel e própolis ao caldo do cozimento da ameixa e tomar uma colher (sopa) de hora em hora.

Constipação intestinal: Tomar a "água de ameixas": deixar de molho, durante a noite, algumas ameixas e de manhã tomar a água e comer as ameixas.

Resfriado: Descaroçar algumas ameixas secas e assar no forno. Quando estiverem bem duras, moê-las finamente. Acrescer uma colher (sopa) deste pó a uma xícara de água quente. Pingar algumas gotas de suco de limão e adoçar com um pouco de mel. Tomar quente.

Tosse: Tomar a mesma preparação indicada em resfriado, aos goles.

AMÊNDOA

A amendoeira, árvore da família das Rosáceas, é originária da Ásia, provavelmente da China. Alguns supõem que se tenha originado da Síria. No Brasil, é comercialmente mais disponível próximo às festas de fim de ano. A amêndoa classifica-se, do ponto de vista nutricional, entre as oleaginosas. Consumir amêndoa é bom para as enfermidades das vias respiratórias e a irritação das vias urinárias.

Anemia: Por sua riqueza em ferro, a amêndoa pode ser vantajosamente incluída na alimentação dos anêmicos.

Catarro em nível de vias respiratórias: Tomar algumas vezes ao dia o azeite de amêndoa na quantidade de 1 colher (chá).

Constipação intestinal: O azeite de amêndoas é laxante, tomar 1 colher (sopa) em jejum. Lamentavelmente, é raro encontrá-lo à venda.

Frieira: Aplicar no local azeite ou óleo de amêndoa.

Dores de ouvido: Tapar o ouvido com algodão embebido em azeite ou óleo de amêndoa morno.

Tônico: Acrescentar amêndoas à dieta. Usar um pouco de azeite de amêndoas juntamente com as refeições. Encontra-se em boas casas de produtos naturais.

AMORA

São duas espécies principais: a preta (Morus Nigra) e a branca (Morus Alba). Ambas são medicinais e alimentícias. A amoreira-branca é cultivada quase que exclusivamente para a criação do Bombyx mori ou bicho-da-seda, muito comum no Oriente. Esse inseto alimenta-se das folhas da amoreira-branca. A amora pertence à família das Moráceas, em que se incluem também as jacas, o figo, a fruta-pão, a umbaúba etc.

Afta: Bochechar com suco de amora-preta, quente, adoçado com mel.

Amigdalite: Suco de amora-preta, quente, adoçado com mel; tomar aos goles. Pode-se também preparar um xarope deste suco, bastando cozê-lo até engrossar um pouco. Fazer gargarejos com o xarope, ou tomá-lo às colheradas, deixando descer suavemente pela garganta.

Bronquite: Infuso da casca da raiz, morno, para combater a tosse. Tomar morno, às colheradas. Em excesso é purgativo. Para preparar uma infusão, colocar água fervente sobre as cascas das raízes bem picadas, tapar o recipiente, e deixar esfriar.

Cabelo, queda de: Massagear o couro cabeludo com o infuso das folhas da amoreira.

Catarro: Para as secreções catarrais das vias respiratórias altas recomenda-se o gargarejo com o chá morno das folhas da amoreira.

Doenças das cordas vocais: Suco de amora preta, quente, adoçado com mel. Tomar vagarosamente.

Diarréia: Usar xarope de amora, conforme explicado em amigdalite. Tomar não mais de 2 colheres (sopa) por vez, com intervalos mínimos de 2 horas.

BABOSA

É um estimulante laxativo quando contém o composto aloim, presente sob a superfície da folha. Alguns produtos à base de aloe, que utilizam apenas o gel central, têm fraco ou nenhum efeito laxativo, embora mantenham seus efeitos calmantes no tecido do estômago (Veja Frei Romano Zago, p. 212).

BANANA

Se desejar uma solução rápida para a fraqueza, não há melhor lanche que a banana. Contendo 3 açúcares naturais – sacarose, frutose e glicose –, que, combinados com fibra, oferece uma instantânea e substancial elevação da energia.

Combate a diarréia. Favorece a formação, secreção e excreção do leite, combate a anemia.

Azia: Elas têm efeito antiácido natural. Se você sofre de azia, experimente comer uma banana para aliviar-se.

Constipação: Com elevado teor de fibra, incluir bananas na dieta pode ajudar a normalizar as funções intestinais, superando o problema, sem recorrer a laxantes.

Controle de temperatura: Muitas culturas vêem a banana como fruta refrescante, que pode reduzir tanto a temperatura física como emocional de mulheres grávidas. Na Tailândia, por exemplo, as grávidas comem bananas para os bebês nascerem em temperatura baixa.

Desnutrição: A banana pode ser incluída no programa alimentar de convalescentes de desnutrição, é alimento rico em calorias e vitaminas. Seria vantajoso incluí-la na merenda escolar.

Depressão: De acordo com recente pesquisa realizada pela MIND, entre pessoas que sofrem de depressão, muitas se sentiram melhor após uma dieta rica em bananas. Isso porque, a banana contém trypotophan, um tipo de proteína que o organismo converte em serotonina, reconhecida por relaxar, melhorar o humor e, de modo geral, aumentar a sensação de bem-estar.

Desordens afetivas ocasionais: A banana auxilia os que sofrem de DAO, porque contém um incremento natural do humor, o trypotophan.

Enjôo matinal: Comer uma banana entre as refeições ajuda a manter elevado o nível de açúcar no sangue e evita as náuseas.

Estresse: Potássio é um mineral vital, que ajuda a normalizar os batimentos cardíacos, levando oxigênio ao cérebro e regula o equilíbrio de água no nosso corpo. Quando estressados, nossa taxa metabólica se eleva, reduzindo os níveis de potássio, que pode ser reequilibrado com a ajuda da banana, muito rica em potássio.

Excesso de peso e pressão no trabalho: Estudos do Instituto de Psicologia na Áustria mostram que a pressão no trabalho leva à excessiva ingestão de alimentos, como chocolate e biscoitos. Examinando 5 mil pacientes em hospitais, pesquisadores concluíram que os mais obesos eram os que tinham trabalhos com maior pressão. O relatório concluiu que, para evitar a ansiedade por comida, precisava-se controlar os níveis de açúcar no sangue. Assim, comendo alimentos ricos em carboidratos, como bananas, a cada 2 horas, é possível se manter estável o nível de açúcar.

Fumo: Elas podem ajudar pessoas que estão largando o cigarro, porque seus elevados níveis de vitaminas C, A1, B6 e B12, além de potássio e magnésio, ajudam o corpo a se recuperar dos efeitos da retirada da nicotina.

Nervos: Elas contêm elevado teor de vitamina B, que ajuda a acalmar o sistema nervoso.

Picada de mosquito: Antes de usar remédios, experimente esfregar a parte interna da casca da banana na região afetada. Muitas pessoas têm resultados excelentes em reduzir o inchaço e a irritação.

Pressão arterial: Contém elevadíssimo teor de potássio e reduzido em sódio, tornando-a perfeita para combater a *pressão alta*. A FDA (agência responsável pelo controle de alimentos e remédios) dos EUA autorizou a indústria de banana a informar oficialmente sua habilidade de reduzir o risco de pressão alta e enfarto.

Ressaca: Uma das formas mais rápidas de curar uma ressaca é fazer uma vitamina de banana com leite e mel. A banana acalma o estômago e, com a ajuda do mel, eleva o baixo nível de açúcar, enquanto o leite suaviza e hidrata outra vez seu sistema.

TPM: Esqueça as pílulas e coma banana. Ela contém vitamina B6, que regula os níveis de glicose no sangue, que afeta o humor.

Úlcera: Usada na dieta diária contra desordens intestinais, é a única fruta crua que pode ser comida sem desgaste em casos de úlcera crônica. Também neutraliza a acidez e reduz a irritação, protegendo as paredes do estômago.

Como vêem, a banana é um remédio natural contra muitos problemas.

A banana, comparada à maçã:

Possui **4** vezes mais proteína,

2 vezes mais carboidratos,

3 vezes mais fósforo,

5 vezes mais vitamina A e ferro,

2 vezes outras vitaminas e minerais.

CAQUI

O caquizeiro, árvore da família das Ebenáceas, é originário da China, da Coréia e do Japão. Por alusão à cor do fruto, "caqui", em japonês, significa "amarelo escuro".

Doença da bexiga: Fazer algumas refeições exclusivas de caqui, ou de suco de caqui com um pouco de água, sem açúcar.

Constipação intestinal: Fazer algumas refeições exclusivas de caqui. Pode substituir o jantar. Não comer em excesso.

CAJU

O caju é uma fruta que merece nossa melhor acolhida à mesa. Pertence a família das Anacardiáceas, em que se incluem também a manga, amoreira, imbu, a ciriguela e o cajá manga.

Afta: Aplicar no local o suco dos brotos do cajueiro.

Calo: Aplicar topicamente, na forma de cataplasma, o suco das castanhas frescas, várias vezes ao dia.

Escorbuto: Devido à sua riqueza em vitamina C, o consumo de caju é poderoso antídoto contra essa desordem carêncial.

Gripe: Tomar suco de caju.

Verrugas: O mesmo procedimento orientado em calo.

CASTANHA-DO-PARÁ

A castanha-do-pará é produzida por uma árvore da família das Lecitidáceas, também chamada castanha-do-maranhão, castanha-do-rio-negro, castanha do Brasil, tocari, tururi, cari, uviá, amendoeira da América.

Anemia: Incluir castanha-do-pará na alimentação. Pode-se usar de 3 a 4 unidades por refeição.

Beribéri: Incluir boa quantidade de castanha-do-pará na refeição. Pode-se usar a farinha de castanha-do-pará.

Fortalecer o cérebro: Acrescentar de 4 a 5 castanhas-do-pará à alimentação.

CASTANHA-PORTUGUESA

O castanheiro, árvore da família das Fagáceas, é originário da região do Mediterrâneo. No Brasil, a castanha-portuguesa é mais facilmente encontrada no fim do ano, sendo seu uso tradicional nas festividades desta época, quando é importada da Europa.

Digestão, distúrbios da: Pode-se incluir na dieta um pouco de purê de castanha-portuguesa.

Coqueluche: Chá das folhas da castanheira, por infusão, adoçado com mel. Tomar aos goles.

Diarréia: A castanha é alimento adstringente. Pode ser usada cozida com erva-doce e sem açúcar, em pequena quantidade. Pode-se também tomar o chá da casca da castanheira.

Enterite: Mesmo método explicado em diarréia.

Respiratórias, vias, doenças das: Chá das folhas da castanheira, por infusão.

COCO

O coco-da-baía é uma palmeira abundante neste País, principalmente nos Estados da Bahia e de Pernambuco, onde confere à paisagem litorânea um toque de singular beleza. A palmeira ocupa lugar preponderante na literatura botânica.

Em folhas de palmeira os fenícios faziam sua escrita. Folhas de palmeira coroavam as musas outrora representadas pelos escritores e escultores. Para os astrólogos egípcios, a folha da palmeira era o emblema de sua ciência. Desde os tempos mais remotos, os triunfos são simbolizados pelas palmas, as "palmas da vitória".

E quem não sabe da triunfal entrada de Jesus em Jerusalém, quando o povo lhe saiu ao encontro, com ramos de palmeiras?

Apetite, falta de: Tomar água-de-coco algumas horas antes da refeição. Não usar outros alimentos nos intervalos da alimentação.

Artrite: Os artríticos devem beber regularmente água-de-coco.

Asma: Tomar de manhã e a noite 2 ou 3 colheres (sopa) do leite-de-coco aquecido. Em seguida, tomar 1 xícara (chá) de agrião (decocto). Usar leite-de-coco natural, caseiro, não adoçado. Não usar o industrializado.

Calmante: Tomar água-de-coco em abundância.

Cárie dentária, para prevenir: Comer freqüentemente coco, mastigando bem. Não usar açúcar.

Disenteria: Tomar 2 xícaras (chá) de leite-de-coco natural por dia, sem açúcar.

Enjôo: Tomar água-de-coco aos goles. Recomenda-se especialmente em viagens marítimas. Aconselha-se levar alguns cocos verdes.

Respiratórias, vias, doenças das: Tomar o infuso das flores do coqueiro com mel.

Verminoses: Mastigar bem e deglutir em jejum, pela manhã, 1 colher (sopa) de coco ralado, fresco.

DAMASCO

Contém magnésio e potássio, dois minerais que dão energia, força e resistência. Possui ferro, para a produção de sangue, e silício, para beleza da pele e dos cabelos. Mas a alta concentração de betacaroteno é sua qualidade mais importante. Entre as frutas, apenas o melão concorre com o damasco na quantidade de betacaroteno. Se você encontrar damascos maduros e bem firmes, estará adquirindo betacaroteno do mais alto nível.

ERVA-TREPADEIRA

Da família das Dioscoreáceas, o inhame-da-china é muitíssimo utilizado como alimento. Possui folhas cordiformes, ou seja, em forma de coração e flores pequeninas dispostas em espigas. As raízes são grandes tubérculos ricos em amido.

FIGO

A figueira é uma árvore frutífera da família da Ásia Menor, tendo daí se expandido para a região do Mediterrâneo. Hoje se acha aclimada no Brasil, para onde foi trazida no século XVI. O figo, do ponto de vista botânico, não é o fruto, mas a polpa das infrutescências da figueira.

Boca, doenças da: Comer o figo cozido em leite. Descascá-lo e picá-lo antes de cozer.

Calos: Aplicar localmente o suco leitoso das folhas e ramos da figueira.

Caspa: Macerar figo seco juntamente com sal e limão. Massagear o couro cabeludo com este preparado.

Constipação intestinal: Recomenda-se substituir, ao longo de semanas, pelo menos 1 refeição diária por figos.

Expectoração: Cozinhar o figo, descascado e picado, em leite e um pouco de mel. Compor uma refeição com este preparado. Usar quente. O infuso das folhas de figueira é também recomendado.

Feridas: Aplicar localmente o suco de folhas de figo ou a pasta de figo.

Garganta, doenças da: Cozinhar o figo descascado. Com a água deste decocto gargarejar.

Inflamações em geral: Cozinhar o figo, descascado e picado, em água. Fazer refeições exclusivas deste preparado.

FREI ROMANO ZAGO

Em uma entrevista, fala das curas fantásticas que conseguiu com o uso de ervas como a babosa. Estranhamos, em princípio, pois desconhecíamos que a babosa pudesse ser comestível. Há anos, uma pesquisadora revelou detalhes interessantes sobre a babosa:

É energética e nutritiva, contém vitaminas B1, B5, B6 e B12, além da vitamina C.

É coagulante, cicatrizante e bactericida, quando usada sobre feridas.

Antibiótica: Elimina bactérias como a salmonela e estafilococos.

Antiinflamatória: Inibe a dor pelo bloqueio das fibras periféricas receptoras da dor. A babosa reúne tantas qualidades curativas que mais parece um milagre.

Nesse meio tempo, tivemos um amigo nosso acometido de forte gripe, que deixou incapaz até de falar. Estando ele acamado, transmitimos à sua esposa a receita do Frei. Ele tomou a seiva e em pouco tempo estava curado da gripe. Eu posso afirmar que o seu grave problema, o excesso catarral que o acometia sempre que se gripava, praticamente desapareceu!

ALOÉS

A seguir, reproduzimos uma receita de Frei Romano Zago publicada no NOVO MILÊNIO sobre a babosa. As frases entre parênteses são comentários nossos.

Receita do FREI

Pegue 2, 3 ou mais folhas de babosa, de maneira que, postas em fila, somem um metro. Daí pegue 1/2 quilo de mel puro e umas 4 colheres (sopa) de algum destes destilados: cachaça de alambique, conhaque, uísque ou tequila. Cortar os espinhos das folhas, limpá-las do pó, picá-las e colocar tudo junto no liquidificador (não é preciso tirar a casca). Não filtre e nem cozinhe esta mistura. O caldo grosso que você obteve deve ser guardado num pote de vidro bem limpo e com tampa. Embrulhe o pote com papel de alumínio e guarde-o na geladeira. **Atenção! Não deve entrar luz no pote.**

Tome 3 colheres (sopa) ao dia: de manhã, ao meio-dia e de noite. Tome uns 15 minutos antes das refeições, quando as pepsinas do organismo estão ansiosas para entrar em ação. Assim, levam os elementos curativos até os confins de seu organismo. A dose de álcool ajuda a dilatar os vasos sangüíneos e favorece a limpeza geral.

212

O tratamento dura uns 10 dias e para repeti-lo deve-se aguardar 3 meses. Quanto à coleta das folhas, prefira as mais velhas. Colha as folhas logo ao amanhecer do dia ou minutos antes do sol se pôr. Nunca enquanto ele estiver alto, brilhando intenso no céu. A seiva da babosa se retrai e o que sobra na folha perde muitos princípios ativos.

A coleta também é boa uma semana depois da chuva.

O preparado caseiro de babosa, com casca, não deve ser tomado de forma continuada. Só umas quatro vezes ao ano. **Este preparado não é aconselhado para gestantes e mães que amamentam, pois a casca desta planta possui uma substância que age sobre as células do intestino grosso, podendo provocar parto prematuro.**

O que é aloe vera?

É uma planta fantástica, de um poder curativo inigualável! Possui inúmeras propriedades regeneradoras, curativas, umectantes, lubrificantes e nutritivas. A aloe vera é uma planta medicinal mais conhecida no Brasil como "babosa".

Chamada de "a planta da saúde e da beleza", tem seu uso documentado desde a Antiguidade, com passagens na Bíblia e em antigos documentos fenícios.

Apoiados por provas de laboratório e experiências químicas pode-se destacar as seguintes propriedades:

1 – **Inibição da dor:** Seus princípios ativos têm uma notável capacidade de penetração até os planos mais profundos da pele, inibindo e bloqueando as fibras nervosas periféricas (receptores da dor), interrompendo o modo reversível à condução dos impulsos. Além disso, reduz a dor por possuir uma poderosa força antiinflamatória.

2 – **Antiinflamatório:** Tem uma ação similar à dos esteróides – tipo cortisona –, mas sem seus efeitos colaterais nocivos. Por isso, é útil em problemas como bursites, artrites, lesões, golpes, mordidas de insetos etc.

3 – **Coagulante:** Por conter cálcio, potássio e celulose, a aloe vera provoca nas lesões uma formação de uma rede de fibras que seguram as plaquetas do sangue, ajudando na coagulação e cicatrização. O cálcio é parte do sistema nervoso, o potássio da atividade muscular e a celulose da coagulação.

4 – **Queratolítico:** Faz com que a pele danificada dê lugar a um tecido de células novas.

5 – **Antibiótico:** Sua capacidade bacteriostática, bactericida e fungitástica (antiviral), eliminam bactérias (inclusive salmonela e estafilococos) que causam infecções, inibindo sua ação daninha.

6 – **Regenerador celular:** Possui um hormônio que acelera a formação e o crescimento de células novas. Graças ao cálcio que contém elemento vital na osmose celular (intercâmbio de líquidos), ajuda as células a manter seu frágil equilíbrio interno e externo.

7 – **Energético e nutritivo:** Uma das características de maior importância da aloe vera, é que ela contém 19 aminoácidos essenciais, necessários para a formação e estruturação das proteínas, que são a base das células e tecidos, e também minerais como o cálcio, fósforo, cobre, ferro, manganês, magnésio, potássio e sódio – todos, elementos indispensáveis ao metabolismo e atividade celular. Contém também vitamina A (excelente para a visão, cabelo e pele), vitamina B1, B5, B6 e B12 (para o sistema nervoso central

e periférico) e vitamina C (responsável pelo fortalecimento do sistema imunológico e pela tonicidade dos capilares do sistema cardiovascular e circulatório).

8 – Digestivo: Contém grandes quantidades de enzimas necessárias para o processamento e aproveitamento dos carboidratos, gorduras e proteínas no organismo.

9 – Desintoxicante: Contém ácido urônico – elemento que facilita a eliminação de toxinas de nível celular. Em geral, estimula a função hepática e renal – primordiais na desintoxicação do nosso organismo.

10 – Reidratante e cicatrizante: Penetra profundamente nas três camadas da pele (derme, epiderme e hipoderme). Graças à presença de ligninas e polisacáridos, restitui os líquidos perdidos, tanto naturais, como por deficiências de equilíbrio ou danos externos, reparando os tecidos de dentro para fora nas queimaduras (fogo ou sol), fissuras, cortes, ralados, esfolados, perda de tecido etc.

Os muitos benefícios dos princípios ativos da aloe vera, tanto são para uso tópico (externo) na pele, como para uso em tecidos, membrana e mucosas (interno).

O segredo de Acemannan: O suco aloe Vera (babosa) contém alto teor de uma substância denominada "Acemannan". Esta substância é também produzida pelo nosso corpo até a puberdade. Após esta fase, precisa ser absorvida pela alimentação. A sua presença aumenta a resistência imunológica do organismo contra parasitas, vírus e bactérias.

Obs: Deve-se evitar o uso da casca da babosa por via oral, por ter componentes tóxicos na sua composição que podem provocar sérias alergias. É muito raro isso acontecer, mas a prudência com a casca da folha deve ser respeitada. Quando alguém for utilizar a babosa para fins terapêuticos, recomenda-se que a pessoa faça o seguinte teste: esfregar a folha da babosa com a seiva, atrás da orelha. Esperar por vinte minutos. Se não houver irritação poderá usar a folha. Se ficar avermelhado, não usar, pois a pessoa é alérgica aos princípios ativos da babosa.

FRUTA-DO-CONDE

A fruta-de-conde é produzida por uma árvore chamada ateira, da família das Anonáceas. Pertencem a esta família a graviola e o araticum. É originária das Antilhas, tendo sido aclimatada no Brasil. A fruta é também conhecida pelos nomes de ata, pinha e condessa.

Anemia: Embora não seja muito rica em ferro, a fruta-de-conde pode ser vantajosamente incluída na dieta de anêmicos juntamente com outros alimentos ricos em ferro, dada sua riqueza em vitamina C.

Caspa: Aplicar no couro cabeludo o macerado das sementes misturado com álcool.

Cãibras: Chá das folhas, em infusão. Uso interno.

FRUTA-PÃO

A fruta-pão é produzida por uma árvore da família das Moráceas. É um fruto grande, de massa espessa, tenaz, algo seca, doce, muito saborosa.

Furúnculos: Aplicar fatias quentes de fruta-pão sobre os furúnculos.

Dores reumáticas: Banho de imersão em chá de folhas de fruta-pão. Ou banhar a região dolorida; com este decato.

GINKGO BILOBA

Surgida há mais de 200 mil anos, a ginkgo biloba é sobrevivente de uma flora extinta. Além de uma impressionante resistência a infestações por insetos, bactérias, vírus e fungos, que normalmente infectam as plantas, possui elevada tolerância à poluição urbana. Os extratos da ginkgo foram introduzidos na medicina em 1965.

A ginkgo biloba tem as seguintes indicações:

1. Tratamento de enxaqueca e cefaléia supra-orbitária ou temporal esquerda (especialmente àquelas agravadas pelo frio).
2. Circulação arterial geral – principalmente cerebral e capilar.
3. Fadiga mental (memória débil, dificuldade de concentração).
4. Cansaço e intensa debilidade muscular.
5. Nos casos de piora motivada por umidade e calor.
6. Quando ocorre melhora por repouso e oxigenação.
7. Tendência à lateralidade esquerda (dores de cabeça, inflamações da garganta) etc.

Entre as indicações clínicas fitoterápicas, estão:

1. Tratamento e prevenção da degeneração e envelhecimento precoce.
2. Insuficiências cérebro-vasculares, diminuição da memória, vertigens, acrocianoses e afecções neurossensoriais.
3. Distúrbios: vasoperiféricos, arteriopatias, deficiências vasomotoras e capilares.
4. Aumento de resistência às infecções.
5. Favorecimento da biossíntese do colágeno e elastina.
6. Prevenção de rugas e flacidez, melhorando a elasticidade da pele.
7. Desativação dos radicais livres.
8. Combate a fadiga, a depressão e os processos degenerativos, em geral.

A posologia, no entanto, varia de acordo com o quadro clínico e a evolução do paciente, mas sempre de acordo com a indicação médica.

A associação da ginkgo biloba com a vitamina E (um dos mais potentes antioxidantes e protetores das membranas celulares), carotenóides naturais (fonte de vitamina A e antioxidantes naturais), acerola (fonte natural de vitamina C) e bioflavonóides, permite reunir em um só produto importantes antioxidantes com ação preventiva e curativa para inúmeras patologias, tais como: catarata, complicações do diabetes, envelhecimento, alergias respiratórias e alimentares, estresse, fadiga física e mental, má circulação cerebral, perda de memória, distúrbios circulatórios e depressão.

Ação cosmética:

O potencial da ginkgo biloba na área cosmética começa a ser explorado, principalmente, no combate ao envelhecimento cutâneo – em formulações de ação contra os radicais livres. O potencial cosmético desta planta envolve a restauração da vascularização do bulbo capilar e diminuição da queda de cabelo, numa ação anticelulítica e antiadiposidade, por regularizar a circulação periférica. Esta planta é explorada nas formulações cosméticas de combate ao envelhecimento cutâneo. Em virtude de sua atividade sobre os radicais livres, a ginkgo é utilizada em produtos cosméticos. Por normalizar a circulação e proteger os vasos sangüíneos, a ginkgo também é recomendada em produtos para tratamento de varizes, úlcera varicosa e má circulação. Devido ao seu alto conteúdo de flavonóides, a ginkgo ainda é indicada em cosmetologia para a regularização da secreção sebácea de peles secas e desidratadas.

Cremes à base de gingko biloba, vitamina E e caroteno são excelentes na prevenção do envelhecimento, assim como na manutenção da rigidez cutânea e hidratação da pele. Por fim, são indicados para qualquer tipo de pele, pois apresentam função regeneradora e protetora das células, ação antiinflamatória, antioxidante e protetora contra radiações, prevenindo e tratando o envelhecimento.

GOIABA

Entre as muitas frutas brasileiras, a goiaba é uma das mais comuns. É uma fruta de grande valor nutritivo. Possui quantidade razoável de sais minerais, como cálcio e fósforo.

Diarréia: Tomar o chá das folhas tenras da goiabeira. Ou macerar bem a goiaba verde, cozer, coar em pano fino e aplicar clisteres com este líquido.

Distúrbios da digestão: Recomenda-se fazer refeições exclusivas de goiaba fresca. Pode-se também preparar um chá com os brotos da goiabeira.

GRAVIOLA

Este fruto aparece tanto nas Antilhas como em vários pontos da Amazônia, podendo sua origem ser compartilhada por várias regiões.

Hoje é encontrada em cultivos que se estendem por toda a América Tropical, desde o sul da Flórida, até o sul do Brasil. Adapta-se bem em climas subtropicais.

A graviola é uma fruta das regiões tropicais da América com grande aceitação pelas pessoas e, por isso, tem um bom valor de mercado, principalmente nos países da América Latina.

Sua origem está nas terras baixas da América Central e Vales Peruanos.

Diz a história que os conquistadores espanhóis encontraram grandes plantações na América Central e se encarregaram de espalhar a gravioleira para outras regiões tropicais do mundo.

Daí que em cada região do planeta a graviola tem um nome diferente.

Ao Brasil chegou pelas mãos dos colonizadores portugueses no século XVI. Aqui no Brasil, a graviola também tem seus sinônimos em cada região; jaca-de-pobre, jaca-do-pará, coração-de-rainha, araticum manso, araticum grande, entre outros.

O cultivo e consumo da poupa de graviola para sucos e sorvetes vêm crescendo a cada dia. Nos países europeus onde há um crescente interesse por frutas tropicais, a graviola tem um mercado forte.

Conservação da fruta e polpa: Se não for para consumo imediato, escolha frutas bojudas de coloração verde-clara opaca, com saliências bem afastadas umas das outras, porém firmes. Se quiser maduras, escolha as que estiverem macias e com as pontas dos espinhos pretas.

Contém muitas sementes, pretas, envolvidas por uma polpa branca, de sabor agridoce, muito delicado e semelhante à fruta-do-conde. Dá um suco delicioso e presta-se muito bem ao preparo de sorvetes e compotas.

Quando verdes podem ser cozidas e consumidas como legume. São muito utilizadas na culinária. Com a polpa se fazem ótimos purês e *chutneys* agridoces, para acompanhar carne assada ou filé de peixe grelhado. São feitas também geléias e refrescos. Seu sabor se acentua quando recebe adição de sucos cítricos, resultando em deliciosos coquetéis.

É boa fonte de vitaminas do complexo B, importantes para o metabolismo de proteínas, carboidratos e gorduras, incrementando o cardápio com vitaminas e minerais, bom para a saúde. **É ruim para pessoas com caxumba, aftas ou ferimentos na boca, que devem evitar consumi-la in natura, pois sua acidez é irritativa e pode provocar dor.**

Dentre as propriedades terapêuticas da graviola podemos destacar o seu potencial diurético, adstringente, vitaminizante, antiinflamatório, anti-reumático, bem como sua propriedade antiespasmódica, antitussígena e anticancerígena.

Desde 1996, o Health Sciences Institute (Instituto de Ciências e Saúde dos Estados Unidos) coleta e estuda dados sobre a graviola para o tratamento do câncer.

Os cientistas procuram comprovar sua real eficiência no combate às células cancerígenas.

Além de melhorar a perspectiva de vida do doente, o tratamento natural dá, na maioria das vezes, a sensação de força e vitalidade necessária para sua recuperação. Uma terapia natural em complemento às terapias tradicionais, como quimioterapia e radioterapia, está sendo estudada, sem causar efeitos secundários severos, náuseas e perda de cabelo, efeitos provenientes da quimioterapia a partir de extratos extraídos desta árvore tão poderosa.

Diferente da quimioterapia, a graviola é seletiva, não destrói células saudáveis

Evitar possíveis infecções protegendo o sistema imunológico, também está sendo considerado possível com o uso da graviola. Porque, diferente da quimioterapia, a graviola é seletivo, não destrói células saudáveis. Há centenas de anos a população indígena da América do Sul usa partes da árvore, casca, raízes, e frutos no tratamento de doenças.

É considerada antibacteriana, anti-reumática, e muito útil para combater tosse, diarréia e febre. Indicada no tratamento de doenças cardíacas, asma, problemas de fígado e artrite.

INHAME

Use a força deste aliado

O inhame, rico em amido e complexo B, é também indicado para crianças devido a sua consistência.

Largamente difundido entre os brasileiros, pode até ser utilizado contra picadas de cobras e insetos. Inhame dá nome à várias espécies de plantas conhecidas no Brasil, pertencentes à família das dioscoreáceas. Suas raízes apresentam cores diversas, conforme as variedades da planta. O inhame se caracteriza por produzir tubérculos nutritivos e saborosos. Pouco cozido, o inhame tem sabor acre e irrita a garganta. Bem cozido, possui sabor agradável e muito apreciado nas mesas brasileiras. O inhame pode ser usado em assados, sopas, ensopados, constituindo-se o alimento essencial do trabalhador braçal, do universitário e do assalariado em geral. Também é utilizado como sobremesa. Basta cozinhá-lo sem sal e depois, comê-lo com açúcar, mel ou melado.

Usina energética

A "marca registrada" do inhame é o amido, presente em grande quantidade e estruturado como alimento nas formas básicas amilose e amilopectina. O amido é a usina energética do inhame, envolvido, por completo, numa carapaça de celulose que precisa ser rompida por cozimento ou trituração.

Ao aplicar-se calor e umidade, o envelope celulósico externo é rompido, fazendo com que a umidade permeie os grânulos de amido. Esses grânulos possuem afinidade pela água, absorvendo-a tal como uma esponja. Após a ruptura da parede celular pelo cozimento, o amido fica mais vulnerável à ação das enzimas digestivas. A digestão do amido do inhame começa na boca, pela ação das amilases salivares, que degradam o amido até unidades glicídicas (açúcares), mais simples, como a maltose e alfa-dextrinas. Quando o suco gástrico começa a agir sobre o alimento, já misturado, a ação da amilase salivar é inibida. No intestino delgado, processa-se a última fase da digestão dos produtos finais do amido. Sob a dupla ação das enzimas encontradas no pâncreas (amilase pancreática) e na parede intestinal, a digestão gera produtos finais como a maltose e a glicose, ambas de grande valor energético para a movimentação da nossa máquina metabólica.

Rico em complexo B

Rico em carboidratos e pobre em gorduras, o inhame é fonte de energia. Cada 100 g fornece 102 calorias. Possui sais minerais como cálcio, fósforo e ferro, além de vitaminas do complexo B, principalmente B1 (tiamina) e B5 (niacina). Os minerais são imprescindíveis ao organismo, porque contribuem para a formação dos ossos, dentes e sangue. A vitamina B1 estimula o apetite, facilita a digestão, sendo, ainda, essencial ao crescimento. A vitamina B5 evita problemas da pele, do aparelho digestivo e do sistema nervoso.

Tipos diversos:

O inhame branco, erva da família das ráceas, é originário da Índia, mas é cultivado nos trópicos em geral. Suas folhas são amplas, moles e escavadas na base e as flores apresentam-se em espigas compactas, de dimensões reduzidas e coloração viva. Os tubérculos e as folhas, cozidos, são muito apreciados como alimento. As batatas do inhame branco costumam ser empregadas como antidiabéticas e cardiotônicas. São recomendadas, também, para afecções da pele e reumatismo.

INHAME-ROXO

Pertencente à família das Dioscoreáceas, é um planta trepadeira, roxa por fora e por dentro, dotada de folhas trilobadas (três lóbulos). É eficaz no combate ao herpes e várias dermatoses. Toda a planta é utilizada para uso medicinal.

INHAME-DE-SÃO-TOMÉ

Pertencente à família das Diosco-reáceas, é proveniente da Guiné. Escassamente cultivado, seu caule é volúvel, suas folhas são cordadas (com talo) e acuminadas e as flores, em forma de espiga, são insignificantes.

O inhame é muito indicado para a alimentação infantil, devido ao seu alto valor energético e pela consistência perfeita que dá às papinhas dos bebês. Deve ser conservado em lugar fresco e arejado.

JACA

A jaqueira é uma árvore da família das Moráceas, originária da Índia e de outros países da Ásia.

Anemia: Dado o seu alto teor em ferro, a jaca (especialmente o caroço) é indicada na anemia ferropriva. Pode-se cozer o caroço como a castanha-portuguesa.

Tosse: Descaroçar os frutos, bater no liquidificador, misturar com mel e cozinhar em fogo brando por uns 40 minutos, mexendo sempre. Coar. Tomar 1 colher (sopa) deste xarope toda vez que a tosse se manifestar.

JENIPAPO

O jenipapo é uma árvore da família das Rubiáceas, cujo fruto dá um suco de que muitos índios brasileiros se servem para enegrecer o rosto e o corpo, e os nortistas para fazer vinho.

Asma: Cozinhar o suco de jenipapo até que fique reduzido mais ou menos à metade. Tomar morno, às colheradas, de hora em hora.

Enterite crônica: Tomar o refresco do jenipapo adoçado com um pouco de mel ou sem adoçante, na temperatura ambiente.

LARANJA

A laranja é uma fruta que no Brasil deveria ter preferência e largo uso, tanto por sua importância como alimento, quanto por seu valor medicinal. Depois da banana, a fruta mais procurada e apreciada pela espécie humana é a laranja. Existem muitas dezenas de espécies de laranja, sendo que as do Brasil – mormente as da Bahia, de São Paulo e do Rio – ocupam lugar de destaque nos mercados mundiais.

Ácido úrico: Recomenda-se substituir refeições pela laranja, exclusivamente. Pode-se substituir o desjejum ou jantar, durante vários dias.

Apetite: Cerca de duas horas antes da refeição, recomenda-se chupar uma laranja do tipo seleta, bahia ou pêra.

Asma: Proceder como indicado em ácido úrico. Na fase aguda recomenda-se tomar o suco morno, aos goles.

Constipação intestinal: Recomenda-se chupar algumas laranjas por dia, e comer o bagaço, bem mastigado. Pode-se fazer uma refeição exclusiva de laranja, comendo-se o bagaço.

Digestão, estimulante da: Recomenda-se substituir, esporadicamente, uma refeição por laranja.

Diurese: Fazer refeições só de laranjas ou de seu suco, apresenta efeito notadamente diurético.

Dor de cabeça: Dores de cabeça precipitadas pela hipoglicemia e pelo esgotamento podem ser aliviadas chupando-se uma ou duas laranjas. O diabético só deve fazê-lo com permissão médica.

Gripe: Recomenda-se tomar suco de laranja entre as refeições, ou, simplesmente, chupá-la. Pode-se fazer refeições exclusivas de laranja. Ao deitar, tomar duas a quatro colheres de sopa do suco bem aquecido misturado com própolis. Para cada colher de sopa podem-se usar 10 gotas de própolis (solução a 30%).

219

LIMA

Febre: Misturar o suco de lima com água e tomar sem açúcar.

Infecções em geral: Substituir algumas refeições, esporadicamente, por lima, exclusivamente.

LIMÃO

O limão ácido por excelência é o rei dos temperos e o campeão dos remédios. De gosto acre, de aroma agradabilíssimo e de efeito benéfico para o organismo, tem o limão a mais ampla aplicação na cozinha e na medicina.

Acne: Evitar alimentos gordurosos e doces. Usar suco de limão com água, sem açúcar, várias vezes ao dia.

Amigdalite: Gargarejar várias vezes ao dia com água morna, suco de limão e um pouco de sal.

Asma: Tostar no forno limão. Espremer e misturar o suco com mel. Tomar de hora em hora,1 colher (chá).

Enjôo: Cheirar limão.

Estomatite: Bochechar com água e limão. Tomar 2 ou 3 vezes ao dia 1 copo de água com 1/2 limão.

Faringite: Proceder como indicado em amigdalite.

Febre: Cortar 3 limões médios em fatias finas. Pôr em 500 ml de água e levar ao fogo. Deixar ferver até que a água seja reduzida a um terço. Tomar 1/2 xícara (chá) de hora em hora até que a febre baixe.

Feridas: Aplicar no local suco de limão com sal.

Gastrenterite: Tomar o limão bem diluído em água, sem açúcar, 2 ou mais vezes por dia, longe das refeições.

Gripe: Proceder como indicado em asma. Ou tomar suco puro de limão, 3 vezes por dia.

Soluço: Deglutir o conteúdo de 1 colher (sopa) com suco de limão.

MAÇÃ

A maçã é produto de uma árvore de porte mediano, da família das Osáceas, originária da Ásia Central e das regiões do Cáucaso. Da Europa foi trazida ao Brasil, aclimatou-se nos Estados do Sul. Provavelmente, os frutos da árvore do bem e do mal, de que fala a bíblia, não eram as maçãs. Não obstante, a cor vibrante da maioria das espécies, o sabor delicadamente ácido, o perfume inebriante e a forma peculiar renderam-lhe a fama de fruto da tentação. Praticamente, todo mundo pode e deve, comer maçãs. Inclusive os diabéticos – já que é pobre em açúcar. Uma das mais completas frutas sob o ponto de vista nutritivo, a maçã ativa a secreção das glândulas salivares e gástricas, facilitando a digestão. Seu conteúdo em celulose estimula o funcionamento intestinal, de onde provém a ação benéfica na prisão de ventre, sobretudo, quando ingerida à noite, crua e com casca. De quebra, é poderoso remédio contra insônia. Fortificante do sistema nervoso – pelo conteúdo em fósforo – a maçã estimula o funcionamento do cérebro e predispõe ao sono tranqüilo.

Atua contra diarréia, reumatismo e doenças do fígado e baço. Fibras reduzem o colesterol. Combate a diarréia estomacal, combate as afecções das vias respiratórias, é alimento para o cérebro.

A maçã tem notáveis virtudes curativas. O próprio termo "pomada" teve origem nos ungüentos cicatrizantes à base de maçãs e azeite, já que seu nome antigo, conservado até hoje em alguns idiomas, era poma. Às maçãs atribui-se a propriedade de dissolver cálculos biliares e renais. Sua ação opõe-se à formação do ácido úrico, que dissolve junto com outros venenos orgânicos. É, pois, depurativa do sangue. Digestiva, é alimento inestimável na má digestão infantil. Crua ou assada é eficaz no combate às afecções das vias respiratórias. Graças ao seu conteúdo em ferro, apresenta excelentes resultados na *tuberculose*, bronquite e asma. Caldo de maçã cura o catarro pulmonar.

Catarro pulmonar: Cozinhar a maçã, bem picada, em um pouco de água e mel. Filtrar. Tomar o caldo quente às colheradas durante várias vezes ao dia. Substituir algumas refeições por maçãs cruas, exclusivamente.

Constipação intestinal: Comer maçãs cruas com casca, bem lavadas, juntamente com mamão, mel de abelha e pão integral torrado. Mastigar bem. Comer também as sementes da maçã.

Palpitações do coração: Comer purê de maçã com um pouco de mel em substituição de algumas refeições. Esmagar com garfo a polpa de maçã cozida e acrescentar mel puro.

Diarréia: Cozinhar maçãs e tomar o caldo. Fazer refeições de maçã cozida com torrada. Comer também maçã crua.

Nas disfunções intestinais: Na diarréia infantil pode-se dar (às crianças maiores de um ano), 4 colheradas do purê de maçã, anteriormente explicado, a cada uma ou duas horas, ou 200 a 300 g, cinco vezes ao dia. Tal dosagem corresponde aproximadamente a um quilo e meio por dia, como único alimento. Quando o tratamento é para adultos, pode-se aumentar a quantidade para o dobro. Apesar de rica em água, o regime à base de maçãs não supre as necessidades orgânicas neste particular. É necessário dar ao doente água mineral ou infusões leves, adoçadas com mel. Com a cura de maçãs, entre 24 e 72 horas, cedem dispepsias (má digestão) agudas e crônicas, colite mucosa e disenteria. A temperatura baixa e as fezes recuperam a consistência normal. O retorno à alimentação normal exige um período de transição – em que as refeições devem consistir em torradas, caldos vegetais e queijo suave. Gradualmente, ao fim de dois dias, serão incluídos leites, verduras, frutas etc.

Faringite: Recomenda-se usar maçãs frescas raladas ou suco de maçã durante a fase aguda.

Obesidade: Passar vários dias, só com maçãs, ou substituir refeições normais por maçã.

Prisão de ventre: Ver constipação intestinal.

Olhos, inflamações dos: Lavar os olhos duas vezes ao dia com algodão embebido em suco de maçã ácida. Pode-se fazer cataplasmas com maçãs maduras raladas.

Cura de maçãs

Regime à base de maçãs é recurso dietético dos mais eficazes em várias enfermidades. Para realizar uma cura de maçã procede-se assim: No primeiro dia, come-se um quilo da fruta repartido em várias refeições. Nos dias seguintes, aumenta-se progressivamente a quantidade, até chegar a dois ou mais quilos. A duração da cura varia de alguns dias até 2 ou 3 semanas. A quantidade e a forma de preparo depende da enfermidade a ser combatida. Nas curas prolongadas, acompanhamento médico ou orientação especializada é indispensável.

Obesidade, reumatismo, gota, artrite, arteriosclerose, diabetes, sífilis, cálculos, albuminúria, dermatoses crônicas e enfermidades crônicas do sistema nervoso (debilidade nervosa), são outras tantas indicações para a cura de maçãs.

Garantindo total aproveitamento da maçã

A maior parte das vitaminas encontra-se imediatamente sob a casca, razão pela qual deve-se comer maçã crua – e sem descascar – sempre que possível (isto é, bem limpa e não contaminada quimicamente).

Quando necessário descascá-la, faça com rapidez e em grandes perdas, mergulhando-a em água fervente por um minuto. Quando a ingestão de maçã crua não for aconselhável por algum motivo, pode-se consumi-la fervida, assada, em compota, levando em consideração que assada, a maçã perde água; fervida impregna-se dela. Os minerais diluem-se na água; a vitamina A se perde em qualquer dos casos; as demais vitaminas se reduzem em três quartas partes – o açúcar da fruta (sacarose) também se perde, obrigando ao acréscimo de adoçante ao assá-la ou servi-la.

Ação da pectina

A pectina é substância gomo-gelatinosa presente na casca da maçã e ao redor das sementes, que age beneficamente sobre toda a mucosa digestiva.

Na maçã madura transforma em ácido péptico e preserva suas propriedades de combater a diarréia, mesmo depois do cozimento. Age como emoliente (amaciante) das paredes do intestino, fixa e retém água e sais minerais. Grande conteúdo em tanino, também presente na maçã, atua como adstringente contra inflamação. Introduzida na circulação do sangue, a pectina acelera o processo de coagulação.

Fruta versátil

Sais minerais, vitaminas, ácido málico, fermentos, tanino e pectina que entram na composição da maçã tornando-a largamente indicada no período pós-operatório imediato das cirurgias de estômago e intestino. Para emagrecer, alguns nutricionistas recomendam iniciar as refeições com uma maçã crua, bem mastigada. É bom lembrar que a maçã é uma das duas frutas que, segundo nutricionistas, podem integrar a mesma refeição em que se consomem hortaliças (a outra é o abacate). A riqueza em tanino faz da maçã tonificante das mucosas intestinais. Deve-se comê-la ralada, mastigando bem.

Água fervente sobre um punhado de cascas de maçã (frescas ou secas) proporciona infusão de desintoxicar, benéfica nos transtornos artríticos. Uma xícara pela manhã e outra à noite auxiliam no combate ao reumatismo e à gota. Crianças que comem regularmente uma maçã por dia estão eficazmente protegidas contra infecções.

Desjejum à base de maçãs müsli

Fortificante excelente constitui o desjejum à base de maçã, que os suíços chamam de müsli. O preparo é simples. Deixa-se de molho durante a noite 1 colher (sopa) de flocos de aveia em 3 colheres (sopa) de água. Pela manhã adiciona-se o suco de meio limão, 1 colher (sopa) de leite adoçado com mel e 1 maçã inteira crua, ralada com a casca. Mistura-se e polvilha-se com um pouco de nozes ou amêndoas trituradas. Deve-se ingerir em seguida para evitar oxidação.

Sopa Bircher

Também à base de maçã, e recomendável para o desjejum, é o mingau ou sopa Bircher (de Bircher, médico alemão que o inventou).

Deixa-se a aveia de molho à noite, como indicado para o müsli, e na manhã seguinte acrescentam-se 1 maçã crua, ralada com a casca, suco de 1/2 limão, raspas de casca de limão ou laranja, 3 colheres (sopa) de iogurte, 1 colher (sopa) de uvas-passas, 1 colherinha (chá) de mel. Ocasionalmente, 1 ou 2 amêndoas ou nozes trituradas – substituíveis pela castanha-do-pará.

MAMÃO

A história do mamão no continente americano remonta a Ponce de Leon, que, depois de ter desembarcado nas praias da Flórida, escreveu ao rei da Espanha, contando sua jornada em busca de juventude. Disse, na sua carta, o seguinte:

"Os índios preparam a carne para cozinhar, envolvendo-a, muitas horas antes de levá-la ao fogo, com folhas de uma árvore que produz um delicioso "melão", o qual se come tão tenra que suas fibras se separam facilmente com os dedos". O mamão é uma das melhores frutas do mundo, tanto pelo seu valor nutritivo, como pelo seu poder medicinal. Um dos seus mais importantes princípios é a papaína, uma enzima reconhecida como superior à pepsina e muito usada para prestar alívio nos casos de indigestão aguda.Também tem efeitos benéficos sobre os tecidos vivos. O leite de mamão está tendo tantas e tão variadas aplicações nos EUA, que já existe nesse país uma florescente indústria destinada a colhê-lo, manipulá-lo e comercializá-lo.

Acidose: Fazer refeições só de mamão. Mastigar algumas sementes.

Anginas: Cataplasma local com a polpa do mamão miúdo e ácido.

Bronquite: Proceder como indicado em gripe.

Calos e verrugas: Aplicar no local o leite do mamão, de preferência o leite das folhas.

Câncer: Comer em jejum, mastigando cerca de 15 sementes de mamão. Após as refeições comer cerca de 10 sementes. Além deste, são necessários outros cuidados específicos.

Diurese: Recomenda-se fazer refeições exclusivas de mamão ou de suco de mamão. Comer, juntamente, algumas sementes.

Estômago, doença do: Recomenda-se usar mamão maduro em abundância, e fazer, esporadicamente, refeições exclusivas desta fruta. Mastigar umas 10 ou 15 sementes de mamão por dia.

Feridas: Aplicar no local o leite extraído das folhas.

Fígado, doenças do: Mastigar umas 10 ou 15 sementes de mamão após o almoço.

Gripe: Infusão das flores do mamoeiro-macho com um pouco de mel. Tomar 2 a 3 xícaras por dia, mornas.

Laxante: Fazer refeições exclusivas de mamão, de preferência no desjejum. Comer juntamente algumas sementes.

Pele: Para a beleza, manchas ou rugas, massagear diariamente a pele com mamão maduro.

MANGA

A manga – fruto da mangueira, árvore frondosa da família das Anacardiáceas originária do Sul da Ásia, hoje cultivada em todos os países tropicais e subtropicais – apresenta uma polpa carnosa, algumas vezes fibrosa, amarela em diversos tons, rica em terebintina, um óleo resina, e de agradável paladar ao natural ou sob forma de compotas, marmeladas, geléias e refrescos.

As mais conhecidas variedades, que apresentam diferenças no tamanho, na forma, no colorido e no sabor, são as seguintes:

Manga-espada-alongada: Achatada dos lados. Permanece verdolenga mesmo após a maturação.

Manga-rosa-arredonda: Lindo colorido amarelo, matizado de rosa. Tamanho variável segundo a região produtora.

Manga-bourbon: Mais ou menos esférica. Verde-amarelada.

Manga-família: mais ou menos esférica. Verde-amarelada.

Manga-favo-de-mel-alonga: Intensa coloração amarela. Muito doce.

Manga-carlotina: Pequena. Arredondada. Amarelo-esverdeada, com pintinhas escuras, alto teor de vitamina C.

Manga-coração-de-boi: Como o nome indica, apresenta-se sob a forma de um coração. A manga é uma fruta saborosa e nutritiva, hoje nativa em certas regiões do Brasil.

Anemia: A manga pode ser incluída na dieta dos anêmicos, junto com alimentos que contenham ferro.

Asma: Chá das folhas tenras da mangueira. Tomar morno, com mel.

Diarréia: Tomar o chá dos ramos tenros.

Digestão, distúrbios da: Fazer uma ou mais refeições só de manga.

Dispepsia: Ver digestão, distúrbios da.

Diurese: Comer mangas ou tomar o suco.

Respiratórias, doenças das vias: Xarope de manga: cozinhar o suco natural de manga com mel, até ficar reduzido à metade. Tomar 1 colher (sopa) de hora em hora.

Sarna: Cataplasma com a goma-resina que se extrai do tronco.

Verminoses: Preparar um decocto dos brotos dos ramos e da amêndoa das sementes, bem trituradas e tomar, em jejum, na dose de uma xícara (chá), juntamente com suco de limão.

MARACUJÁ

O maracujazeiro é uma planta trepadeira da família das Passifloráceas, de que há diversas espécies. É calmante e combate a asma. Atua contra diarréia, tosse, coqueluche, nevralgias e úlceras. Tem a propriedade de amolecer os tecidos, atenuar as inflamações, as inchações e as queimaduras. Alivia as dores e curam feridas. Muito usado na coqueluche.

Adstringente: Decocto das folhas do maracujá com folhas-de-louro.

Insônia: Tomar o suco do maracujá ao natural, adoçado com mel. Bater a polpa do maracujá (sem retirar as sementes) com água e mel, e coar.

Estresse: Proceder como indicado em calmante.

Gota: Tomar banhos quentes com o decocto das folhas do maracujá-da-bahia ou maracujá-cheiroso.

Histeria: Tomar várias vezes ao dia o refresco de maracujá, adoçado com mel.

Calmante: Proceder como indicado em insônia.

Verminoses: Triturar as sementes do maracujá-da-Bahia ou do maracujá-pintado, misturar com mel, e tomar uma colher de sopa em jejum.

MELANCIA

A melancia é produzida por uma planta da família das Cucurbitáceas, a que pertencem também os melões, o maxixe, o pepino, a abóbora, a bucha e o chuchu. É oriunda da Índia e aclimatada no Brasil, sendo cultivada em todos os Estados do país.

Ácido úrico: Distúrbios no metabolismo. Proceder como indicado em reumatismo.

Alcoolismo: Proceder como indicado em reumatismo.

Febre: Tomar o suco de melancia fresco, ou, aplicar fatias de melancia sobre o abdome, se houver causa intestinal.

Ferimento, dores produzidas por: Triturar as sementes em água com mel (liquidificar). Aplicar cataplasmas locais, renovando sempre.

Garganta, doenças da: Proceder como indicado em reumatismo.

Respiratórias, doenças: Comer esporadicamente melancia, substituindo 1 refeição por esta fruta.

Reumatismo: Fazer refeições só de melancia, esporadicamente. Passar 1 ou 2 dias por semana, durante algumas semanas, não seguidas, só com melancia. Manter repouso nos dias de dieta com melancia.

Urinárias, doenças das vias: Proceder como indicado em reumatismo. Triturar as sementes com um pouco de água no liquidificador, coar e tomar, 3 a 4 xícaras por dia.

MELÃO

O melão é produzido por uma planta da família das Cucurbitáceas, originária da Ásia e aclimatada no Brasil. Pertence à mesma família da melancia. Todos os tipos de melão fornecem sucos cremosos e energizantes. O sistema de raízes do meloeiro penetra bem fundo no solo rico em nutrientes e leva a água, que fica bastante longe da superfície, para este fruto incrivelmente nutritivo. É esse fato que torna o melão altamente alimentício em relação a seu conteúdo calórico. O melão é um tônico excelente e ajuda na eliminação de refugos orgânicos. Devido às propriedades diuréticas, é ótimo para resolver problemas renais.

Curas

As curas de melão são bastantes indicadas contra cirrose hepática, hepatite, icterícia, cálculos biliários, insuficiência hepática, e outras afecções do fígado. Recomenda-se o melão às mulheres que sofrem problemas do útero e dos ovários; auxilia a eliminar pólipos, coágulos de sangue, inflamações, irritações, úlceras e o sangue tóxico que circula pelo útero. O melão produz um efeito dissolvente e oxidante sobre o sangue que se acumula nos ovários e tende a cicatrizar os vasos sangüíneos de uma forma natural; portanto, convém às mulheres que sofrem de menstruações difíceis, como também na idade da menopausa, pois regenera o sangue e normaliza o fluxo sangüíneo. As sementes do melão são tenífugas, como as da abóbora.

Valor alimentício

Como o melão não combina facilmente com qualquer alimento, a não ser com frutas doces, o melhor é comê-lo só. Como sobremesa nunca se deve ingeri-lo, pois, neste caso, pode ocasionar desarranjos digestivos. O melão deve ser bem mastigado, e não convém que o usem as pessoas que sofrem de dispepsia, estômago dilatado, cólicas e diarréia. Em geral, é bom, porém não é aconselhável comê-lo gelado. Pode ser consumido com sal ou mel. Pela sua riqueza nas vitaminas A, todo complexo B, e muito especialmente a vitamina C, o melão é antes de tudo o alimento da criança, da gestante, do velho e da mulher em fase de lactação. Pelo seu alto conteúdo em celulose, funciona como laxante suave. A elevada taxa de vitamina C encontrada no melão justifica, por si própria, o consumo desta fruta com alimento de grande valor medicinal.

Disenteria: Triturar as sementes em água e um pouco de mel. Coar. Tomar morno e bem diluído, 3 xícaras por dia.

Estômago, doenças do: Tomar esporadicamente o suco de melão. Substituir refeições por este suco. Triturar as sementes em água e mel; coar e tomar morno e bem diluído, 3 xícaras por dia.

Febre: Proceder como indicado em disenteria, com a diferença de que o líquido ali indicado deve ser tomado fresco em caso de febre.

Hepática, insuficiência: Proceder como indicado em estômago.

Inapetência: Triturar as sementes em água e mel (no liquidificador). Coar e tomar bem diluído, 2 horas e 1/2 antes da refeição.

Reumatismo: Fazer refeições só de melão, esporadicamente. Passar 1 ou 2 dias por semana só com melão, quando se deve manter repouso.

MORANGO

Como fruta, raramente há quem não aprecie o morango, seja no seu estado natural, seja preparado em conserva. Antes de ser usado, o morango precisa ser cuidadosamente lavado, o que é indispensável de vários pontos de vista. Os horticultores combatem as pragas dos morangueiros com auxílio de compostos de cobre e outros fungicidas e inseticidas venenosos. E pode haver horticultores não esclarecidos ou inescrupulosos, que regam suas plantações com água poluída. Daí o grande perigo de tifo, paratifo e outras moléstias contagiosas. Se o morango é de procedência duvidosa, deve ser banhado em sumo de limão, que minimiza o perigo do qual estamos falando. Quando necessário guardar o morango por 1 ou 2 dias, pode-se colocá-lo em ligeiras camadas sobre uma peneira e guardá-lo em lugar suficientemente fresco.

Ácido úrico: Recomenda-se substituir esporadicamente algumas refeições por morango, exclusivamente. Além disso, convém passar 1 ou 2 dias por semana, na época desta fruta, só com morangos, quando é indicado repouso.

Bexiga, cálculos da: Tomar de manhã em jejum 1 colher (sopa) de suco de morango puro.

Catarros pulmonares: Proceder como indicado em ácido úrico. Tomar o xarope de morango: cozinhar o suco de morango com mel (metade de cada um) por aproximadamente 1 hora. Tomar 1 colher (chá) de hora em hora.

Como diurético: Coloque 1g de rizoma do morangueiro em uma xícara de água fervente. Esperar um pouco. Filtrar e adoçar a gosto (mel, mascavo ou melado). Beber em seguida. Repita a dose 2 vezes ou mais ao dia.

Contra catarro intestinal: Ferva em 1 xícara de água, 10 g de rizoma do morangueiro e 6 morangos, por dez minutos. Filtre o líquido e adoce a gosto com mel. Beber em seguida – pelo menos 2 vezes ao dia.

226

Contra-indicação: Há pessoas sensíveis ao morango, o que lhes causa irritação e ardor na pele (urticária).

Contra inflamações da boca e garganta: Ferva 10 g de rizoma de morangueiro em um litro de água, após filtrar. Usar o líquido morno em bochechos, gargarejos, várias vezes ao dia. Para acelerar a cicatrização de chagas e feridas, faça o seguinte: esmague umas folhas frescas do morangueiro e estenda sobre uma gaze. Aplique a compressa sobre a região atingida. Repita a ação assim que for preciso.

Diarréia crônica: Tomar o chá das folhas.

Diurese: O decocto da raiz é diurético.

Febre: Tomar suco de morango.

Reumatismo: Substituir refeições pelo uso exclusivo de morango. Passar 1 ou 2 dias por semana só com morango, quando se deve manter repouso.

Rins, doenças dos: Proceder como indicado em ácido úrico. Pode-se fazer refeições exclusivas de morango amassado com mel.

Verminoses: Proceder como indicado em ácido úrico.

NÊSPERA

A nêspera, também chamada ameixa-amarela ou ameixa-americana, é produzida por uma árvore da família das Rosáceas, oriunda do Japão e da China Oriental e aclimatada no Brasil.

Adstringente: Preparar o decocto da casca da nêspera e aplicar externamente em cataplasmas.

Amigdalite: Proceder como indicado em anginas.

Anginas: Gargarejar com o chá da casca da nêspera. Usar 40 g da casca fresca ou 20 g da casca seca para 1 litro de água.

Diarréia: Recomenda-se fazer uma refeição de nêspera cozida com torrada. Pode-se também tomar o caldo do cozimento de nêspera de hora em hora na quantidade de 1/4 de xícara.

Diurese: Fazer refeições exclusivas de nêspera.

Estomatite: Proceder como indicado em anginas.

NOZ

A nogueira é uma árvore alta, esbelta e copada, da família das Juglandáceas, originária da Índia e da Pérsia e aclimatada no Brasil. É bom remédio para o cérebro e para o sistema nervoso em geral.

Anemia: Triturar de 6 a 8 cascas de nozes verdes, acrescentar mel e cozer em 1/2 litro de água durante 15 minutos. Coar e tomar 2 copos pequenos por dia. Não preparar em utensílios metálicos. Usar vidro refratário, barro ou madeira devido à presença de taninos em alta concentração. Recomendação prosaica e antiga. Tomar o infuso das folhas.

Anginas: Gargarejar com o suco da casca das nozes diluído em água.

Artritismo: Tomar o infuso das folhas.

Boca, feridas na: Preparar suco de nozes verdes, misturar com mel e diluir em água. Bochechar.

Cálculos da vesícula: Indica-se o decocto da casca da raiz.

Calos: Aplicar no local o "pó" dos ramos novos misturados com mel.

Cérebro, tônico para o: Deve-se incluir a noz na alimentação como complemento nutritivo. Na época da fruta, 3 ou 4 unidades de nozes por refeição são indicadas.

Conjuntivite: Lavar a conjuntiva com chá forte de folhas de nogueira.

Constipação intestinal: Comer nozes raladas com maçã e mamão.

Debilidade: Proceder como indicado em cérebro.

Diarréia: Tomar o infuso das folhas ou das flores.

Dor de dente: Bochechar com chá forte da casca da raiz.

Feridas: Lavar com o decocto forte das folhas ou flores.

Garganta, inflamações da: Gargarejar com o chá forte das folhas.

Gengivite: Proceder como indicado em dor de dente.

Insônia: O povo afirma que é bom pôr folhas de nogueira sob o travesseiro.

Raquitismo: Proceder como indicado em anemia.

Respiratórias, doenças das vias: Proceder como indicado em tosse.

Tosse: Tomar o infuso das folhas juntamente com mel e leite.

Verminoses: Diluir o extrato da casca verde, tomar em jejum 2 colheres (sopa). Ingerir o infuso das folhas. Tomar um pouco do chá da casca dos ramos novos em jejum. É útil o decocto da raiz.

Verrugas: Ver calos.

PÊRA

A pêra é produto de uma árvore de porte alto, de tronco grosso, originária da Europa Central, onde se encontra em estado silvestre. A pereira se aclimatou nos Estados do Sul do País, mas não produz pêras tão belas e saborosas como as européias. A pêra tem muita vitamina B1 (tiamina), importante parte do complexo B, que contribui para a saúde do coração e para um alto nível de energia. É também rica em vitamina B2 (riboflavina), B3 (niacina) e em ácido fólico, todos importantes componentes do complexo B, e contribuem para a saúde cardiovascular em geral e para o equilíbrio da pressão sangüínea e para o vigor físico. Além disso, contém boa dose de vitamina C e sais minerais, como fósforo, potássio e cálcio. O sabor doce deve-se, em grande parte, à levulose, um açúcar mais tolerado por diabéticos do que os demais açúcares de frutas.

Constipação intestinal: Fazer refeições exclusivas de pêra, de preferência como desjejum.

Digestivos distúrbios: Proceder como indicado em constipação intestinal.

Hipertensão arterial: Recomenda-se substituir refeições por pêras e passar alguns dias só com elas, regularmente.

Inapetência: Proceder como indicado em constipação intestinal.

Rins, doenças dos: Proceder como indicado em hipertensão arterial.

PÊSSEGO

O pessegueiro é uma árvore da família das Rosáceas, oriunda, segundo Candolle, da China Central, e não da Pérsia, como o nome equivocadamente indica.

Erupções cutâneas em geral: Cataplasmas locais das folhas frescas amassadas; ou do decocto concentrado das folhas secas moídas.

Hemorragias: Uso tópico do caroço bem misturado com uma gema de ovo. Remédio Popular.

Hipertensão arterial: Fazer refeições exclusivas de pêssego. Passar alguns dias só com esta fruta.

Verminose: Infuso das flores em jejum.

PIMENTÃO

Ele pode ser vermelho, amarelo ou verde. Também pode ser encontrado nas cores creme, alaranjado e roxo. Porém, em qualquer uma delas o pimentão sempre encanta por seu inigualável sabor e pela beleza que suas cores e aromas emprestam aos pratos.

Gostoso e vitaminado

O consumo do saboroso pimentão é um forte aliado para a conquista de uma vida mais saudável e protegida. Sua "fórmula" vitaminada garante uma ação polivalente que atinge positivamente diferentes partes do organismo. Rica fonte de vitamina C, o pimentão é um agente antioxidante, isto é, uma de suas funções no organismo é neutralizar as moléculas potencialmente nocivas, chamadas radicais livres, produzidas por processos como digestão ou respiração. Assim, ele se torna uma poderosa arma contra a fadiga e o envelhecimento precoce. Sua ação fotoprotetora fornece maior proteção para a pele contra os raios solares, prevenindo o temido câncer de pele. O pimentão fortalece o sistema imunológico, garantindo o combate às infecções, prevenindo gripes, resfriados, cansaço muscular. Também colabora para o aumento da resistência dos capilares e vasos sangüíneos, prevenindo a arteriosclerose e combatendo hemorragias. Além da vitamina C, o pimentão contém vitaminas A, B1, B2, B3, P (bioflavanóides), cálcio, fósforo e sódio. Por sua riqueza de vitaminas e sais minerais, o pimentão contribui para a manutenção da saúde dos olhos, prevenindo doenças como a catarata. Também deixa os cabelos, unhas e pele mais brilhantes e fortes. Atua na formação dos ossos e dentes, mantêm o equilíbrio interno do organismo e o vigor do sistema nervoso. Sua ação acelera a cicatrização das feridas e o amadurecimento das células brancas e vermelhas pela ação do ácido fólico.

Para prevenir e curar

O pimentão desinfeta as mucosas bucais e do estômago; no intestino elimina os germes patógenos sem prejudicar as colibactérias normais, que muito se podem favorecer na sua função e desenvolvimento. Contribui para o aumento da absorção intestinal do ferro, mineral que integra a molécula de hemoglobina do sangue. Também é um bom remédio contra hemorróidas.

Para os alérgicos uma boa notícia

Estudos apontam que o pimentão reduz a concentração de histamina, substância que desencadeia a reação alérgica, sendo inclusive útil para os estados de hipersensibilidade da asma. É considerado removedor de colesterol da corrente sangüínea, controlando seus níveis dentro de um padrão normal. Esta ação, combinada ao fato de que tem baixíssimas calorias, é grande aliado dos regimes de emagrecimento. Como remédio natural, é também indicado contra enjôos do mar e usado na incontinência urinária. Para quem sofre de vesícula preguiçosa, o pimentão ajuda a excitar e esvaziar a vesícula biliar. Externamente, a tintura de pimentão é aplicada em fricções contra o *reumatismo* e é utilizada como base medicamentosa dos algodões ditos "termogêneos". Pode-se utilizar com sucesso esta tintura nas inflamações dos ouvidos (otite média) e nas faringites.

Para se Deliciar
Pimentões Recheados:
Ingredientes:
6 pimentões verdes
Recheio:
½ xícara (chá) de farinha de rosca
1 colher (chá) de manjerona
2 dentes de alho picados
2 colheres (sopa) de salsinha picada
2 ovos, levemente batidos
2 colheres (sopa) de folhas de aipo picadas
1 cebola média picada
½ xícara (chá) de arroz integral
2 tomates médios fatiados
1 xícara (chá) de molho de tomates
Modo de preparo: Recorte o topo dos pimentões, retire o miolo e as sementes. Escalde os pimentões em água fervente em uma panela tampada por um minuto. Remova-os e deixe secar de cabeça para baixo sobre papel toalha.
Recheio: Misture bem a farinha de rosca, a manjerona, o alho, a salsinha, os ovos, o aipo, a cebola e o arroz integral. Recheie cada pimentão com a mistura. Em uma fôrma bem untada, coloque os pimentões lado a lado, cobrindo-os com uma fatia de tomate. Cubra a fôrma com papel alumínio e asse por 45 minutos em forno pré-aquecido. Descubra e asse por mais 15 minutos. Remova a fôrma do forno e despeje o molho de tomates por cima. Leve-a novamente ao forno e asse por mais 10 minutos, até o molho esquentar.

PRECIOSA (casca)

A casca deste pinheiro é rica em uma substância chamada pycnogenol – que é utilizada para o aumento da elasticidade da pele. Rejuvenescimento evidente. Esta substância é considerada 50 vezes mais potente que a vitamina E, e 20 vezes mais potente que a vitamina C, no que tange ao combate à oxidação. "Com o extrato da casca do pinheiro marítimo, se melhora a microcirculação sangüínea, e por conseqüência, acaba favorecendo a entrada de nutrientes nas células cutâneas" – avalia o clínico geral Dr. Efraim Olszewer, presidente de honra da Associação Médica Brasileira de Oxidologia e diretor do Centro de Medicina Preventiva de São Paulo.

Como extrato

Deve ser usado 100 g para 1 litro de álcool de cereais. Colocar a casca dentro de um vidro limpo com tampa, preencher com o álcool e deixar descansar 15 dias. Tomar da seguinte forma: 1 colher (sopa) diluída em água, 3 vezes ao dia.

Como chá

Use 10 g para 1 litro de água. Ferva, coe e beba 1 xícara (chá), 3 vezes ao dia. O chá poderá ser usado na forma de compressas sobre o rosto e o pescoço.

QUIABO

Surpresas e Riquezas

Muito rico em vitaminas e sais minerais, é ótimo laxante, facilitando o trabalho de intestinos, rins e bexiga – ótimo na prevenção de doenças.

Rico em vitamina A e, portanto, de extrema importância para a visão, pele e mucosas em geral, o quiabo (hibiscus esculentus) é uma hortaliça da família das Malváceas.

Seus frutos têm forma de cápsulas, são verdes e peludos e apresentam um tipo de goma viscosa. Em geral, é frito e usado em sopas, saladas ou refogados. Seus frutos devem ser escolhidos quando tenros e firmes. Se por um lado a vitamina A exerce as funções já mencionadas, além de proteger o fígado, a vitamina B1 é decisiva para o bom funcionamento do sistema nervoso, enquanto a vitamina B2 é importante para o crescimento – principalmente na adolescência. Fruto de fácil digestão, é recomendado para pessoas que sofrem de problemas digestivos. Por isso mesmo, é eficaz contra infecções dos intestinos, bexiga e rins.

Uma vez que a natureza oferece tudo de que o homem necessita, o quiabo tem também outras vantagens terapêuticas. O quiabo é laxante, sendo indicado para casos de pneumonia, bronquite etc.

O período de safra do quiabo vai de janeiro a maio. Quem tem alguma prevenção contra o quiabo por causa da aparência gosmenta, aqui vai a dica: basta pingar limão ou vinagre na hora da fervura e ela desaparecerá.

ROMÃ

A romãzeira é um arbusto ornamental e medicinal, da família das Punicáceas, originário da África setentrional e aclimatado no Brasil.

Angina da garganta: Xarope do suco de romã. Extrair o suco de romã, misturar com mel, meio a meio e deixar cozer por 1 hora. Tomar 1 colher (sopa) de 3 em 3 horas.

Carbúnculo: Cataplasmas com as folhas frescas trituradas. Renovar freqüentemente.

Doenças da garganta: Proceder como indicado em angina da garganta. Gargarejo com o decocto das flores secas e pulverizadas. Gargarejo com o suco da romã.

Teníase: Tomar um copo pequeno de decocto da casca antes de dormir.

SALSA – A VERDINHA PRECIOSA

Presente em pratos como assados, refogados, saladas, tortas, sopas ou até em arroz e feijão, a salsa dá toque especial ao alimento. Mas além de sua beleza para decoração de diversos alimentos, a salsa tem grande valor nutritivo e é utilizada em alta escala por todas as donas de casa. Tanto as folhas, como as sementes e raízes da salsa exercem valor medicinal no tratamento de problemas da bexiga e rins (areia, pedras, congestão e icterícia), de reumatismo, artrite e ciática. A salsa contém muito ferro, é rica em vitaminas A, B e C, além de conter cobre, manganês e zinco. As folhas moídas, aplicadas externamente, são usadas pelos herboristas para expelir tumores, podendo ser misturadas com celidônia, confrei e trevo-vermelho para o mesmo fim. Para aumentar seu volume, é necessário cortar a salsa, no segundo ano, quando surgem os pedúnculos. Segundo dados do Manual de Orientação Alimentar e Receitas, da Secretaria de Agricultura e Abastecimento, de São Paulo, o chá da raiz de salsa é bom em casos onde, em virtude da nefrite ou da cistite, o ato de urinar torna-se doloroso. A salsa é, também, eficiente no combate de gases do estômago e dos intestinos. Para isso, deve-se ferver a raiz e tomar a água. Outra prática é tomar o suco das folhas de salsa com leite quente e mel, em jejum, para combater asma. Seus benefícios não param aí. De acordo com o Manual, contra a falta de apetite recomenda-se mastigar algumas folhas de salsa meia hora antes da refeição. Sejam salsas crespas (petroselinum crispum) ou as de cheiro-verde (petroselinum sativum), na hora da compra deve-se escolher as que possuam folhas bem verdes, talos firmes e sem marcas de picadas de inseto. Folhas amarelas indicam que o alimento está velho.

É importante informar que 100 g de salsa fornecem 43 calorias.

Diurético:

Segundo o Dr. Varro E. Tyler, a erva contém miristicina e apiol – compostos que ajudam na eliminação da urina, aumentando o fluxo de sangue para os rins.

Ponha água fervente em cima de um pouco de salsa fresca esmagada ou use 1 colher (chá) de salsa desidratada. Deixe descansar por dez minutos, coe e beba.

SALSÃO – REMÉDIO PODEROSO

Alimento e remédio muito forte, mas muito generoso! Gosto forte, extremamente aromático, o salsão impõe seu sabor a qualquer prato de que participe. O que poucos sabem é que este bom alimento é também valente remédio natural, indicado em vários casos de saúde. Generoso da raiz às folhas e sementes, do salsão tudo se aproveita: as raízes se comem cozidas; as folhas e talos em saladas cruas; as sementes podem ser utilizadas em pães e bolachas e também como condimento. Mesmo cozido o salsão conserva grande parte de suas propriedades nutritivas. Apreciado desde tempos imemoriais, é considerado afrodisíaco por seus efeitos estimulantes. Conhecido como "amigo da virilidade", diziam os antigos que se as mulheres soubessem o que ele faz pelos maridos nunca o deixariam faltar à mesa.

Propriedades

Embora muito conhecido por suas propriedades culinárias, o salsão é pouco divulgado como remédio. Ele é valiosa fonte de sais de potássio, iodo, sódio, manganês, vitamina B1 e B2. Suas folhas contêm vitaminas A e na parte carnosa as vitaminas P, C e K, além de possuir enxofre e azeites essenciais. As raízes são ricas em tirocina, colina e seus talos em vitamina C.

Indicações práticas

Emagrecedor: Chá de salsão (é diurético).

Afonia (perda da voz): Salada das folhas.

Aerogastria: Atonia gástrica. Infusão de salsão: 10 g em 300 ml de água fervente. Deixar repousar durante 30 minutos, coar e tomar em doses de 3 xícaras ao dia, entre as refeições.

Aerofagia: Linfatismo, gota. 5 g de raízes fervidas durante 20 minutos em 1 litro de água.

Tomar várias xícaras durante o dia.

Anemia: Caldo de salsão.

Asma: Ferver o salsão com leite, tomar uma xícara; evitar corrente de ar ou frio. De preferência, recolher-se ao leito em seguida, cobrindo-se com lençóis.

Diurético: Cozimento dos brotos, com 30 a 60 g de suco das folhas.

Edema cardiorenal: Dor de estômago, gota visceral, hidropisia hepática, insuficiência gastroentérica, falta de ácido clorídrico, espasmos musculares. A infusão de salsão é de grande auxílio. Preparo: 10 g em 300 ml de água fervente. Deixar repousar por 30 minutos. Coar e tomar em doses de três xícaras entre as refeições.

Doenças da pele: Por seu grande conteúdo em enxofre, é ótimo depurativo. Tomar em infusão e fazer lavagens tópicas (locais) com água do cozimento do salsão.

Estimulante: Suco de salsão, sucos de cenoura e de tomate.

Expectorante: 100 g de raiz para cada litro de água.

Febre: Escorbuto e epilepsia. Suco de salsão.

Garganta, catarro, resfriados, bronquite, rouquidão: Ferver salsão com leite e tomá-lo, protegendo-se bem para não apanhar frio logo após tomar o remédio.

Hidropisia, icterícia, cálculos renais, da bexiga ou fígado: 2 xícaras diárias do suco (cru).

Insônia: Suco de salsão com 1 colherada de mel antes de dormir e suco de raiz com azeite sobre a fronte.

Mau humor, tristeza, melancolia: Infusão de salsão (veja edema). O mau humor está relacionado, muitas vezes, com problemas hepáticos.

Nervos: Chá de salsão.

Obesidade e uricemia: Ferver as raízes a 3% durante 8 minutos e tomar várias xícaras durante o dia.

Purgante suave: Até 6 colheradas do suco da raiz com um pouco de sal.

Varizes: Ferver em 2 litros de água cinco talos de salsão, cortados em pedaços, durante 5 minutos. Deixar descansar; acrescentar suco de 7 limões, bem sumarentos. Beber com água pelo menos 8 copos diários.

SAPOTI

O sapoti é o fruto de uma árvore da família das Sapotáceas, sapotizeiro, natural das Antilhas e bem aclimatado no Brasil.

Adstringente: Decocto da casca do sapotizeiro.

Febre: Tomar o decocto da casca do sapotizeiro.

Colelitíase: Triturar as sementes do sapoti e preparar um decocto. Filtrar e tomar em jejum. Método empírico.

SOJA NA SUA MESA – CURA E PREVENÇÃO DE DOENÇAS

Soja – Uma força para o coração

Acumulam-se pesquisas: soja faz bem para o coração, mas há muitas outras vantagens em seu consumo. A "vedete" dos alimentos funcionais é a soja. Inúmeros estudos científicos comprovam seus benefícios à saúde das pessoas.

Há muitos anos a soja e seus derivados têm recebido considerável atenção dos pesquisadores, principalmente devido à qualidade e quantidade de sua proteína, sendo considerada, dentre os vegetais, um excelente substituto dos alimentos de origem animal. Além disso, dados epidemiológicos mostram que o seu grande consumo por populações orientais poderia ser o fator determinante na baixa incidência de doenças cardiovasculares, osteoporose e sintomas da menopausa. A soja apresenta uma série de vantagens em relação às outras fontes de proteína vegetal. Possui elevado teor de proteínas e é de baixo custo e de excelente qualidade, além de gorduras insaturadas como ácidos linoléico e linolênico, como também as isoflavonas, que auxiliam na redução do colesterol sangüíneo. A ingestão diária de 25g de proteína da soja reduz de forma acentuada o colesterol total num período de, aproximadamente, 3 semanas. Essa ingestão diária de proteínas da soja pode reduzir em até 10% os níveis do chamado "mau" colesterol, ao mesmo tempo em que ocorre um estímulo para a produção do "bom" colesterol. Já está oficializado o potencial terapêutico da soja na prevenção das doenças do coração ao basear-se em estudos científicos nos quais conclui que, o consumo diário de 25 g de proteína de soja faz bem ao coração, pode prevenir os riscos das doenças cardiovasculares, reduzindo os níveis de colesterol total e do mau colesterol. A soja é fonte de Ômega - 3 (tipo de substância que tem efeito protetor nas doenças cardiovasculares) e de isoflavonas (substâncias que atuam de maneira protetora na camada que recobre internamente as artérias). Por isso, tem efeito benéfico na prevenção da arteriosclerose e da trombose que são processos de obstrução das artérias.

Soja na luta contra o câncer de mama:

Consumida há pelo menos 5 mil anos no Oriente, a soja chama cada vez mais a atenção dos ocidentais. Agora, um estudo do Instituto Nacional, nos Estados Unidos, reforça a teoria de que a leguminosa previne o desenvolvimento de tumores nas mamas. Depois de analisarem o consumo de soja e realizarem mamografias em 406 voluntárias, os pesquisadores verificaram que aquelas que incluíam o alimento no cardápio tinham os tecidos mamários mais protegidos. A explicação mais aceita é a de que as isoflavonas presentes na soja imitariam a ação do hormônio feminino estrógeno.

RECEITAS DE SOJA

Almôndegas de soja
Ingredientes:
Massa:
2 xícaras e meia (chá) de resíduo de soja
2 colheres (sopa) de farinha de trigo
2 colheres (sopa) de cheiro-verde picado
1 colher (sopa) de cebola picada
Sal (a gosto)
Óleo de soja (fritura das almôndegas)
Molho:
1 xícara (chá) de tomates picados sem sementes
2 colheres (sopa) de extrato de tomates
2 colheres (sopa) de cebola picada
2 colheres (sopa) de cheiro-verde picado
3 colheres (sopa) de óleo de soja
3 xícaras (chá) de água
Sal, alho e pimenta (a gosto)

Modo de preparo da massa: Em um recipiente pequeno (bacia) misturar os ingredientes da massa, formar os bolinhos e fritar em óleo quente. Após a fritura, deixar as almôndegas sobre folha de papel absorvente.

Modo de preparo do molho: Refogar em óleo quente o alho, a cebola e o tomate, mexendo sempre. Acrescentar o extrato de tomate, o sal e a água. Tampar a panela, abaixando o fogo após a fervura. Cozinhar por cinco minutos. Desligar o fogo e adicionar o cheiro-verde. Arrumar as almôndegas em uma travessa e cobri-las com o molho. Servir em seguida.

Arroz-doce com extrato de soja
Ingredientes:
2 xícaras (chá) de arroz cru, lavado e escorrido
8 xícaras (chá) de extrato de soja
3 xícaras (chá) de água
4 colheres (chá) de casca de limão ralada
2 xícaras e meia (chá) de açúcar

1 colher (chá) de sal
Canela em pó

Modo de preparo: Colocar 3 xícaras (chá) de água e 4 xícaras (chá) de extrato de soja para ferver. Quando estiver fervendo adicionar as 2 xícaras (chá) de arroz previamente lavado e escorrido. Quando o arroz estiver quase cozido, juntar o restante do extrato de soja, o açúcar, o sal e as raspas de limão. Quando o arroz estiver bem cozido, retirar do fogo, transferir para um recipiente (pirex) e salpicar canela em pó. Servir morno ou gelado.

Arroz doce com Kinako
Ingredientes:
2 xícaras (chá) de arroz cru, lavado e escorrido
8 xícaras (chá) de leite desnatado, semidesnatado ou integral
3 xícaras (chá) de água
2½ xícaras (chá) de açúcar
½ xícara (chá) de kinako
Canela em pó

Modo de preparo: Em uma panela, colocar as 3 xícaras (chá) de água e quatro xícaras (chá) de leite. Levar ao fogo e, quando levantar fervura, adicionar o arroz previamente lavado e escorrido. Quando o arroz estiver quase cozido, juntar o restante do leite, o kinako e o açúcar. Assim que o arroz estiver cozido, retirar do fogo, transferir para uma vasilha e salpicar com canela em pó, a gosto. **Rendimento:** Aproximadamente, 20 porções.

Bife de soja
Ingredientes:
500 g de soja já cozida
2 colheres (sopa) de aveia
2 colheres (sopa) de farinha de trigo integral
2 colheres (sopa) de farinha de rosca

4 colheres (sopa) de beterraba ralada
2 colheres (sopa) de queijo ralado
2 colheres (sopa) de pasta de amendoim
15 azeitonas pretas moídas
4 dentes de alho picados
2 ovos
Sal, pimenta, salsa picada a gosto
2 ovos para empanar
Modo de preparo: Misture todos os ingredientes, amasse bem. Dê formato aos bifes, passe-os nos ovos e na farinha de rosca para empanar e depois frite em óleo bem quente. Sirva com molho de sua preferência.

Biscoitos casadinhos
Ingredientes:
3 xícaras (chá) de farinha de trigo
1 xícara e meia (chá) de farinha de soja
250 g de margarina
1 xícara (café) de açúcar
Mel ou geléia de frutas para rechear
Modo de preparo: Preparar um creme com a margarina e o açúcar e misturar as farinhas até formar uma massa. Abrir a massa com o auxílio de um rolo. Cortar a massa em rodelas, dispondo-as em assadeiras, sem untar e levar ao forno em temperatura média para assar. Os biscoitos deverão ser retirados do forno bem clarinhos. Esperar esfriar, passar mel ou geléia nas rodelas e uni-las uma a outra.

Bolachas de soja
Ingredientes:
1 xícara (chá) de margarina
2 ovos
1 xícara e meia (chá) de açúcar
1 xícara (chá) de farinha de soja
1 xícara (chá) de coco ralado
3 xícaras (chá) de polvilho doce
Modo de Preparo: Bater a margarina na batedeira junto com os ovos e o açúcar, até

formar um creme. Misturar a farinha de soja com o coco ralado ao creme, misturar bem e ir adicionando o polvilho doce até formar uma massa homogênea. Abrir a massa com o rolo e cortar os biscoitos no formato desejado. Colocar em forma untada e polvilhada com farinha de trigo, assar em forno baixo por mais ou menos 10 minutos.
Rendimento: 120 unidades.

"Carne" de soja
Ingredientes:
1 xícara (chá) de PVT
2 xícaras (chá) de água fervente
Modo de preparo: Colocar a PVT em um recipiente (pirex) e cobrir com a água fervente. Aguardar 10 minutos para a PVT absorver a água. Escorrer a PVT em peneira (tipo escorredor de macarrão), retirando o excesso de água com o auxílio de uma colher, apertando-a contra a peneira. Usar em refogados, molhos, e recheios como substituto da carne moída. **Obs.:** A Proteína Vegetal Texturizada é também conhecida pela denominação de PTS.

Esfihas de resíduo PVT
Ingredientes massa:
2 xícaras (chá) de resíduo de soja
3 colheres (sopa) de fermento para pão
6 xícaras (chá) de farinha de trigo
2 colheres (sopa) de açúcar
2 colheres (chá) de sal
½ copo de óleo (150 ml)
½ copo de água morna
Ingredientes recheio:
1 xícara (chá) de PVT
2 xícaras (chá) de água fervente
1 tablete de caldo de carne
3 tomates sem sementes
2 colheres (sopa) de óleo de soja
1 cebola picada

2 dentes de alho
1 colher (sopa) de extrato de tomate
Cheiro-verde

Modo de preparo da massa: Dissolver o fermento em água morna. Juntar o açúcar, o sal, o óleo e o resíduo. Adicionar aos poucos a farinha de trigo e amassar. Formar bolinhas, com a massa obtida, e deixá-las sobre uma superfície limpa.

Modo de preparo do recheio: Hidratar a PVT, com as 2 xícaras de água quente, por aproximadamente 10 minutos. Espremer a PVT, numa peneira (tipo escorredor de macarrão), para retirar os excessos de água. Refogar o alho e a cebola no óleo já aquecido e adicionar o caldo de carne e o extrato de tomate. Juntar os tomates picados (miúdos) e a PVT hidratada. Por último, acrescentar o cheiro-verde.

Modo de preparo das esfihas: Abrir as bolinhas da massa na palma da mão. Rechear com o PVT previamente preparado. Fechar as esfihas na forma de um triângulo. Colocar as esfihas em assadeiras previamente untadas e polvilhadas com farinha de trigo. Assar em forno pré-aquecido, em temperatura média.

Farinha de soja
Ingredientes:
Soja em grãos escolhidos e sem lavar.

Modo de preparo: Adicionar a soja em água fervente, conforme descrito para o extrato de soja "leite de soja", e cozinhar por 5 minutos. Escorrer bem os grãos e colocá-los para secar sobre um pano de algodão limpo e seco ou sobre papel toalha, por cerca de 1 hora. Torrar os grãos, no forno em fogo baixo por cerca de 1 hora, mexendo sempre com o auxílio de colher de pau (como para torrar amendoim). Triturar os grãos torrados no liquidificador ou em máquina de moer carne. Peneirar a farinha obtida, utilizando uma peneira fina e guardá-la em vasilha seca e tampada.

Farofa de soja
Ingredientes:
Sal
Cebola
Salsinha
Tomate
Cenoura ralada
Pimentão
Massa de soja

Modo de preparo: Coloque em uma panela, cebola, pimentão, tomate, cenoura e o sal. Refogue por alguns minutos. Em seguida, acrescente a massa de soja e deixe fritar bem. Salsa e pimenta a gosto. Deixe no fogo por 15 minutos até ficar bem soltinha. Pode fazer a farofa também usando soja em grão como se tem o costume de usar o feijão.

Frutas com kinako
Ingredientes:
1/3 de xícara (chá) da fruta de sua preferência, picada
3 colheres (sopa) de aveia em flocos
2 colheres (sopa) de kinako
4 colheres (sopa) de flocos de cereais
1 colher (chá) de uvas-passas (opcional)
1/3 de copo de leite
Se necessário, adoçar com mel, açúcar ou adoçante

Modo de preparo: Colocar, em uma tigela, todos os ingredientes secos, adicionar o leite.
Rendimento: 1 porção.

Granola com kinako
Ingredientes:
2 colheres (sopa) da granola de sua preferência
2 colheres (sopa) de kinako
1 potinho de iogurte ou **1/2** xícara (chá) de leite
1 colher (sopa) de mel, açúcar ou adoçante, na quantidade desejada

Modo de preparo: Colocar em uma tigela todos os ingredientes secos, adicionar o iogurte ou leite.

Obs: Se desejar, adicionar 1 fruta de sua preferência, picada. **Rendimento:** 1 porção.

Grãos cozidos
Ingredientes:

2 xícaras (chá) de grãos de soja escolhidos, sem lavar
1 colher (café) de bicarbonato
8 xícaras (chá) de água
Modo de preparo: Ferver 3 xícaras (chá) de água, adicionar a metade do bicarbonato de sódio e cozinhar os grãos por 5 minutos, contados a partir da segunda fervura. Escorrer a água e promover o choque térmico, em água fria, lavando os grãos, como descrito para o extrato. Escorrer a água e colocar a soja de molho com 3 xícaras (chá) de água fria, por 8 horas, aproximadamente. Escorrer os grãos e separar as cascas. Cozinhar por uma hora em panela aberta, ou por 20 minutos em panela de pressão, adicionando 1 colher (sopa) de óleo de soja.
Massa Básica: Proceder à receita dos grãos cozidos completos e acrescentar o que segue. Passar a soja cozida em máquina de moer carne, ou bater no liquidificador, adicionando um pouco da água de cozimento, até a obtenção de uma massa homogênea.**Obs.:** Esta massa pode ser guardada no freezer para ser utilizada em diferentes receitas.

Hambúrguer de soja
Ingredientes:

2 xícaras (chá) de soja cozida
1 xícara (chá) de arroz cozido
2 colheres (sopa) de cebola picada
2 colheres (sopa) de cheiro-verde picado
2 ovos
1 xícara (chá) de migalhas de pão
Sal e pimenta a gosto

Modo de preparo: Amasse bem a soja. Misture com os ingredientes restantes. Forme bifes redondos (use a boca de um copo para cortar os bifes), e asse em forno moderado até que dourem por uns 45 minutos.

Iogurte com kinako
Ingredientes:

1/3 xícara (chá) da fruta de sua preferência, picada
1 colher (sopa) de kinako
1 copo de iogurte de sua preferência
Se necessário, adoçar com mel, açúcar ou adoçante
Modo de preparo: Colocar, em uma tigela, todos os ingredientes secos, adicionar o iogurte.

Kinako (Farinha de soja torrada e moída)
Ingredientes:

1 kg de grãos de soja escolhidos
Modo de preparo: Colocar os grãos em uma assadeira rasa média e torrá-los em forno pré-aquecido, por 20 minutos em fogo baixo, mexendo para que não queimem, até que as cascas do grão soltem-se com facilidade. Deixe os grãos esfriarem. Moer os grãos em liquidificador até a obtenção de farinha semelhante à farinha de amendoim. Armazenar a farinha em recipiente fechado. **Obs.:** Em forno de microondas, colocar 1/2 kg de grãos em um pirex médio e torrá-los na potência alta por aproximadamente 6 minutos, mexendo de 2 em 2 minutos.

Maionese de soja
Ingredientes:

1 xícara (chá) de extrato de soja "leite" gelado
1 colher (sopa) de caldo de limão
1 colher (chá) de sal
5 azeitonas picadas
¼ de cebola picada

Óleo de soja gelado

Modo de preparo: Adicionar todos os ingredientes; com exceção do óleo, no copo do liquidificador e bater. Adicionar o óleo, bem devagar, no centro da massa até atingir uma consistência firme, quando ocorre o fechamento do "furo" no centro da maionese e o liquidificador não consegue mais bater.

Mingau com kinako
Ingredientes:

1 xícara (chá) de leite desnatado, semidesnatado ou integral
1 colher (sopa) rasa de amido de milho (maisena)
1 colher (sopa) de açúcar
1 colher (sopa) de kinako
Canela em pó

Modo de preparo: Em uma panela, adicionar o leite, o kinako, o açúcar e a maisena. Levar ao fogo para ferver, mexendo sempre para não empelotar. Cozinhar até ficar cremoso, despejar em uma tigela, polvilhar com canela em pó. Servir quente.
Rendimento: 1 porção.

Nhoque de soja
Ingredientes:

1 xícara e meia (chá) de farinha de soja
2 xícaras e meia (chá) de farinha de trigo
1 xícara (chá) de água
3 ovos
Sal

Modo de preparo: Misturar bem todos os ingredientes até o ponto de massa homogênea. Pingar a massa com colher de sopa em água fervente deixando cozinhar por alguns minutos. Retirar, escorrer e servir com molho de tomates e queijo ralado.

Ovos de Páscoa com soja
Ingredientes:

1 kg de chocolate ao leite em barra

200 g de kinako (grão de soja torrado e moído)
3 colheres (sopa) de flocos de arroz

Modo de Preparo: Em recipiente refratário, derreta o chocolate por aproximadamente 4 minutos no forno de microondas. Retire do forno e mexa até dissolver todo o chocolate. Pegue outra vasilha e coloque água com gelo. Coloque a vasilha do chocolate derretido na água gelada e mexa até voltar a temperatura ambiente. Retire a vasilha da água gelada, acrescente o kinako e os flocos de arroz. Mexa até misturar. Coloque na forma de ovo ou de bombom a primeira camada e leve ao congelador por alguns minutos. Retire e faça a segunda camada dando o acabamento nas bordas. **Rendimento:** 2 ovos de 600 g.
Tempo de preparo: 1 hora.

Pão de resíduo
Ingredientes:
Fermento:

3 colheres (sopa) de fermento de pão
3 colheres (sopa) de açúcar
1 xícara (chá) de água morna
Massa:
¼ de xícara (chá) de óleo de soja
3 colheres (sopa) de açúcar
1 colher (sopa) rasa de sal
2 xícaras (chá) de resíduo de soja
5 xícaras (chá) de farinha de trigo

Modo de preparo do fermento: Em um recipiente (bacia), dissolver o fermento com água e adicionar os demais ingredientes. Cobrir com plástico e deixar em repouso para crescer, por 15 minutos.

Modo de preparo da massa: Misturar ao fermento o resíduo, o açúcar e o óleo. Adicionar aos poucos, a farinha de trigo, trabalhando a massa até que os ingredientes se unam e a massa se desprenda dos dedos. Moldar os pães no formato desejado, dispor em for-

239

mas untadas e polvilhadas com farinha de trigo, deixar crescer por 1 hora e assar por 30 minutos em forno pré-aquecido.

Pastel ao forno
Ingredientes:
2 xícaras (chá) de farinha de trigo
2 colheres (sopa) de gordura, manteiga
1 ovo
2 colheres (chá) de fermento em pó
2 colheres (sopa) de leite de soja
1 pitada de sal
Modo de preparo: Junte os ingredientes, faça a massa e abra com rolo.
Recheio: Misture 1 xícara de resíduo de soja, dois tomates picados, alho amassado, cebola e cheiro-verde picados, pimenta, azeitona cortada, pedaços de palmito e sal a gosto.

Pastelão de carne com soja
Ingredientes:
½ kg de carne de soja
1 xícara e meia (chá) de farinha de soja
½ xícara (chá) de cenoura crua ralada
2 colheres (sopa) de salsa picada
1 ovo
1 colher (chá) de fermento
2 xícaras (chá) de água quente
Modo de preparo: Misture todos os ingredientes em uma vasilha e mexa bem. Coloque a mistura em uma forma untada e asse em forno quente. Retire do forno, deixe esfriar durante alguns minutos. Vire a forma em uma travessa e sirva ainda quente.

Patê de soja
Ingredientes:
2 litros de leite de soja
Sal, pimenta, cebola, salsa e cebolinha
1 xícara (chá) de vinagre
Modo de preparo: Esquente o leite de soja, junte o vinagre, deixe descansar cerca de 15 minutos, quando, então, já se pode notar a separação do soro e do coágulo ou massa. Despeje todo o conteúdo em um pano fino, deixe escorrer todo o soro. Acrescente sal, pimenta, cebola, salsa e cebolinha picadas. Use para sanduíches e recheio de pasteizinhos.

Pé-de-moleque com farinha de soja
Ingredientes:
1 rapadura
4 xícaras (chá) de farinha de soja
2 xícaras (chá) de amendoim torrado e moído
4 paus de canela
10 cravos da índia
1 xícara (chá) de leite
Modo de preparo: Partir bem a rapadura e levar ao fogo junto com o leite. Deixar a rapadura engrossar. Verificar o ponto na água fria. Assim que estiver em ponto de puxa acrescentar a farinha de soja e o amendoim. Bater e despejar. Cortar o doce depois de frio.

Pudim de soja
Ingredientes:
1 lata de leite condensado
A mesma medida de leite de soja
1 colher (chá) de aroma de baunilha
1 colher (sopa) amido de milho
4 ovos
Modo de Preparo: Bata todos os ingredientes no liquidificador. Coloque numa fôrma para pudim caramelizada e deixe em banho-maria. Para saber se está pronto, mergulhe um palito. Quando sair sequinho, é só esperar esfriar e comer.

Salada de soja
Ingredientes:
2 xícaras (chá) de grãos de soja cozidos
3 tomates, sem sementes, picados
1 pimentão verde picado
2 cebolas médias picadas

Salsinha, sal, azeite de oliva e suco de limão (a gosto)

Modo de preparo: Deixar os grãos de molho na água de um dia para o outro, cozinhar em panela de pressão por pelo menos 30 minutos, após este período escorrer a água e deixar a soja esfriar. Estando a soja fria, misture os outros ingredientes, leve a geladeira e sirva quando estiver bem fria.

Obs.: Pode-se misturar maionese nesta salada.

Soja frita
Ingredientes:
1 xícara (chá) de soja escolhida e seca
3 colheres (sopa) de sal
2 litros de água
1 colher (chá) de bicarbonato de sódio
Óleo de soja para fritura

Modo de preparo: Ferver um litro e meio de água, adicionar a metade do bicarbonato de sódio e misturar; colocar os grãos e contar 5 minutos a partir da nova fervura; escorrer a água e lavar os grãos em água corrente; colocar os grãos de molho, por 8 horas, em uma quantidade de água fria correspondente a 3 xícaras (chá) adicionando o restante do bicarbonato de sódio; transferir os grãos para uma peneira (tipo escorredor de macarrão) e descascá-los sob água corrente, esfregando-os entre as mãos, para separar as cascas; cozinhar os grãos descascados por 15 minutos em panela aberta com 3 vezes o volume de água, adicionando o sal. A contagem do tempo inicia-se após a fervura. Descartar a água do cozimento e escorrer os grãos em peneira; secar os grãos escorridos sobre pano de algodão limpo ou toalha de papel; colocar o óleo para aquecer em uma panela funda; fritar os grãos até que a espuma formada desapareça e os grãos comecem a dourar; retirar os grãos fritos, escorrendo o excesso de óleo e colocá-los sobre papel absorvente; guardar a soja frita, em vasilha fechada.

Rendimento: 200 g, aproximadamente.

Tofu – "queijo de soja"

1) Pesar 1 kg de grãos de soja, lavar com água de torneira e escorrer. Em seguida, colocar os grãos lavados em um recipiente e adicionar água filtrada até cobri-los e deixar de molho por uma noite (entre 8 e 10 horas) em temperatura ambiente.

2) Escorrer a água do molho, enxaguar os grãos e escorrer a água.

3) Transferir os grãos para um liquidificador, adicionar 8 litros de água e liquidificar. Como os liquidificadores domésticos têm uma capacidade pequena, essa operação pode ser feita em diversas etapas, tomando-se o cuidado de manter a proporção de grãos e água e, ao final do processo, juntar todas as porções.

4) Transferir a mistura obtida para uma panela de alumínio grossa e cozinhar por 10 minutos numa temperatura 100° C, mexendo sempre para não pegar no fundo da panela.

5) Deixar esfriar e coar em tecido de trama fina ou em tecido próprio para coar coalho de leite de vaca "pano de queijo".

6) Separar a porção líquida; leite de soja obtida e medir o volume.

7) Preparar o agente coagulante – sulfato de cálcio desidratado. Para cada litro de leite de soja, dissolver uma colher de sobremesa rasa de 1/2 copo de água morna.

8) Adicionar a solução coagulante ao leite também morno (75-80° C), agitando com uma colher para misturar bem o agente coagulante ao leite de soja.

9) Deixar o leite coagular e, após a formação do coágulo (tofu), esperar de 15 a 20 minutos sem mexer.

10) Transferir o coágulo para uma fôrma (caixa de metal ou madeira) perfurada e forrada com um tecido de malha fina e úmida. Cobrir com uma tampa também perfurada e que se encaixe no interior da fôrma. Prensar a fôrma com pesos distribuídos de forma homogênea sobre a tampa durante 15 a 20 minutos.

11) Colocar a fôrma contendo o tofu prensado dentro de um recipiente (bacia) contendo água gelada e deixar por 5 minutos. A seguir, desenformar removendo o pano.

12) Cortar o coágulo obtido (tofu) em pequenos pedaços (cubos) e colocá-los em um recipiente contendo também água gelada. Deixar os cubos na água gelada por 1 hora.

13) Armazenar em geladeira os cubos de tofu em recipiente hermeticamente fechado, tipo "tupperware", com água gelada. Os cubos de tofu podem ser também armazenados em sacos plásticos selados em seladora elétrica ou tipo "zip loock", contendo também parte da água gelada do item anterior. **Obs:** Conservar sempre em geladeira (2-4ºC). Como agentes coagulantes, pode ser utilizado também o cloreto de magnésio (MgCL2) ou cloreto de cálcio (CaCl2), na mesma proporção recomendada.

Torta de banana ou maçã – com farinha de soja

Ingredientes:
12 bananas nanicas maduras
2 xícaras (chá) de farinha de trigo
2 xícaras (chá) de farinha de soja
1 xícara (chá) de açúcar
4 ovos inteiros
1 colher (sopa) de fermento em pó
150 g de margarina
Modo de preparo: Misturar o açúcar, as farinhas, o fermento e peneirar, juntar a margarina e preparar uma "farofa" esfregando os ingredientes com as mãos. Untar uma assadeira com margarina e polvilhar com farinha de trigo. Colocar metade da "farofa" e cobrir com as bananas cortadas em 3 partes (no sentido do comprimento). Cobrir com o restante da "farofa", sem apertar. Bater 4 ovos inteiros, como se fosse fazer um omelete, ir colocando sobre a última camada, com ajuda de um garfo. Polvilhar com canela em pó e levar ao forno em temperatura média, por cerca de 25 minutos.

Vitamina de banana com extrato de soja

Ingredientes:
3 bananas maduras
1 colher (sopa) de açúcar
1 litro de extrato de soja
Modo de preparo: Bater todos os ingredientes no liquidificador. **Obs.:** As bananas podem ser substituídas por melancia, melão ou maçã. Rendimento: aproximadamente, 1 litro.

TANGERINA

A tangerina é produzida por uma árvore da família das Rutáceas. Originária da China acha-se aclimatada no Brasil.

Ácido úrico: Recomenda-se fazer refeições esporádicas e exclusivas de tangerina.

Arteriosclerose: Proceder como em ácido úrico.

Cálculos renais: O ácido cítrico pode proteger os rins contra a formação de cálculos renais.

Asma: Novamente a vitamina C é poderoso agente antiinflamatório. Sua atividade pode diminuir a incidência dos sintomas da asma. Amplos estudos têm demonstrado que crianças com asma melhoram significativamente os sintomas da doença quando ingerem elevadas porções de frutas ricas em vitamina C.

UVA

Rica em potássio, um sal mineral que reforça as reservas alcalinas do corpo, ao mesmo tempo em que estimula o funcionamento dos rins e regula as batidas do coração. É também uma fonte de ferro que constrói a hemoglobina do sangue. Estimula os sucos digestivos, a ação intestinal, limpa o fígado e elimina o ácido úrico do organismo. Além disso, acalma o sistema nervoso como poucas outras frutas o fazem. Na França, muita gente come apenas uvas na época, como um modo natural de limpar e estabelecer um equilíbrio alcalino ácido no organismo. Alguns estudos indicam uma baixa incidência de câncer nas regiões da França onde a monodieta de uva é feita uma vez por ano.

Atenção: Se você tem problemas de diabetes, de hiperglicemia, hipoglicemia ou qualquer outro problema de açúcar no sangue, deve evitar uvas, pois o alto teor de açúcar não é recomendável para quem apresenta esses tipos de problemas de saúde.

DIETA CURATIVA DE UVAS – PARA PREVENIR E CURAR MUITAS DOENÇAS

Com a dieta de uvas há quem emagreça, trate pulmões, rins e mesmo tumores. Veja como fazer a dieta e obter todos os benefícios. Citada em músicas e versos, a uva é mencionada há séculos por poetas e historiadores. Pesquisas indicam que pode ser utilizada como remédio, tornando-se aliada da vida. Rica em vitaminas e sais minerais é indicada no tratamento de purificação do sangue (enriquece glóbulos vermelhos), na regularização da circulação, para doenças do coração e respiração, moléstias pulmonares e afecções intestinais.

Órgãos como fígado, pulmões e rins são profundamente beneficiados com o consumo de uvas frescas. As uvas-passas exercem papel igualmente importante. A literatura naturista afirma que, zumbidos nos ouvidos, insônia e outros problemas de caráter nervoso, desaparecem depois do consumo regular de uvas secas. São usadas uvas nos casos de anemia, convalescenças, artrite e constipação.

É uma fruta muito digestiva, energético muscular e nervoso, remineralizante, desintoxicante, descongestionante e estimulante hepático; diurética; laxativa e rejuvenescedora cutânea. Comum na África do Sul e Estados Unidos, a cura pela uva vem sendo aplicada no Brasil há alguns anos.

Sobre ela, existe uma lista enorme de benefícios. Pode-se destacar que a uva é considerada contra obesidade e para aumento de gordura e superalimentação, dependendo o caso e o tipo de indicação.

Harmonia

Além do açúcar orgânico, a uva contém protídeos, importantes elementos formadores do corpo, razão porque os novos tecidos são formados com extraordinária rigidez sob a exclusiva dieta das uvas.

A ciência, contudo, não sabe dizer quais os elementos contidos na uva que destroem os tumores malignos. Sabe-se que é rica em sais de potássio e, talvez por isso, pode estar relacionada com sua capacidade de curar o câncer, já que a pessoa portadora da doença tem marcante deficiência destes sais.

Magnetismo cósmico

Rica em ferro, a uva possui também uma relação vital com a base protéica do protoplasma das células, sempre prontas a reparar os tecidos gastos, atuando como elemento formador de carne de músculos. É curioso notar que cada filamento da videira, por exemplo, é depósito vivo de magnetismo cósmico e suas folhas, contendo vários lóbulos, absorvem as essências vitais do ar e do sol. Por conter água em abundância, serve para limpar organismo, sendo que o adepto da cura pela uva deve tomar tanta água quanto desejar. De acordo com naturalistas, a uva parece ser o único alimento completo da natureza, com o qual se pode viver muito tempo sem enfraquecer os tecidos de uma ou outra maneira.

Estágios

No primeiro estágio: Adota-se a dieta constante de uvas. É impossível prever por quanto tempo ela será necessária. Sabe-se que os primeiros sete dias servem para limpar o aparelho digestivo de seus resíduos envelhecidos. Um fato que indica mudança são os sintomas como temperatura, excreções e erupções.

No segundo estágio: Introduzem-se gradualmente frutas frescas, além de tomates e coalhadas.

Ao constatar que a uva fez seu trabalho, desfazendo tecidos doentes e purificando o sangue, o próximo passo será a introdução de outros alimentos. A uva deve continuar sendo usada na primeira e na última refeição.

No terceiro estágio: Serão acrescentados alimentos crus, como saladas de hortaliças cruas e bem picadas ou raladas, frutas, ricota, iogurte de leite natural ou soja, ou mel puro, óleo de oliva e margarina vegetal. Durante os seis primeiros meses de tratamento a pessoa deve evitar alimentos cozidos.

No quarto estágio: Usa-se a dieta mista, quando entram alimentos cozidos. Se não houver completo restabelecimento, o paciente deverá fazer desjejum de frutas variadas de preferência suculentas e da estação, almoço com alimentos cozidos e jantar com salada crua.

Cura pela uva: É importante saber que para atingir um resultado positivo, é necessário seguir todos os passos do tratamento. No preparo do organismo para a mudança de dieta, é necessário jejuar durante 2 ou 3 dias, ingerindo muita água pura.

Feito isso, tomar 1 ou 2 copos de água pura e fresca logo pela manhã. Após 30 minutos, fazer a primeira refeição de uvas, lavando-as bem e retirando as sementes. Mastigar as cascas para servirem de alimento. Em caso de séria perturbação gástrica, recomenda-se tomar o suco fresco da fruta. Às 8h da manhã, deve-se fazer uma refeição de uvas, repetindo o ato a cada 3 horas, até às 20h. Repetir a dieta por 1 ou 2 semanas, ou até 1 mês.

Durante a dieta pode-se diversificar os tipos de uvas.

A quantidade pode variar de acordo com a condição, digestibilidade e ocupação do paciente. É bom iniciar com uma pequena quantidade de 50 a 60 g. Posteriormente, pode-se ingerir cerca de 250 g em cada refeição. Diariamente, deve se ingerir no mínimo meio quilo de uvas, e no máximo, 2 quilos. Em caso de aversão pela uva, é necessário fazer jejum em virtude da presença de muito tóxico no organismo. Assim, seria prejudicial acrescentar uvas ou qualquer outro alimento sob tal condição.

Capítulo 7

O Poder Dos Sucos

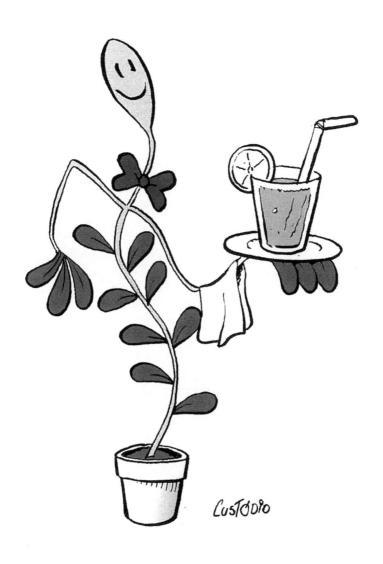

O PODER DOS SUCOS

Sucos – Sua Saudável Pedida de Sempre!

Uma alimentação leve associada ao consumo de sucos. Com a chegada do verão e o aumento da temperatura, o corpo humano tende a perder mais líquidos. Para evitar problemas, como desidratação ou outros ocasionados por essa perda, alguns cuidados precisam ser tomados durante a estação. Os sucos podem ser ingeridos a qualquer momento, com exceção das pessoas com diabetes e doenças específicas. Os sucos frescos oferecem ao corpo vitaminas e sais minerais, proporcionando muitos benefícios como a prevenção de doenças cardiovasculares, auxílio na capacidade física, sono saudável e muito mais energia. Sucos naturais que misturam frutas com legumes ou verduras aumentam as defesas do organismo. A ingestão de um suco 30 minutos antes das refeições, ajuda na absorção dos nutrientes. Os sucos naturais devem ser consumidos, no máximo, 30 minutos depois de serem preparados, para que não percam suas propriedades nutritivas.

Obs.: Você pode adicionar ervas aromáticas ao suco. O gengibre é ótimo estimulante digestivo, previne cólicas e gases, sendo excelente no tratamento de doenças respiratórias, como asma, bronquite e catarro. A mistura de hortelã exerce ação tônica e estimulante sobre o sistema digestivo, além de ter propriedades anti-sépticas e anestésicas.

Coquetéis de verão

Nada de líquidos escuros dos refrigerantes, de sabor fortes e múltiplas químicas. As melhores bebidas, depois da água, são os sucos.

Pratique estas sugestões

Como certas ervas, também sucos de frutas e verduras frescas têm poderes curativos. Esses sucos, tomados corretamente, são mais eficientes que quaisquer remédios, pois não apresentam o efeito tóxico destes.

Sucos de fruta são purificadores do sistema humano. Os de vegetais são regeneradores e construtores do corpo. Quando provém de um solo saudável, eles contêm as substâncias necessárias para alimentar o corpo.

Sucos frescos de vegetais podem satisfazer e alimentar cada uma das 26 bilhões de células que compõem o corpo. Eles revitalizam a corrente sangüínea; revivificam nervos; rejuvenescem glândulas e órgãos.

Frutas e vegetais frescos em forma de sucos contêm vitaminas e minerais essenciais à boa saúde e à prolongação da vida, pois seus elementos naturais não foram alterados nem parcialmente destruídos pelo cozimento.

Como fazer

Para fazer suco de verduras, recomenda-se o uso da centrífuga: o suco já sairá pronto para ser tomado. Em caso de não ter centrífuga, pode-se então bater a verdura no liquidificador, acrescentar suco de limão e um pouco de água e passar tudo num pano espremendo bem para sair todo o líquido, ou passando no coador. Os sucos de frutas podem, na sua maioria, ser usados diretamente depois de batidos, não precisando passar o suco pela peneira, a não ser o de abacaxi, maracujá e tomate. Se tiver centrífuga, passe um pouco de suco de limão antes dos demais ingredientes, pois isto conserva a cor natural da verdura ou da fruta e aumenta o valor vitamínico na sua dieta. Todos os vegetais e frutas devem ser picados antes de colocá-los na centrífuga ou no liquidificador. Ao bater verduras, sempre ponha suco de limão e um pouco de água. Para vitaminas de frutas, também ponha limão, água ou leite, e um pouco de mel ou melado. Use sempre verduras e frutas frescas, ao natural ou tiradas da geladeira um pouco antes de serem usadas. O suco deve ser tomado imediatamente ou então guardado na geladeira, sempre coberto.

Suco de abacaxi: Indicado por ser digestivo, além de diurético e antitérmico. Também acalma a garganta e cura laringites.

Suco de açaí: Considerado um antioxidante natural, facilita a eliminação de radicais livres, devido ao seu alto teor de vitaminas E e C.

Suco de acerola: Combate à debilidade e fadiga do organismo, a perda do apetite, e também as gripes e afecções pulmonares.

Suco de goiaba: Por conter licopeno, tem ação antioxidante. Reduz a pressão arterial e os níveis de colesterol ruim.

Suco de laranja: Fortalece as defesas naturais do corpo por ser rica em vitamina C. Seu sumo é de fácil digestão, ajuda a combater resfriados, gripes, febres e possui efeito anti-hemorrágico.

Suco de maçã: Rico em betacaroteno, vitaminas C e E, cálcio, potássio e auxilia na tonificação do organismo. Contém substâncias que protegem o fígado e ajudam a digestão.

Suco de mamão: Estimula e tonifica o organismo. É particularmente bom para a digestão e contém substâncias antibactericidas, capazes de evitar infecções intestinais causadas por parasitas, além de proteger as mucosas dos intestinos.

Suco de manga: Tem grande teor de betacaroteno, o que lhe confere propriedades antioxidantes. É um ótimo regenerador do sangue.

Suco de maracujá: Tem propriedades anti-sépticas e reforça o sistema imunológico, estimula a digestão e ainda é utilizado como calmante por conter passiflorina em sua estrutura.

Sucos de melão e melancia: Possuem propriedades diuréticas, auxiliando no funcionamento dos rins. São também indicados em casos de reumatismo ou artrite e em regimes de emagrecimento.

Suco de morango: Indicado em casos de diarréia, ajuda na digestão, baixa a febre e estimula todas as funções do metabolismo. Tem propriedades adstringentes e diuréticas.

Suco de tomate: Tem efeito diurético e combate a hipertensão. Por conter licopeno, o tomate é considerado um antioxidante. Para efeitos terapêuticos, o ideal é usar o tomate orgânico.

RECEITAS DE SUCOS MEDICINAIS

Antianêmico – 1
Ingredientes:
1 punhado de ora-pro-nóbis
1 punhado de salsinha com talo
1 punhado de couve com talo
1 punhado de agrião com talo
1 copo de suco de laranja
2 colheres (sopa) de rapadura raspada de cana
Modo de preparo: Bater no liquidificador tudo junto. Tomar entre 2 e 3 vezes ao dia, tomar na hora que preparar, não pode guardar.

Antianêmico – 2
Ingredientes:
3 folhas de couve
1 galho de brócolis
1 punhado de repolho roxo picado
1 punhado de bertalha
1 bom galho de agrião
1 punhado de tanchagem
1 galho de hortelã
1 copo de suco de laranja ou de uva
Mel e gelo a gosto
Modo de preparo: Bater no liquidificador. Tomar durante 45 dias seguidos, em jejum.

Antianêmico – 3
Ingredientes:
2 ramos de agrião com talo
½ folha de couve com talo
4 ramos de salsinha com talo
1 copo de suco de laranja
Rapadura ou açúcar mascavo
Modo de preparo: Bater todos os ingredientes juntos. Tomar 2 vezes ao dia. Bater e tomar na hora, não se deve guardar depois de pronto.

Antianêmico – 4
Ingredientes:
½ beterraba

½ cenoura
1 colher (sopa) de polpa de acerola
2 talos de couve
1 copo d'água
Rapadura ou açúcar
Modo de preparo: Bater todos os ingredientes juntos. Tomar 2 vezes ao dia. Bater e tomar na hora, não se deve guardar.

Antianêmico – 5
Ingredientes:
2 folhas de repolho roxo
2 ramos de brócolis
3 ramos de agrião
1 punhado de salsinha
½ beterraba
2 colheres (sopa) de rapadura
1 copo de água
Modo de preparo: Bater no liquidificador, coar e adoçar com a rapadura. Tomar 2 vezes ao dia. Bater e tomar na hora, não se deve guardar, depois de pronto.

Antianêmico (suco e geléia)
Ingredientes:
200 g de beterraba
200 g de agrião
200 g de couve com talo
100 g de salsinha
200 g de rapadura de cana
300 ml de água
Modo de preparo: Bater no liquidificador tudo junto com um suco, raspar a rapadura e colocar junto para ferver, mexendo até virar uma geléia, durante mais ou menos 1 hora, até dar o ponto de geléia, deixar esfriar. Colocar em um vidro limpo com tampa, manter na geladeira e tomar 1 colher (sopa), 3 vezes ao dia. **Criança**: 1 colher (chá ou café).

251

Antioxidante
Ingredientes:
2 folhas de brócolis
2 brócolis (flor)
2 limões (suco)
1 kiwi
1 salsinha
1 copo d'água
Modo de preparo: Bater no liquidificador. Tomar uma ou duas vezes ao dia. Bater e tomar na hora, não se deve guardar depois de pronto.

Asma e bronquite
Ingredientes:
1 abacaxi
1 kiwi (ou acerola)
1 punhado de agrião
Modo de preparo: Bater tudo junto. Tomar o suco, 3 vezes ao dia.

Caipira quente – contra resfriados
Ingredientes:
2 laranjas
Modo de preparo: Pegar 2 laranjas, lavar bem e espremer o sumo num copo, em seguida, leve ao fogo. É necessário esquentar bem sem ferver e tomar bem quente, sem açúcar, mel ou adoçante.

Calmante – 1
Ingredientes:
½ maçã
1 pedaço pequeno de casca de maracujá
1 colher (sopa) de polpa de maracujá
1 copo d'água
Adoçante
Modo de preparo: Bater todos os ingredientes juntos. Tomar 2 vezes ao dia. Bater e tomar na hora, não se deve guardar depois de pronto.

Calmante – 2
Ingredientes:

2 folhas de erva-cidreira
1 talo de alface
4 folhas de alface
1 limão (suco)
1 copo d'água
Adoçante a gosto
Modo de preparo: Bater todos os ingredientes juntos. Tomar 1 copo até 3 vezes ao dia. Bater e tomar na hora, não se deve guardar depois de pronto.

Catarro
Ingredientes:
4 dentes de alho descascados
3 limões para o suco
30 gotas de própolis
Mel a gosto
Modo de preparo: Bater no liquidificador os ingredientes e adoçar com mel à vontade. Dividir em 4 doses e tomar ao longo do dia, 1 dose por vez. O gosto a princípio é forte, depois você vai se acostumando.

Cólicas menstruais (combater)
Ingredientes:
½ xícara (chá) de salsa
Algumas folhas de hortelã
2 colheres (sopa) de alecrim
1 tomate maduro sem sementes
Mel a gosto
Modo de preparo: Bater no liquidificador com 1 xícara (chá) quase cheia de água, coar e usar antes do almoço.

Coriza
Ingredientes:
1 punhado de agrião
1 dente de alho
1 limão
2 colheres (sopa) de mel.
Modo de preparo: Bater tudo junto. Tomar 1 copo de suco, 3 vezes ao dia.

Desintoxicante – 1
Ingredientes:
2 talos de salsão
1 punhado de salsinha (talo)
1 copo de água-de-coco
1 suco de limão
1 copo d'água
Adoçante a gosto
Modo de preparo: Bater todos os ingredientes juntos. Tomar 3 vezes ao dia. Bater e tomar na hora, não se deve guardar depois de pronto.

Desintoxicante – 2
Ingredientes:
1 punhado de salsinha
1 fatia de abacate
1 rodela de gengibre
3 folhas de hortelã
1 copo de água
Modo de preparo: Bater juntos, coar e tomar, 2 a 3 vezes ao dia.

Diarréia (alimenta e ajuda cortar)
Ingredientes:
1 maçã
1 cenoura
1 banana-maçã
1 copo de água
Modo de preparo: Bater juntos os ingredientes, tomar aos poucos meio copo, 4 vezes ao dia. Tomar bastante líquido, como: água-de-coco, chá-preto, chá-de-funcho, erva-doce, arroz com batatinha e cenoura. Não tenha a preocupação em cortar a diarréia de imediato. Cuide da alimentação.

Dores de cabeça
Ingredientes:
1 jiló
½ copo de limonada gelada
Mel a gosto

Modo de preparo: Bater no liquidificador, coar e beber de um só gole.

Dores de garganta
Ingredientes:
1 limão suculento
1 colher (sopa) de bicarbonato de sódio
Modo de preparo: Colocar água filtrada em 2 copos americanos (1/2 copo de água em cada copo). No primeiro copo, esprema o suco de 1 limão comum, e no segundo copo, 1 colher (chá) de bicarbonato de sódio. Faça o gargarejo com toda a água com limão até acabar, em seguida faça com a água com bicarbonato até acabar.

Energético – 1
Ingredientes:
3 cenouras
1 pires de folhas de espinafre
½ ramo de erva-doce
1 copo de suco de laranja
Modo de preparo: Bata tudo no liquidificador, colocar gelo no copo e beber em seguida.

Energético – 2
Ingredientes:
½ maço de agrião
1 tomate maduro sem semente
1 dente de alho
¼ de cebola
1 pedaço pequeno de pimentão verde
Alguns galhos de salsinha
2 colheres (sopa) de azeite
Suco de ½ limão
1 pitada de sal
Cubos de gelo
Modo de preparo: Bata tudo no liquidificador e beba imediatamente.

Enxaqueca (tratamento preventivo)
Ingredientes:
1 vidro de yakult

½ copo de leite de soja gelado
3 colheres (sopa) de gérmen de trigo cru
1 maçã sem casca
2 colheres (sopa) de aveia em flocos
1 colher (sopa) de mel
Modo de preparo: Bata tudo no liquidificador e beba diariamente como preventivo. Esta bebida ajuda a produzir o triptofano, aminoácido pouco presente no organismo de quem tem enxaqueca, e serve de matéria-prima para o sistema nervoso produzir serotamina, que é responsável pela sensação de bem-estar. Fique atento não use leite de origem animal que tem lactose e dá dor de cabeça.

Estômago, azia, úlceras
Ingredientes:
4 batatas sem casca
Modo de preparo: Ralar 4 batatas cruas em um ralador comum, deve-se usar a parte mais fina do ralo. Ao obter a massa da batata, esprema em um pano limpo e coe. Deve-se tomar o suco da batata imediatamente. Tomar 1 xícara (chá), 3 vezes ao dia. O efeito será melhor se for tomado 30 minutos antes das refeições, ou sempre que sentir a queimação. O alívio é imediato.

Expectorante para bronquites e tosses fortes
Ingredientes:
1 beterraba bem fresca ralada
2 colheres (sopa) de açúcar
Modo de preparo: Lave bem a beterraba e rale meia beterraba crua e polvilhe com uma camada fina de açúcar. Deixar de um dia para o outro coberto com uma peneira e um pano limpo. No dia seguinte, escorra dentro de um copo o líquido que virou xarope e tome. Faça isto durante uma semana.

Flatulência e estado de nervos
Ingredientes:
2 folhas de erva-cidreira fresca
1 pedaço de casca de maracujá
4 folhas de hortelã fresca
Suco de 1 limão
2 copos de água
Modo de preparo: Bater no liquidificador, coar e tomar, 2 ou 3 vezes por dia.

Fortificante
Ingredientes:
1 coco verde
1 galho de menta
4 vagens frescas
½ tomate sem sementes
1 colher (chá) de ginseng
Mel a gosto e gelo a vontade
Modo de preparo: Bata tudo no liquidificador, inclusive o gelo. Coe e tome logo de manhã antes do seu desjejum.

Fortificante para casos de bronquite
Ingredientes:
1 nabo branco fresco
2 colheres (sopa) de mel
2 colheres (sopa) de açúcar mascavo
Modo de preparo: Corte o nabo ao meio e use as rodelas do meio. Coloque num recipiente de vidro ou num prato de porcelana. Despeje por cima a colher (sopa) de mel e açúcar mascavo, cubra com uma peneira e deixe sorar durante uma noite, sirva-se pela manhã. Tome de colheradas este soro. Repita algumas vezes. **Se tiver diabetes, não poderá tomar.**

Fortificante poderoso
Ingredientes:
1 iogurte natural gelado
2 colheres (chá) de pólen de flores
1 colher (café) de pó de noz-de-cola

1 colher (café) de pó de guaraná
1 colher (café) de pó de marapuama
1 colher (chá) de centeio
2 ameixas pretas sem caroço
1 fatia de mamão em cubos (gelado)
4 morangos ou 1 pedaço de manga (gelados)
Açúcar ou adoçante a gosto
Modo de preparo: Bata tudo no liquidificador e tome preferencialmente pela manhã.

Fraqueza anêmica (suco rico em clorofila, vitamina C e ferro)
Ingredientes:
1 punhado de folhas de trigo
4 ramos de agrião com talo
1 punhado de salsinha com talo
2 limões (suco)
1 copo d'água
1 colher (sopa) de mel
Modo de preparo: Bater juntos, coar se preferir, tomar 1 copo, 2 vezes ao dia. Faça na hora e tome.

Gargarejo – rouquidão e afonia
Ingredientes:
3 tomates verdes
1 copo de água
1 pitada de sal
Modo de preparo: Fazer 3 vezes ao dia gargarejo com suco de tomate verde batido no liquidificador com a água e o sal. Coe o suco.

Gastrite – 1
Ingredientes:
1/2 folha de couve com talo
1 galho de funcho (folha seca)
5 folhas de ora-pro-nóbis (folha seca)
1 colher (sopa) de mel
1 copo d'água
Modo de preparo: Bater todos os ingredientes juntos. Tomar 1 copo de manhã, an-

tes do almoço e antes do jantar. Bater e tomar na hora, não se deve guardar depois de pronto.

Gastrite – 2
Ingredientes:
3 folhas de couve
1 copo de leite gelado
Mel a gosto
Modo de preparo: Triturar no liquidificador, as folhas de couve, o leite e, em seguida, coar. Tomar 1 copo do preparo adoçado com mel, em jejum, pela manhã ao acordar. Dependendo do estágio da doença, após 2 semanas estará cicatrizada ou em processo de cicatrização.

Gastrite – 3
Ingredientes:
1 folha de couve
1 batata crua
½ copo d'água
Modo de preparo: Bater todos os ingredientes juntos no liquidificador, coar e tomar meio copo de 3 a 4 vezes ao dia. Bater e tomar na hora, não se deve guardar depois de pronto.

Gripe (rico em vitamina c)
Ingredientes:
3 folhas de caqui
1 punhado de salsinha
½ fruta (kiwi)
1 colher (sopa) de acerola (polpa)
½ colher (café) de canela em pó
3 folhas de hortelã
1 copo de suco de abacaxi ou laranja
Modo de preparo: Bater juntos coar e tomar de manhã.

Gripes e resfriados
Fazer dieta de sucos energéticos em período de gripes e resfriados.

255

Fórmula 1
Ingredientes:
1 limão-galego, cortado com a casca
8 folhinhas de hortelã
2 a 3 colheres (sopa) de mel
1 e ½ xícaras (chá) de suco de laranja
Modo de preparo: Bata no liquidificador, coe e tome imediatamente.

Fórmula 2
Ingredientes:
1 limão cortado com a casca
2 folhinhas de eucalipto frescas
¼ de broto de pinheiro
2 a 3 colheres (sopa) de mel
1 pacotinho de polpa de acerola
1 copo de água filtrada
Modo de preparo: Proceda como na fórmula anterior.

Fórmula 3
Ingredientes:
1 limão cortado com a casca
2 colheres (sopa) de poejo
1 colher (sopa) de alecrim
2 a 3 colheres (sopa) de mel
1 copo de abacaxi cortado em cubos
½ xícara (chá) de água fresca
Modo de preparo: Proceda como nas fórmulas anteriores. É necessário repouso.

Gripe – 2
Ingredientes:
4 folhas de hortelã
½ cebola
2 dentes de alho
2 limões
2 colheres (sopa) de mel
3 galhos de agrião
1 fatia de abacaxi
1 punhado salsinha
1 copo de água

Modo de preparo: Bater juntos, coar e adoçar com o mel. Tomar, 3 vezes ao dia.

Gripe – 3
Ingredientes:
1 kiwi (fruta)
1 colher (sopa) de polpa de acerola
3 folhas frescas de alfavaca
2 hortelãs
1 copo de suco de laranja
2 colheres (sopa) de mel
Modo de preparo: Bater todos os ingredientes juntos. Tomar 3 vezes ao dia. Bater e tomar na hora, não se deve guardar depois de pronto. Ótimo para prevenir a gripe.

Gripe com tosse – 1
Ingredientes:
2 ramos de agrião
2 fatias de abacaxi
1 rodela de gengibre
2 colheres (sopa) de fruta ou polpa de acerola ou kiwi
1 copo d'água ou suco de limão
Modo de preparo: Bater todos os ingredientes juntos. Tomar 3 vezes ao dia. Bater e tomar na hora, não se deve guardar depois de pronto.

Gripe com tosse – 2
Ingredientes:
3 dentes de alho
2 limões para suco
1 punhado de salsinha
1 rodela pequena de gengibre
2 colheres (sopa) de mel
Modo de preparo: Bater todos os ingredientes juntos, coar e adoçar com mel. Tomar, 2 a 3 vezes ao dia. Bater e tomar na hora, não se deve guardar depois de pronto.

Gripe com tosse e coriza
Ingredientes:
3 dentes de alho
2 limões (suco)
1 punhado de salsinha
1 rodela pequena de gengibre
2 colheres (sopa) de mel
Modo de preparo: Bater todos os ingredientes juntos, coar e adoçar com mel. Tomar, 2 a 3 vezes ao dia. Bater e tomar na hora, não se deve guardar depois de pronto.

Gripes constantes
Ingredientes:
4 colheres (sopa) de salsinha
1 kiwi
10 acerolas (frutinhas)
¼ de maço de agrião
1 copo de suco de laranja
Mel a gosto
Modo de preparo: Bater tudo no liquidificador e beber, imediatamente, com uma pedra de gelo, se quiser.

Insônia
Ingredientes:
1 maracujá
1 maçã
1 punhado de erva-cidreira fresca
Modo de preparo: Bater tudo junto e tomar 1 copo a noite.

Insônia e acalmar as tensões
Ingredientes:
1 maço de erva-cidreira fresca
1 galho de manjericão
1 galho de salsinha
2 galhos de hortelã
1 limão (suco do)
1 copo de água filtrada
Modo de preparo: Bata todos os ingredientes no liquidificador. Coe e adoce a gosto. Coloque 1 pedra de gelo. Tome 3 cálices ao dia. É muito gostoso e eficaz.

Menopausa
Ingredientes:
3 folhas de alface
1 maçã
1 maracujá
Modo de preparo: Bater tudo junto e tomar 1 copo de suco, 3 vezes por dia.

Mioma
Ingredientes:
4 galhos de agrião
4 folhas de nabo
Modo de preparo: Bater tudo junto e tomar 1 copo a noite.

Nelvragias (dores) – 1
Ingredientes:
2 colheres (sopa) do pó das flores e folhas da pulsátila seca ou fresca
2 colheres (sopa) de alfazema
1 colher (sopa) de sementes de girassol tostadas
2 xícaras (chá) de mel de laranjeira
Modo de preparo: Bata tudo muito bem no liquidificador e deixe por 24 horas. Guarde em vidro esterilizado, na geladeira e tome 1 colher em 1/2 xícara de água, 2 vezes ao dia.

Nelvragias (dores) – 2
Ingredientes:
4 colheres (sopa) de gatária
3 colheres (sopa) de valeriana
6 folhas de maracujá
10 folhas de laranjeira
3 colheres (sopa) de melissa
1 xícara (chá) de mel de laranjeira
Modo de preparo: Macere bem as ervas, cobrindo com o mel. Deixe descansando por 12 horas. Use 1 colher (sopa) em meio copo de água, 3 vezes ao dia.

Osteoporose
Ingredientes:
1 punhado espinafre
1 punhado ora-pro-nóbis (folhas)
1 colher (café) de farinha de casca de ovos
1 copo de leite de soja
1 colher (sopa) de polpa de maracujá
Adoçante
Modo de preparo: Bater juntos. Tomar 2 vezes ao dia. Rico em cálcio.

Otite
Ingredientes:
Usar sucos e saladas cruas, de plantas ricas em ferro e outros minerais: salsinha, caruru, dente-de-leão, escarola, coentro e beterrabas em pequenas doses.
Usar o máximo de frutas e muito líquido. O suco deve ser tomado, imediatamente, após a extração, variando as plantas.

Pele (antioxidante)
Ingredientes:
½ cenoura
6 folhas de hortelã
1 kiwi (fruta)
1 colher (sopa) de polpa de acerola
1 punhado de trigo (folhas)
2 ameixas pretas
1 copo d'água
Modo de preparo: Bater no liquidificador. Tomar 1 copo, 2 vezes ao dia. Bater e tomar na hora, não se deve guardar depois de pronto.

Queimadura de sol – 1
Sumo de salsinha batida com clara de ovos, "tipo suspiro", e passar no local. Alivia na hora, as dores. Depois de um tempo retirar apenas com água corrente e repetir a ação.

Queimadura de sol – 2
O sumo de dois tomates bem maduros, sem sementes batidas no liquidificador com um mínimo de água. Passar no local. Alivia na hora, as dores. Depois de um tempo retirar apenas com água corrente e repetir a ação.

Pressão alta, circulação, evitar infarto
Ingredientes:
1 pedaço pequeno de gengibre
2 dentes de alho
1 copo de suco de laranja
Modo de preparo: Bater tudo junto e tomar de manhã.

Pressão baixa – 1
Ingredientes:
4 tomates maduros sem sementes
2 cenouras
4 colheres (sopa) de salsinha
1/3 de erva-doce
Modo de preparo: Bata no liquidificador com ½ xícara (chá) de água. Tempere com sal, limão, pouco azeite e tome 15 a 20 minutos antes do almoço e do jantar.

Pressão baixa – 2
Ingredientes:
6 rabanetes com casca
4 colheres (sopa) de salsinha
¼ xícara (chá) de repolho picadinho
¼ de abacate
½ iogurte
1 dente de alho
¼ de cebola
Modo de preparo: Bata tudo no liquidificador, com os temperos e tome antes do almoço e do jantar.

Prisão de ventre (combate eczemas e abcesso)
Ingredientes:
1 punhado de sementes de linhaça
1 copo de água filtrada

Modo de preparo: Deixe num copo as sementes de linhaça coberta com água. Deixar de molho de um dia para o outro. No dia seguinte, a linhaça amolecida pode ser misturada com leite, iogurte ou suco de laranja batidas no liquidificador. Se quiser usar em compressas faça o seguinte: cozinhe 1 inhame ou 1 cará com as sementes trituradas previamente. Ponha dentro de um pano limpo e faça compressas aonde for necessário.

Regenerador das células
Ingredientes:
4 pitangas (folhas secas)
4 amendoeiro
1 kiwi (fruta)
1 punhado de folha de trigo
1 copo d'água
1 colher (sopa) de mel
Modo de preparo: Bater todos os ingredientes juntos. Tomar 2 vezes ao dia. Bater e tomar na hora, não se deve guardar depois de pronto.

Regulador intestinal
Ingredientes:
2 ameixas pretas
1 fatia de mamão
1 laranja cortada com bagaço
2 colheres (sopa) de farelo de trigo
1 copo de leite de soja ou água
Adoçante
Modo de preparo: Bater todos os ingredientes juntos. Tomar de manhã. Bater e tomar na hora, não se deve guardar depois de pronto.

Retenção de líquido
Ingredientes:
1 punhado de salsinha
½ pêra
4 folhas de alface
1 fatia de abacaxi
1 copo d'água
Modo de preparo: Bater todos os ingredientes juntos e coar. Tomar 1 copo, 2 vezes ao dia. Bater e tomar na hora, não se deve guardar depois de pronto.

Sinusite
Use cada dia, em jejum e ao deitar o suco das seguintes frutas, preferencialmente: uva, caju, goiaba, pitanga, limão (casca já amarelada), cenoura, laranja e abacaxi.
Beba muito líquido e não tome friagem. Saia de cachecol, se for o caso. Faça inalações pelo menos 2 vezes ao dia.

Úlcera e gastrite
Ingredientes:
1 colher (sopa) de mel
3 folhas de fortuna
1 folha de couve
1 copo d'água
Modo de preparo: Bater no liquidificador e tomar de manhã e à noite durante 30 dias.

Tônico peitoral
Ingredientes:
1 rodela de gengibre
2 fatias de abacaxi
4 ramos de agrião com talo
2 colheres (sopa) de mel com própolis
1 copo d'água ou suco
Modo de preparo: Bater todos os ingredientes juntos. Tomar 3 vezes ao dia. Bater e tomar na hora, não se deve guardar depois de pronto.

COQUETÉIS DE VERÃO

SUGESTÕES:

- Cenoura e suco de limão

- Cenoura, folhas de espinafre e limão

- Cenoura, beterraba e limão

- Cenoura, maçã e limão

- Cenoura, salsão (talos e folhas), espinafre e limão

- Cenoura, maçã e folhas de beterraba e limão

- Cenoura, couve, limão

- Cenoura e abacaxi

- Cenoura, alface, espinafre e limão

- Cenoura, beterraba e coco

- Cenoura, salsa, maçã e limão

- Cenoura e coco

- Cenoura, beterraba, pepino e limão

- Repolho, salsão, limão

- Salsão, tomate e rabanete

- Tomate, couve e pimentão verde

- Tomate e maçã

- Tomate e cenoura

- Tomate, cenoura, maçã e salsa.

DICAS SOBRE AS FRUTAS:

VOCÊ SABIA QUE O ABACATE É EXCELENTE PARA...?

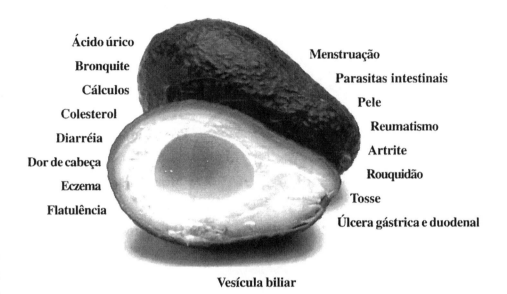

- Ácido úrico
- Bronquite
- Cálculos
- Colesterol
- Diarréia
- Dor de cabeça
- Eczema
- Flatulência
- Menstruação
- Parasitas intestinais
- Pele
- Reumatismo
- Artrite
- Rouquidão
- Tosse
- Úlcera gástrica e duodenal
- Vesícula biliar

VOCÊ SABIA QUE A ACEROLA É EXCELENTE PARA...?

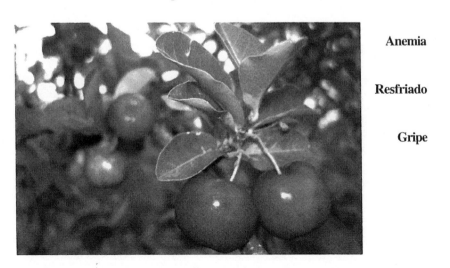

- Anemia
- Resfriado
- Gripe

VOCÊ SABIA QUE O ABACAXI É EXCELENTE PARA...?

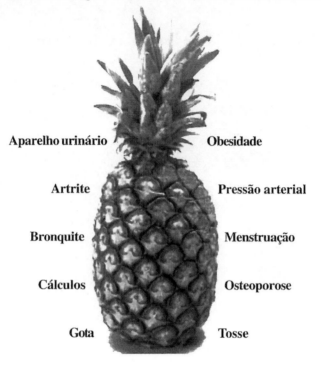

- Aparelho urinário
- Artrite
- Bronquite
- Cálculos
- Gota
- Obesidade
- Pressão arterial
- Menstruação
- Osteoporose
- Tosse

VOCÊ SABIA QUE A BANANA É EXCELENTE PARA...?

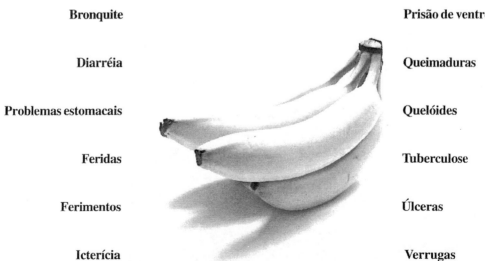

- Bronquite
- Diarréia
- Problemas estomacais
- Feridas
- Ferimentos
- Icterícia
- Prisão de ventre
- Queimaduras
- Quelóides
- Tuberculose
- Úlceras
- Verrugas

VOCÊ SABIA QUE O CAJU É EXCELENTE PARA...?

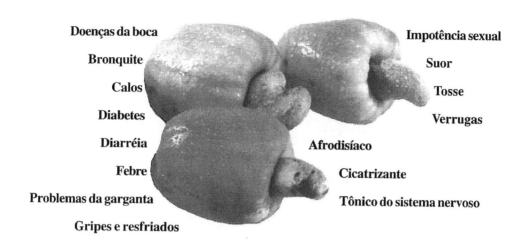

- Doenças da boca
- Bronquite
- Calos
- Diabetes
- Diarréia
- Febre
- Problemas da garganta
- Gripes e resfriados
- Impotência sexual
- Suor
- Tosse
- Verrugas
- Afrodisíaco
- Cicatrizante
- Tônico do sistema nervoso

VOCÊ SABIA QUE A CEREJA É EXCELENTE PARA...?

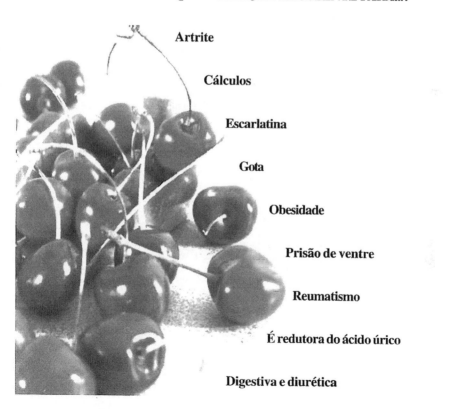

- Artrite
- Cálculos
- Escarlatina
- Gota
- Obesidade
- Prisão de ventre
- Reumatismo
- É redutora do ácido úrico
- Digestiva e diurética

VOCÊ SABIA QUE O COCO É EXCELENTE PARA...?

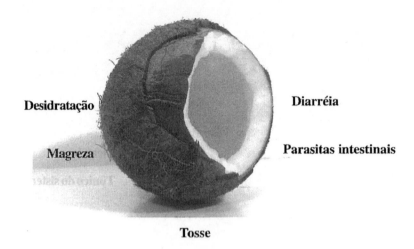

Desidratação
Diarréia
Magreza
Parasitas intestinais
Tosse

VOCÊ SABIA QUE O FIGO É EXCELENTE PARA...?

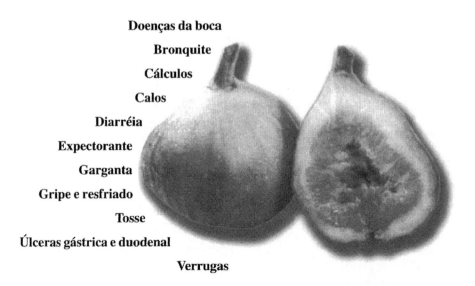

Doenças da boca
Bronquite
Cálculos
Calos
Diarréia
Expectorante
Garganta
Gripe e resfriado
Tosse
Úlceras gástrica e duodenal
Verrugas

VOCÊ SABIA QUE A GOIABA É EXCELENTE PARA...?

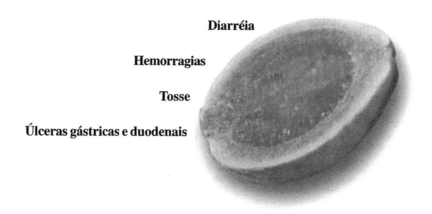

- Diarréia
- Hemorragias
- Tosse
- Úlceras gástricas e duodenais

VOCÊ SABIA QUE A LARANJA É EXCELENTE PARA...?

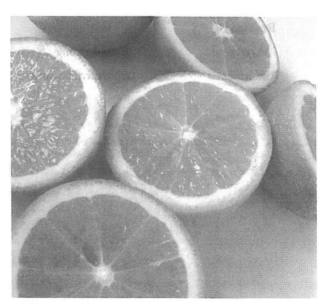

- Febre
- Insônia
- Prisão de ventre
- Problemas estomacais
- Tosse
- Desintoxica o organismo
- Gripe e resfriado
- Pressão arterial
- Problemas digestivos
- Reumatismo
- Reduz ácido úrico
- Calmante e sedativa

VOCÊ SABIA QUE O KIWI É EXCELENTE PARA...?

Estimular o apetite

Arteriosclerose

Gripe

Artrite

Resfriado

Reumatismo

Tumores

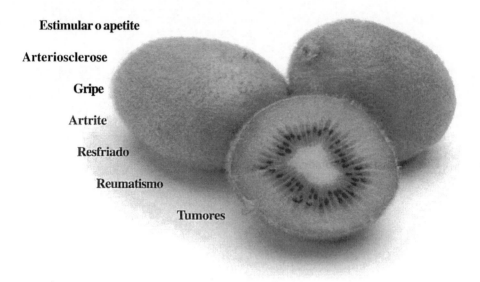

VOCÊ SABIA QUE A MAÇÃ É EXCELENTE PARA...?

Arteriosclerose	Artrite	Cálculos
Caspa	Cistite	Colesterol
Diarréia	Problemas digestivos	Febre
Fígado	Gripe	Obesidade
Resfriado	Reumatismo	Seborréia
Varizes	Anemia	Estados de tensão
Antiácidos	Depurativa do sangue	Abrir o apetite

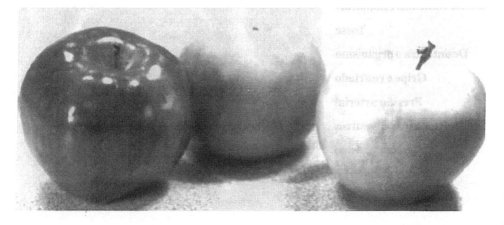

VOCÊ SABIA QUE O MAMÃO É EXCELENTE PARA...?

Câncer
Colesterol
Espinhas
Olhos
Gripe
Prisão de ventre
Tosse
Verrugas
Fígado
Flatulência
Problemas do aparelho digestivo
Colite
Acne
Parasitas intestinais
Pele (revitalizante)

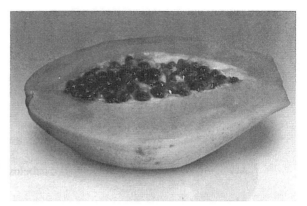

VOCÊ SABIA QUE A PÊRA É EXCELENTE PARA...?

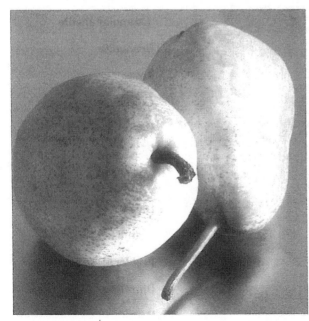

Aparelho urinário

Cálculos

Prisão de ventre

Próstata

Circulação sanguínea

Depurativa do sangue

Digestiva

Diurética

Tônica

VOCÊ SABIA QUE O TOMATE É EXCELENTE PARA...?

- Artrite
- Calos
- Caspa
- Cistite
- Furúnculos
- Próstata
- Resfriados e gripes
- Queimaduras
- Reumatismo
- Colite
- Câncer
- Gota
- Garganta
- Picada de insetos
- Hemorróidas
- Prisão de ventre
- Problemas estomacais
- Feridas
- Ácido úrico
- Queda de cabelos
- Verrugas
- Menopausa
- Diurético

VOCÊ SABIA QUE A UVA É EXCELENTE PARA...?

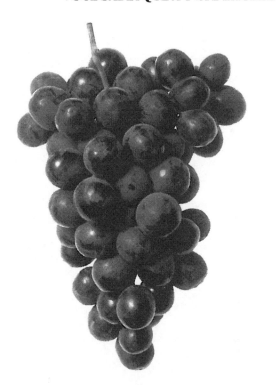

- Reduzir ácido úrico
- Agir como antiácido
- Estimular apetite
- Bronquite
- Tosse
- Colesterol
- Prisão de ventre
- Obesidade
- Câncer
- Depurativa do sangue
- Flatulência
- Problemas do fígado
- Diurética
- Desintoxicante

SUCOS

Abacaxi com hortelã
Ingredientes:
1 abacaxi
2 litros de água
Folhas de hortelã a gosto
Açúcar a gosto
Modo de preparo: Descascar e picar o abacaxi. Bater com todos os ingredientes, no liquidificador. Se desejar, coar o suco e servir gelado.

Beterraba
Ingredientes:
1 beterraba grande
1 litro de água
1 limão
Açúcar a gosto
Modo de preparo: Lavar e picar a beterraba. Caso deseje, cozinhá-la inteira, descascando-a após. Lavar e picar o limão com casca, ou usar o suco. Bater todos os ingredientes no liquidificador. Se desejar coar o suco. Servir gelado.

Beterraba com limão
Ingredientes:
10 folhas de beterraba
1 litro de água
3 limões sem casca
Açúcar a gosto
Modo de preparo: Bater todos os ingredientes no liquidificador e coar. Rico em ferro e Vitamina C. Servir gelado.

Casca de abacaxi
Ingredientes:
Casca de 1 abacaxi
2 litros de água
2 copos de açúcar
Modo de preparo: Lave bem a casca. Ferva em 2 litros de água com dois copos de açúcar durante 20 minutos. Coe, sirva quente ou gelado. (Aproveitar não é pobreza e sim inteligência.)

Casca da lima
Ingredientes:
6 limas
1 litro de água
Açúcar a gosto
Modo de preparo: Lavar bem as laranjas e descascá-las. Colocar no liquidificador as cascas das laranjas, a água e o açúcar. Bater e coar. Servir gelado.

Cenoura
Ingredientes:
2 a 3 cenouras médias
1 litro de água
1 limão
Açúcar a gosto
Modo de preparo: Lavar bem as cenouras e picá-las. Lavar o limão e picá-lo com casca. Caso desejar, pode-se colocar só o suco do limão. Bater todos os ingredientes no liquidificador e coar. Servir gelado.

Cenoura, beterraba e limão
Ingredientes:
1 beterraba grande, descascada e picada
2 cenouras, raspadas ou cortadas
1 limão
1 litro de água
Açúcar a gosto
Modo de preparo: Bater todos os ingredientes no liquidificador e coar. Servir gelado.
Obs.: Pode-se reservar as polpas quando coadas e usar no arroz para enriquecer.

Folhas de pitanga
Ingredientes:
1 punhado de folhas de pitanga
1 punhado de folhas de Laranjeira

1 litro de água
Açúcar a gosto
Gelo
Modo de preparo: Bater tudo junto e coar.

Jabuticaba
Ingredientes:
Jabuticaba
Cereja
Cenoura
Modo de preparo: Bater todos os ingredientes. Servir gelado. **Obs.:** contém Vitamina A.

Limão
O limão é muito usado hoje na medicina ortomolecular. Indica-se tomar o limão para toda a circulação, alergias, coração, estômago e gastrite. Este tratamento pode ser feito a cada seis meses.
Ingredientes:
Limão
Água
Modo de preparo: Começar com 1 limão em água, 1 vez ao dia, aumentando até chegar em 10 limões ao dia, depois vai diminuindo. Cada dia um, até voltar um ao dia, este tratamento dura 20 dias.

Limão com leite
Ingredientes:
2 limões
1 xícara (chá) de leite
1 litro de água
Açúcar a gosto
Modo de preparo: Descascar os limões. Bater no liquidificador por pouco tempo e coar. Colocar no liquidificador a água, o açúcar, o suco dos limões e o leite. Bater todos os ingredientes e servir gelado.

Limão e hortelã
Ingredientes:
1 limão com casca
3 limões descascados e sem sementes
1 litro de água
1 punhado de hortelã
Açúcar a gosto
Modo de preparo: Bata os limões e coe. Acrescente a hortelã e bata novamente. Rico em Vitamina C. Sirva gelado.

Talo de couve, agrião, limão e hortelã
Ingredientes:
1 litro de água
8 folhas de hortelã
2 limões
Talos da couve e do agrião
Açúcar a gosto
Modo de preparo: Cortar os talos da couve e do agrião. Bater no liquidificador e coar; misturar o suco dos limões com a hortelã e bater novamente. Servir gelado. **Obs.:** As polpas que sobraram podem se misturar na farofa ou em sopas.

Tomate com limão
Ingredientes:
1 litro de água
4 tomates maduros e grandes
Suco de ½ limão
Açúcar a gosto
Modo de preparo: Bater todos os ingredientes no liquidificador. Se desejar, coe o suco e sirva com gelo.
DICA: Para ter uma boa saúde, deve-se fazer uma desintoxicação alimentar. Tomar o chá de cáscara-sagrada, 1 copo de noite para fazer uma lavagem intestinal e no dia seguinte tomar bastante água-de-coco, suco de frutas, suco verde (couve, agrião, espinafre, brócolis, salsinha), suco de limão sem açúcar. Fazer isto uma vez por mês é ótimo.

Capítulo 8

O Poder das Flores

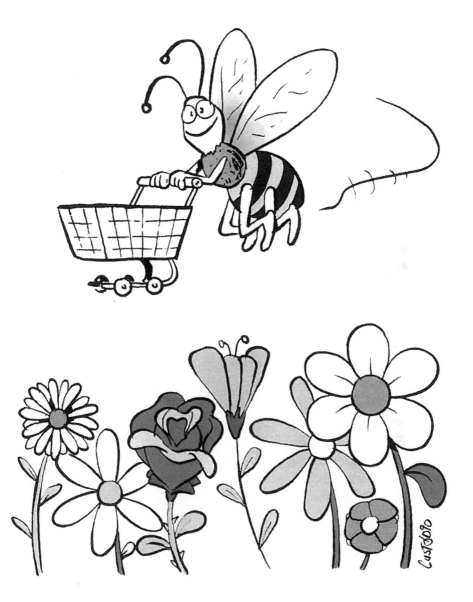

O PODER DAS FLORES –
Belezas naturais em defesa da vida

NOÇÕES BÁSICAS SOBRE FLORAIS DE BACH:

Qualquer pessoa que desconheça o assunto, a partir de agora, terá uma boa noção sobre ele. Os florais são um poderoso produto de ajuda que não têm contra-indicação e se houver automedicação, neste caso não haverá conseqüências. É claro que esta automedicação só deve ser efetuada por pessoa que tenha um conhecimento mais profundo sobre os florais. Continuamos convictos de que um profissional da área poderá proporcionar-lhe um resultado mais objetivo do que suas auto-experiências. Recomenda-se o seguinte aos pacientes que fazem uso dos florais:

– **Atividades físicas regulares.**
– **Relaxar alguns minutos diariamente.**
– **Mudar os hábitos alimentares negativos.**
– **Evitar bebidas gasosas, chocolate e café.**
– **Comer no horário certo.**
– **Beber bastante água.**
– **Planejar seu dia e respeitar o plano.**
– **Ler um trecho de um livro, diariamente.**
– **Evitar remoer coisas do passado.**
– **Não ser dependente emocionalmente.**
– **Acreditar no amanhã.**
– **Fazer e manter amigos.**
– **Sorrir.**
– **Estudar, fazer cursos.**
– **Vencer os medos.**
– **Dar e receber carinho.**

Estes são os 12 primeiros Florais, descobertos pela psicometria do Dr. Bach:

AGRIMONY, CENTAURY, CERATO, CHICORY, CLEMATIS, GENTIAN, IMPATIENS, MIMULUS, ROCK ROSEA, SCLERANTUS, VERVAIN e WATER VIOLET.

A origem das oito doenças são provenientes de oito defeitos do ser:

– **Orgulho.**
– **Crueldade.**
– **Ignorância.**
– **Cobiça.**
– **Gula.**

– Ódio.
– Instabilidade.
– Egoísmo.

São oito os caminhos do equilíbrio:
1.º: Paz.
2.º: Fé.
3.º: Esperança.
4.º: Sabedoria.
5.º: Amizade.
6.º: Certeza.
7.º: Alegria.
8.º: Amor.

Dr. Bach dividiu os florais em sete categorias:

1.ª: Para os que têm medo:
ROCK ROSE, MIMULUS, CHERRY PLUM, ASPEN e RED CHESTNUT.
2.ª: Para indecisão:
CERATO, SCLERANTUS, GENSIAN GORSE, HORN BEAN e WILD OAT.
3.ª: Para falta de interesse pelas circunstâncias atuais:
CLEMATIS, HONEY, SUCKLE, WILD ROSE, WHITE CHESTNUT, OLIVE, MUSTARD e CHESTNUT BUD.
4.ª: Para solidão:
WATER VIOLET, IMPATIENS e HEATHER.
5.ª: Para sensibilidade excessiva a influências e opiniões alheias:
AGRIMONY, CENTAURY WALNUT e HOLLY.
6.ª: Para os que estão desesperados e abatidos:
LARCH, PINE, ELM, SWEET CHESTNUT, STAR OF BETHLEHEN, WILLOW, OAK e CRABB APPLE.
7.ª: Para os que têm preocupação excessiva com o bem-estar dos outros:
CHICORY, VERVAIN, VINE BEECH e ROCK WATER

OS 38 FLORAIS DE BACH SÃO:

AGRIMONY: É o anseolítico do sistema Bach. Indicado para ansiedade serve para obesidade e alcoolismo, medos físicos, medo de estar só, neurose da ansiedade, síndrome do pânico, pessoas que se preocupam muito com antecedência. Sempre fará emergir algo durante e depois do tratamento. É muito necessário acompanhar o tratamento, pois provavelmente será necessário o tratamento com outro floral.
ASPEN: Para medos ligados ao esoterismo, medos associados à religião e medo de dormir.
BEECH: Para pessoas intolerantes, críticas e arrogantes, que consideram os outros

estúpidos e ignorantes, perfeccionistas. Ele ajuda a adotar uma postura mais compreensiva e tolerante.

CENTAURY: Para pessoas que são usadas, submissas e servis, "capachos", para pessoas que não conseguem dizer não. Por trás do CENTAURY, normalmente há um LARCH (insegurança).

CERATO: Para pessoas indecisas que buscam opinião dos outros para tudo, que sempre pedem conselho e não tem confiança para tomar suas próprias decisões.

CHERRY PLUM: Para pessoas que tem impulso de fazer coisas horríveis. Indicado sempre que há falta de controle emocional, neurose obsessiva.

CHESTNUT BUD: Próprio para ajudar os que não aprendem as lições da vida, cometem sempre os mesmos erros. Ajuda a observar mais as experiências. Ótimo para fase de estudo, facilita o aprendizado. Indicado para a síndrome de Dawn.

CHICORY: Para os egoístas e possessivos, os que sempre querem agradar os outros pelo reconhecimento. Tipo material, superprotetor, que se sente rejeitado, incompreendido – fica magoado e ofendido quando as pessoas não reconhecem o que ele faz de bom. Ajuda a amar e aconselhar, sem exigir em troca, amor e atenção.

CLEMATIS: Para personalidades "voadoras", sempre sonhadoras, sempre no mundo da lua, tem sono à tarde, não tem interesse pelas coisas atuais, dispersivas, pessoas que escutam sem ouvir, olham sem ver. Costumam ter problemas de visão e audição. É muito bem associado ao CHESTNUT BUD. Traz a pessoa à realidade.

CRABB APPLE: É o antibiótico do sistema, o remédio da limpeza, tanto física quanto psicológica, para pessoas que se sentem culpadas, sujas. Próprio para problemas com a pele, aversão e desgosto de si próprio. Indicado para processos infecciosos, hábitos perniciosos, aversão a contatos físicos, idéias fixas. Limpa a mente. É um depurador para a mente e o corpo.

ELM: Para pessoas assoberbadas de responsabilidade, que sentem que carregam um fardo sobre os ombros, que se sentem pressionados pelo trabalho e compromissos. Indicado para dores físicas. É o analgésico do sistema.

GENTIAN: Para depressão com causa conhecida. Dá coragem, anima. O lema é : "Eu serei bem-sucedido."

GORSE: Para os desesperados – pacientes com doença terminal. Faz a pessoa ter uma nova visão, para os que perdem a esperança por completo, casos graves, doenças em que nada dá resultado.

HEATHER: É o floral dos tagarelas, que trazem todo o assunto das conversas para elas. Para pessoas que ficam cutucando as outras, centradas em si mesmas.

HOLLY: Para qualquer tipo de estado negativo, ódio, desprezo, egoísmo, frustração, temperamentos violentos, vingativos. É usado para sentimentos explosivos que causam revoltas. É o antídoto do ódio. Para quem tem raiva da vida. É a flor do amor. Para o ciúme.

HONEYSUCKLE: Para pessoas que vivem no passado, ficam presas no passado, serve para trazer as pessoas para o presente. Serve para viúvos, pessoas que moram no exterior e ficam com saudade, pessoas que perdem entes queridos e ficam presas às lembranças. É indicado para ajudar órfãos, pessoas mais velhas que vivem sozinhas. É o floral das lembranças.

275

HORNBEAN: Para cansaço físico, mental, para pessoas que sentem que todo dia é segunda-feira de manhã. Dá força emocional. Para pessoas preguiçosas, sem força e energia.

IMPATIENS: Para pessoas irritadiças, nervosas, que gostam de trabalhar sozinhas. Consideram todos com o pensar mais lento. Ótimo para inquietude e tensão mental.

LARCH: Dá autoconfiança, para timidez, insegurança, pessoas que não acreditam em si. Ajuda a mergulhar na vida, adquirir confiança. É o remédio da impotência masculina.

MIMULUS: Florais para o medo com causas conhecidas. Ótimo para timidez e pessoas retraídas, dá coragem as pessoas. É indicado para fobias, sensibilidade ao que é novo, para sexualidade reprimida.

MUSTARD: Para depressões cíclicas sem razão aparente. É muito pouco usado.

OAK: Para quem ignora os sinais de dor, trabalha demais e esconde o cansaço, luta até o fim, para pessoas que só ficam doentes sábado e domingo, para colapso de vitalidade. Mais usado como complemento de outro.

OLIVE: Para esgotamento físico e mental de quem está em recuperação de acidente, ou pessoas esgotadas. Para pessoas que se sentem exaustas e em total fadiga. Ótimo para reabastecer essa energia perdida.

PINE: Para sentimento de culpa, autocondenação, pessoas que se culpam por tudo, que trazem nos ombros a culpa do mundo, remorso, pessoas que se responsabilizam pelos outros.

RED CHESTNUT: Para medos desproporcionais, para pessoas que se preocupam demais com os outros; mães que não dormem quando o filho sai. Ajuda a pessoa a devolver a devida proporção à preocupação.

RESCUE: Para emergências (ROCK ROSE, IMPATIENS, STAR OF BETHLEHEN, CHERRY PLUM e CRABB APPLE).

ROCK ROSE: É o remédio do pânico, para pessoas que sentem extremo temor, para acidentes, enfermidades repentinas, risco de suicídio, para pessoas com um contato muito íntimo com o mal.

ROCK WATER: Para pessoas rígidas, que acham que todos devem segui-las, severas, reprimidas, ávidas de perfeição. Indicado para pessoas com uma autodisciplina muito grande.

SCLERANTHUS: Para pessoas indecisas e para instabilidade de humor – também indicado para enjôo.

STAR OF BETHLEHEN: É o floral da perda, de choques, traumas, para quem se separa de entes queridos, traumas causados por acidente. Neutraliza os efeitos de qualquer choque. Conforta as dores e as perdas.

SWEET CHESTNUT: Para angústia, tristeza profunda, aperto no peito, pessoas que acham a angústia insuportável. É "A noite escura da alma".

VERVAIN: Para idealistas, dominadores, autoritários, fanáticos, sensíveis à injustiça, defendem os fracos e oprimidos. Caracteriza os mártires por alguma situação.

VINE: Para líderes, dominadores, inflexíveis, ditadores, sadomasoquistas, pessoas que usam de tudo para atingirem seus objetivos e outros tipos cruéis. Indicado para estabilizar pressão alta. Também indicado para pais que dominam o lar com mão-de-ferro.

WALNUT: É o remédio para mudanças, puberdade, menopausa, casar ou separar, ciclo menstrual, para pessoas que querem se livrar de influência, para quem quer mudar, mas fica preso, é quando chega o momento de dar grandes passos adiante, sensíveis às influências externas. Indicado para estados de transição, mudanças e hábitos arraigados.

WATER VIOLET: Para pessoas orgulhosas e indiferentes, pessoas que gostam de ser solitárias, independentes, seguras de si, sentem dores em silêncio. Ele ajuda a ser mais perceptível. É o remédio do orgulho.

WHITE CHESTNUT: Para pessoas que não conseguem parar de pensar em algo. É o floral do "disco arranhado" – aquele sujeito cujo diálogo é uma verdadeira tortura. Para aqueles, também, que vivem com idéias fixas. Bom para neurose obsessiva.

WILD OAT: Para pessoas insatisfeitas entre a vontade e a realização, que está sempre perdida. É o remédio das almas perdidas. Bom para concursos e vestibulares. É o remédio para criar raízes.

WILD ROSE: Para pessoas resignadas e apáticas, tipo: "É o meu carma!" ou "É o meu destino!", ou seja, conformadas com as situações. É muito útil na apatia e na aposentadoria.

WILLOW: Para o ressentimento, para pessoas amarguradas e rancorosas, para os que se acham injustiçados, para os egocêntricos com pena de si mesmos.

Como tomar os florais:

1 - Tomar 4 gotas, quatro vezes ao dia: assim que acordar, antes do almoço, antes do jantar e a última coisa antes de dormir.

2 - Nunca aumentar o número de gotas, se necessário, aumentar o número de tomadas.

3 - Não misturar com bebida alcoólica.

4 - Não tomar perto de escovar os dentes.

5 - Pingar em baixo da língua, reter na boca um pouco antes de engolir e firmar o pensamento positivo e desejar livrar-se do problema.

6 - Não deixar a pipeta encostar-se à língua.

7 - Não deixar o frasco de uso na claridade, no calor, perto de perfumes ou medicamentos.

8 - Procurar não esquecer dos horários de tomar os florais.

9 - Não comentar seu tratamento com ninguém. Só interessa a você.

O Tratamento de Florais, em si:

Os florais não têm contra-indicação, não causam overdose ou efeitos colaterais.

Podem ser receitados até para bebês, sendo dissolvidos numa colherinha de água ou na mamadeira (mesma dosagem). É o mesmo procedimento usado para animais. Para bebês colocar 2 florais, no máximo 3.

A duração do tratamento varia com cada caso, se for emergente é rápido, se for crônico é em longo prazo e se for circunstancial depende dos acontecimentos.

Manter o mesmo floral pelo menos por 2 meses. Perseverança é uma virtude.

Aconselhamos você a ler sobre florais, para melhor se conscientizar do tratamento.

Depois de um tratamento, é muito difícil voltar o mesmo problema. Acredite.

Com o tempo, o terapeuta vai tirando e acrescentando florais. Confie nele.

Após o tratamento (em geral de 5 a 8 meses) você pode parar e só tomar florais em condições especiais. Continue com a mente em alta, não se deixe abater por "nada".

Se em 2 meses o tratamento não der resultado ou os florais estão mal receitados ou o paciente tem um problema orgânico. Não desista, invista em você. Ame-se sempre. O tratamento é determinado pelo estado de seu ânimo nos últimos tempos, é preciso abrir o coração e falar tudo ao terapeuta. Não exagere nem se retraia, fale a verdade.

A doença do corpo se relaciona com o declínio da saúde psicológica. Mantenha-se com a mente positiva apesar dos pesares. Medite. Procure bons exemplos e bons conselhos.

A terapia infantil é excelente, pois você evita que ela forme camadas de defesa no subconsciente. Dê mais atenção às crianças e aos jovens. Ser útil faz bem à mente. O tratamento devolve a medida certa aos sentimentos e o paciente terá, outra vez, o controle das suas emoções.

ATENÇÃO: A Terapia Floral não substitui qualquer tratamento médico.

Quem pode fazer o Tratamento com Florais?

As essências Florais de Bach buscam somente o equilíbrio emocional e beneficiam pessoas em todas as idades, nos seus problemas típicos:

1. Bebês agitados, nervosos, medrosos, com cólicas.
2. Crianças com problemas de convivência na escola, com os pais ou com os irmãos, hiperativas, agitadas.
3. Adolescentes com acne, que odeiam tomar banho e escovar dentes, rebeldes ou inseguros quanto aos relacionamentos e escolha de profissão.
4. Adultos e idosos que precisam de apoio em situações tanto circunstanciais quanto decisivas. Que se sentem inseguros e perdidos.
5. Animais domésticos que estão estressados, tristes, assustados, com alguma dificuldade de adaptação.

Indicação da Terapia Floral

Em emergência: após acidente, surto, aborto, estupro, antes de cirurgias, perdas etc.

Situações extremas: depressão profunda, tentativa de suicídio, compulsão por álcool ou drogas, síndrome de pânico, sensação de morte iminente.

Fases de mudança: desmame, controle de esfíncter, início de educação escolar, puberdade, adolescência, começo de carreira, casamento, gravidez, nova residência, novo emprego, divórcio, menopausa, aposentadoria, morte de pessoas, doença terminal.

Situações de desequilíbrio: ansiedade, nervosismo, insônia, impaciência, depressão, medo, tristeza, raiva, ódio, ciúmes, culpa, desconfiança, agressividade, mágoa, ressentimento, preocupação, desânimo, cansaço, tensão pré-menstrual, problemas com a sexualidade, distúrbios do apetite, frustração, dificuldade de concentração e aprendizado, falta de esperança, confiança e criatividade, solidão, rejeição, intolerância, crítica, vontade enfraquecida, indecisão, perda de controle, repetição de erros, amor possessivo, auto-aversão, pessimismo, carência, saudade do passado, estresse, exaustão, melancolia, insatisfação com a vida (pessoal e profissional), rigidez, traumas antigos, abatimento, fanatismo, necessidade de domínio, memória fraca, resistência à mudança, orgulho, pensamentos recorrentes, apatia, amargura – isto só para citar as mais freqüentes. No caso de doenças físicas graves, as essências florais não substituem o tratamento médico convencional, mas apresentam ótimos resultados como terapia de apoio. Mesmo em casos extremos como paralisia cerebral, câncer e AIDS, as essências florais proporcionam maior equilíbrio emocional e bem-estar.

Exemplos de uso por categorias

O Emocional que atinge o físico: cansaço, estresse, esgotamento, sistema imunológico, obesidade, acne, gastrite etc.

O Emocional que atinge o mental: cansaço mental, falta de memória, pensamentos recorrentes etc.

Comunicação: timidez, voz presa, excessiva expansividade etc.

Emoções básicas: depressão, desencorajamento, raiva, ódio, ressentimento, impaciência, ansiedade, medo, crítica, baixa auto-estima.

Idosos: saudosismo, medo da morte, dificuldade de se adaptar às mudanças do mundo, reumatismo, falta de vitalidade, depressão, abandono, falta de afeto.

Crianças: dificuldade de se adaptar na escola, de dividir brinquedos, xixi na cama, sentimento de rejeição pelos pais.

Adolescentes: sentimento de culpa e inadequação, dificuldade de se relacionar, timidez, vergonha do corpo, medo das críticas, medo do ridículo, medo de não ser capaz.

Estudantes: dificuldade de memorização e aprendizado, medo de falar em público e de se relacionar na escola, falta de confiança na sua inteligência.

O Emocional que atinge as mulheres: nas dificuldades sexuais, de engravidar, gestação, TPM, dupla jornada.

Homens: falta de sensibilidade e dificuldade de expressar sentimentos, impotência.

Relacionamentos: agressividade, falta de amor, dificuldade de se relacionar, de confrontar relacionamentos abusivos e viciados, falta de calor sexual, dificuldade de se libertar de relacionamentos que já acabaram (esquecer ou perdoar).

Espiritual: falta de fé, dificuldade de se concentrar para rezar ou meditar.

Artistas: criatividade, memorização de textos, LER (lesão por esforço repetitivo).

Traumas: abuso ou violência sexual, estupro ainda no útero ou na infância, perdas dolorosas, rejeição da mãe, rejeição dos filhos, falência.

Material: medo de faltar dinheiro, medo de faltar comida, dificuldade de dividir e compartilhar.

Empresas: atendimento, paciência, simpatia, concentração, trabalho em equipe, mudanças nas empresas: incerteza, medos, estresse.

Preso ao "passado/futuro": medo do futuro, ligação ao passado.

Alerta

As essências florais tratam somente das emoções. Alertamos que as essências florais não tratam das doenças físicas, mas sim, das emoções da pessoa. Portanto, todo paciente com sintomas físicos deve procurar um médico para receber o tratamento adequado (caso seja um animal, deve-se procurar um veterinário).

Automedicação e o Autoconhecimento

O trabalho com as essências Florais de Bach impele a pessoa, a sua consciência, ao seu autoconhecimento e à noção de responsabilidade que deve ter com a sua própria saúde. Se a pessoa já conquistou um nível tal que possa atravessar os seus processos sem ajuda de profissionais, não há qualquer contra-indicação à automedicação. Mas, se ela vive processos crônicos de desequilíbrio e não tem plena segurança de fazer essa travessia sozinha, então deve buscar apoio externo de um terapeuta floral. Embora as essências florais sejam inócuas – caso alguém tome um determinado floral sem apresentar o sintoma para o qual é indicado, não haverá efeito colateral e não se livrará do problema –, automedicação terá sido em vão. É muito difícil a pessoa, sozinha, saber identificar o problema emocional que mais a aflige. Além disso, mesmo que esteja sofrendo nitidamente de depressão, existem várias essências para o problema, mas cada uma para uma causa específica.

Capítulo 9

Beleza e Saúde

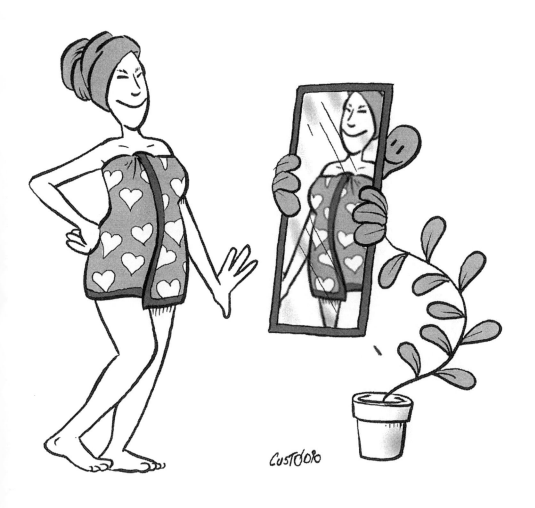

A BELEZA E SAÚDE

Os animais, as plantas e os frutos têm uma relação íntima com a beleza. Não porque sejam vaidosos, mas porque a beleza é um sinal de saúde.

A fruta pequena, feia e sem cor não está boa, pode ter certeza.

O animal arredio, sem viço e sem brilho não dará um bom companheiro nem defenderá o seu ninho.

A beleza é importante porque esta ligada à saúde e porque eleva a auto-estima, fazendo-nos sentir melhor.

Gostamos de ser bem-visto e admirados e nisso não há nenhum mal. Pelo contrário, a preocupação com a própria aparência é um sinal de amor-próprio. Quem não está pronto para amar a si mesmo, não está pronto para amar os outros.

Os produtos de beleza estão cada vez mais sofisticados e caros e isto não significa que as receitinhas caseiras de nossas avós não sirvam mais para cuidar da beleza.
Algumas fórmulas simples podem ser feitas e proporcionam efeito positivo para cuidar da pele e dos cabelos.

É essencial manter alguns cuidados básicos para se beneficiar dos efeitos destes preparados caseiros: usar ingredientes frescos, limpos e na proporção indicada.

Para preparar as receitas caseiras use utensílios de louça ou vidro e colheres de pau.

Prepare a quantia suficiente para uma única aplicação, isto é, não guarde as "sobras", pois podem ser facilmente contaminados com microorganismos nocivos e prejudicar os resultados.

Você precisa ser disciplinado(a): respeitar os tempos indicados nas receitas, retirar as máscaras conforme indicado, não alterar as misturas, não espremer a pele do rosto, ser perseverante, não abandonar os tratamentos, seguir a alimentação recomendada etc.

Importante
Mesmo frutas, legumes e derivados de leite podem provocar irritações e alergias. Por isso, faça um teste na pele antes de espalhar seu creme caseiro pelo rosto ou corpo.

Não substitua os ingredientes por conta própria ou aumente os volumes. Tudo foi estudado e testado, respeite a tradição.

Essas receitas caseiras fazem maravilhas e mostram que não é preciso gastar uma fortuna com produtos caros. Bastam alguns minutos diários, um pouco de disciplina e paciência para ter uma pele bonita e cabelos saudáveis. Vamos lá?

Os 13 MANDAMENTOS PARA UMA PELE FRESCA E LINDA

1- Beba bastante água durante o dia. Oito copos ao dia. Se puder beber mais, beba.

2- Evite frituras, gorduras e chocolates. Dão espinhas.

3- Refrigerantes engordam e dão celulite. Fuja disto.

4- Não fique exposto ao sol no ponto de ônibus, na porta de alguém ou andando na rua.

5- Para sua proteção existem chapéus, guarda-chuvas e principalmente existem os filtros solares. Use-os normalmente durante o dia, mesmo sem sol passe-o algumas vezes.

6- Durante o dia na praia, somente com muito filtro solar.

7- Use luvas especiais para guiar seu carro. As mãos ficam muitas expostas ao sol enquanto seguram a direção. Cuidado, as manchas pretas são sinais de velhice precoce. Evite.

8- Nunca durma sem retirar a maquiagem. Seu rosto vai virar um ninho de rugas se fizer isso. Deixe a preguiça de lado e durma com rosto limpo e hidratado.

9- Não durma pouco. Durma o suficiente para descansar bem. Dormir pouco acaba com a pele, dá olheiras e um ar de tristeza. Você vai acordar azedo e o mau humor cria rugas horríveis.

10- Se você fuma é bom pensar em parar. O fumo, entre outras coisas, acaba com a pele da pessoa. A pele da pessoa fica amarela, toda ressecada, sem falar nos cabelos que ficam opacos. XÔ, cigarro!

11- Não vá passando no seu rosto tudo o que vê. Tem gente que mergulha nos potes de cremes, sem nem ler as bulas e nem verificar o tempo de validade. Sua pele merece tudo de bom, é verdade, mas saiba o que está fazendo, primeiramente. Há produtos e produtos. Cuidado, muita química é péssimo para a pele.

12- Se você é do tipo que não liga para sua pele, é bom pensar pelo menos em hidratá-la diariamente, para não se arrepender mais tarde.

13- Não esprema as espinhas de seu rosto, você estará perpetuando o problema se fizer isso e enchendo a sua pele de cicatrizes para sempre! Toda vez que você espreme uma espinha, você se contamina e estimula o aparecimento de novas espinhas. Procure um médico, ele tem a solução para você.

"Cuidar da pele é fácil, basta perder a preguiça e ter mais amor-próprio!"
"Não tenho tempo! Não é desculpa! Arrume tempo para você!"
"Afinal de contas, você deve estar sempre em primeiro lugar!"

RECEITAS NATURAIS PARA A BELEZA DOS CABELOS E DA PELE

Máscaras para os cabelos de homens e mulheres:

Dê preferência à babosa natural para combater o ressecamento dos cabelos e as caspas.

Para isto basta bater no liquidificador as folhas bem limpas de babosa com ½ tomate maduro e um pouquinho de água quente e aplicar nos cabelos, massagear levemente e deixar por 30 minutos. Retirar com xampu neutro.

XAMPUS

Combater piolho
Ingredientes:

1 colher (sopa) de canela
1 punhado de arruda
1 punhado de melão-de-são-caetano
12 folhas de boldo
Sabão de coco
1 copo de água

Modo de Preparo: Raspar o sabão de coco, bater os ingredientes juntos no liquidificador com a água e colocar em uma panela para ferver. Bater as ervas e tirar o sumo. Misturar bem na solução do sabão e deixar esfriar. Lave a cabeça diariamente.

Xampu de mel
Ingredientes:

8 colheres (sopa) de mel
1 barra de sabão de coco
2 ampolas de arovit
4 gemas bem batidas
2 saquinhos de gelatina neutra em pó (colorida)
1 vidro de sua essência preferida
½ litro de água

Modo de Preparo: Leve ao fogo a água com o sabão de coco ralado. Depois de derretido, junte os outros ingredientes e mexa muito bem. Deixe guardado em vidro bem tampado. Após 5 dias pode ser usado.

Xampu natural para embelezar e evitar caspa

Modo de Preparo: Raspe uma quantidade do entrecasco do "juá", coloque dentro de um recipiente com água fria e mexa até fazer espuma. Lave o cabelo, 2 vezes por semana.

Xampu vitaminado
Ingredientes:

1 punhado de cacto
1 copo de babosa
1 punhado de cipreste
1 punhado de picão-preto
1 punhado de guanxuma
Sabão de coco ralado
1 copo de água ardente

Modo de Preparo: Derreter o sabão de coco. Juntar com a água ardente, ferver as folhas secas por 5 minutos. Apagar o fogo e bater no liquidificador junto com a babosa e coar. Misturar tudo com o sabão derretido e bater bem. Guardar num pote grande e usar sempre que for lavar os cabelos.

PREPARADOS

Alourar os cabelos naturalmente

Fazer um chá bem concentrado de camomila e passar no cabelo. Se puder tomar sol com o cabelo molhado com camomila é melhor ainda. Se você estiver com partes dos cabelos queimados pelo sol, irão clarear de uma forma natural. Tente. Não faz mal ao cabelo.

Avermelhar os cabelos naturalmente

Fazer um chá bem concentrado de cascas de cebolas vermelhas e roxas. Usar muitas cascas e pouca água. Coar e deixar esfriar. Ensopar seus cabelos limpos e secos com este preparado e deixar secar sem enxaguar. Molhar seus cabelos com este preparado diariamente. Lavar os cabelos com chá de juá. Deixar secar e aplicar novamente o chá de cascas de cebola. Seus cabelos ficarão com um tom muito bonito. Experimente!

Brilho e sem caspa
Ingredientes:
4 folhas de babosa
6 cravos
1 copo de água
Modo de Preparo: Descasque as folhas frescas de babosa. Coloque a polpa (gosma), em um copo de água fervente. Abafe por 15 minutos e coe o líquido resultante. Você deverá obter uma gosma densa. Depois de lavar a cabeça com xampu neutro, aplique o preparado massageando o couro cabeludo. Deixe agir por uma hora e retire com água morna.

Cabelos muito oleosos
Ingredientes:
1 bom punhado de folhas frescas de espinafre
½ laranja com bagaço
½ limão com bagaço
1 colher (sopa) de mel
1 ramo de alecrim
Modo de Preparo: Bater todos os ingredientes juntos até virar um creme. Passar em todo o cabelo com massagem. Cobrir com uma touca plástica e esquentar com o secador de cabelo. Cobrir a touca com uma toalha para manter o calor.

Cabelos secos – 1
Ingredientes:
2 colheres (sopa) de abacate maduro
1 colher (sopa) de tutano de boi
2 colheres (sopa) de mel
1 ramo de alecrim
Modo de Preparo: Bater juntos até obter um creme. Passar em todo o cabelo com massagem, deixar por 1 hora e lavar após com xampu neutro.

Cabelos secos – 2
Ingredientes:
¼ de abacate maduro
4 colheres (sopa) de azeite
4 colheres (sopa) de mel
1 gema de ovo cozida
1 ramo de alecrim
Modo de Preparo: Bater todos os ingredientes juntos até virar um creme. Passar em todo o cabelo com massagem. Cobrir com uma touca plástica e esquentar com o secador de cabelo. Cobrir a touca com uma toalha para manter o calor.

Cabelos sem vida e quebradiços
Ingredientes:
2 colheres (sopa) de óleo de amêndoas

2 colheres (sopa) de seiva de babosa
1 gema de ovo
2 colheres (sopa) de polpa de tomate maduro
2 colheres (sopa) de mel
Modo de Preparo: Bater todos os ingredientes juntos até virar um creme. Passar em todo o cabelo com massagem. Cobrir com uma touca plástica e esquentar com o secador de cabelo. Cobrir a touca com uma toalha para manter o calor.

Caspa – 1
Ingredientes:
Feijão-mulatinho
Água suficiente para o cozimento
Modo de Preparo: Quando o feijão cozinhar, retire um pouco de água e reserve num vidro com tampa. Passe esta calda diariamente no couro cabeludo. Depois de uns 30 minutos, lave a cabeça.

Caspa – 2
Ingredientes:
½ copo de suco de tomate maduro
1 colher (sopa) de suco de limão
Modo de Preparo: O suco deve ser de tomate fresco. Misture com limão e aplique sobre o couro cabeludo com suaves massagens. Deixe agir por 30 minutos e lave com xampu neutro. Se puder durma com este preparado e retire no dia seguinte. Repetir até a caspa desaparecer.

Caspas e para dar balanço e brilho aos cabelos
Ingredientes:
½ xícara (chá) de babosa, sem casca e picada
½ tomate picado e sem semente
½ figo maduro
1 colher (sopa) de azeite
1 colher (chá) de suco de limão
Modo de Preparo: Bata todos os ingredientes no liquidificador e aplique sobre o couro cabeludo, massageando por uns minutos. Passar o resto do preparado sobre o cabelo todo e embrulhar com um pano. Esquentar com o secador de cabelo e deixar agir, durante 1 hora. Retirar com xampu neutro.

Crescimento
Ingredientes:
½ xícara (chá) de folhas de urtiga
1 ovo inteiro
¼ de abacate
Modo de Preparo: Bater tudo no liquidificador, passar no cabelo, massagear e deixar no mínimo meia hora. Lavar após.

Fortalecer o cabelo
Receita 1:
Ingredientes:
1 copo de água de cacto
Modo de Preparo: Pique 1 pedaço de cacto na água e deixe de molho por 1 hora. Aplique durante a noite.

Receita 2:
Ingredientes:
1 punhado de raiz de bardana
1 punhado de raiz de guanxuma
8 colheres (sopa) de óleo de mamona
8 colheres (sopa) de óleo de mocotó
10 gotas de essência de sua preferência
Modo de Preparo: Misturar os dois óleos e a essência, depois os ingredientes. Colocar num vidro com tampa. Deixar macerar por 3 dias. Aplicar no couro cabeludo, massageando, sem esfregar as unhas, duas vezes por semana e deixar de um dia para o outro. Lavar a cabeça com xampu neutro no dia seguinte, massageando com a ponta dos dedos.

287

Luz nos cabelos

Ingredientes: Luz do sol da manhã de uma praia ou do seu quintal (o sol é igual)

Modo de uso: Toda a aplicação de sol tem seus benefícios sobre o couro cabeludo. O sol é um fator de suma importância na saúde do cabelo. O que estimula o crescimento e também retira a umidade do couro cabeludo. Deve-se ter cuidados com os horários adequados para melhor aproveitar o sol. Durante o banho de sol nos cabelos deve-se escová-los de um lado, depois para o outro e, assim, sucessivamente, para que todo o couro cabeludo receba um pouco dos raios.

Quebradiços

Ingredientes:

2 colheres (sopa) de azeite de oliva

2 colheres (sopa) de seiva de babosa

2 colheres (sopa) de mel

1 gema de ovo

Modo de Preparo: Bater no liquidificador até obter um creme, passar em todo o cabelo. Fazer massagem, deixar durante 1 hora e lavar os cabelos após.

Seborréia

Ingredientes:

Folhas de zanga-tempo

½ de álcool de cereais

Modo de Preparo: Misturar as folhas e o álcool, deixar descansar por 15 dias, bem tampado e em local escuro. A erva zanga-tempo é profilática do couro cabeludo na caspa, seborréia e queda de cabelos. Sua tintura deve ser aplicada em fricções diárias pela manhã. Pode deixar e lavar bem mais tarde.

Vida dos cabelos

Ingredientes:

2 cebolas roxas

½ xícara (chá) de salsinha

½ copo de água

Modo de Preparo: Bata meia cebola com água no liquidificador. Coe o suco com um pano para melhor filtragem. Aplique sobre o couro cabeludo (utilize duas vasilhas que derrama o suco e outra que apara o suco; repita por no mínimo três vezes a operação de aplicação), deixando por 10 a 15 minutos (as lágrimas são inevitáveis), pentear o cabelo para o lado contrário do normal. Utilize um pente de cerdas largas e afastadas para não arrancar cabelo. Coloque um pano ou toalha entre os ombros para aparar os pingos. Após 15 minutos lavar bem o cabelo. Sugiro sabonete infantil de glicerina que limpa melhor, lave 2 vezes na semana. Evite secador de cabelo muito quente. **Obs.:** Pode-se, após a lavagem dos cabelos, aplicar chá de cravos com noz-moscada para tirar o cheiro e perfumar.

PARA NUTRIR E CLAREAR A PELE CINCO RECEITAS RÁPIDAS

1. Misture mel com farinha de milho até obter uma massa grossa. Aplique no rosto e pescoço. Quando ficar pegajoso, passe uma camada de iogurte por cima. Deixe 30 minutos e lave com água morna.

2. Aplique com algodão o leite cru e gelado, massageando levemente, 2 vezes por semana.

3. Bata 2 ovos inteiros e passe no rosto por 30 minutos. Lave, enxugue com uma toalha macia e passe mel por 15 minutos. Lave e enxugue o rosto. Passe um creme adstringente.

4. Banhe seu rosto e pescoço com água de rosas e chá de mate (morno). Depois faça compressas de chá de camomila com erva-doce (morno), relaxe, procure não pensar.

5. Bata 2 claras em neve e aplique. Deixe secar enquanto você relaxa, respirando lentamente. Retire com água morna.

PARA ATIVAR A CIRCULAÇÃO E RETIRAR OS CRAVOS

DUAS RECEITAS:

1. Misture 1 xícara (chá) de aveia crua com leite magro e deixe na geladeira, durante a noite. Peneire e use o que ficar na peneira. Aplique, esfregando levemente, várias vezes. Deixe atuar a máscara por 30 minutos. Depois lave e massageie com cubos de gelos. Não esprema a pele. Repita esta máscara em dias alternados. Não tome sol no rosto.

2. Faça uma mistura com aveia crua, cozida ou dissolvida em água morna, água, iogurte ou leite. Aplique por 15 minutos e lave. Pode usar ervas ou mel se quiser.

Contra celulite
Ingredientes:
4 punhados de centelha asiática picada
½ litro de água
Modo de Preparo: Ferva a água e adicione 4 punhados de folhas. Deixe ferver por 5 minutos. Espere até que o preparo fique morno. Coe e aplique o chá na pele, massageando suavemente com esponja, após o banho, durante 15 minutos o local. Repita o procedimento diariamente e não beba bebida gaseificada.

Creme amaciante para faces e mãos
Ingredientes:
2 colheres (sopa) de abacate maduro
2 morangos frescos
4 gotas de limão
1 colher (sopa) de mel

1 colher (sopa) de azeite
Modo de Preparo: Amasse até obter um creme uniforme. Aplique sobre a pele massageando com movimentos circulares. Deixe agir por 40 minutos e retire com água fria. Repita a operação semanalmente para obter melhores resultados.

Esfoliação para as costas – revigora as células
Basta colocar 4 colheres (sopa) de açúcar cristal em um pote e espremer limão na quantidade suficiente para fazer uma pasta – cuidado só para não ficar mole demais, porque aí o creme não vai esfoliar nada. O cheiro é delicioso. Peça para alguém esfregar levemente a mistura em suas costas por uns minutos. Subindo e descendo, várias vezes. Deixe por uns dez minutos, vá direto para o banho e **não tome sol, neste dia.** Limão é cruel e pode causar manchas escuras e queimaduras na pele, se você não tomar cuidado e tirar bem os resíduos antes de sair na rua. Repita uma vez por semana. Este procedimento também pode ser utilizado nas pernas e nos braços.

Esfoliante para o corpo e rosto (retirar células mortas)
Use 2 colheres (sopa) de aveia, 2 colheres (sopa) de leite em pó de soja, 2 colheres (sopa) de fubá e 2 xícaras (chá) de soro fisiológico. Misture tudo e aplique em movimentos circulares sobre a pele, tanto do rosto como do corpo. A mesma receita pode ajudar calcanhares ressecados: separe 2 colheres (sopa) do esfoliante e acrescente 1 colher (sopa) de óleo de gérmen de trigo. Aplique sobre os calcanhares, massageando bastante. Espere secar e lave bem, repita esta receita pelo menos 2 vezes por semana.

Lábios ressecados e sensíveis
Ingredientes:
2 colheres (sopa) de manteiga de cacau
½ colher (café) de glicerina
½ colher (café) de essência de alecrim
Modo de Preparo: Derreter a manteiga, misture a glicerina e o alecrim. Colocar em um potinho com tampa. Usar 3 vezes ao dia. Guardar na geladeira.

Para limpar e tonificar o rosto
Limpe e tonifique o rosto com compressas de chá de camomila. Não esfregue. Aplique as compressas sobre o rosto e relaxe, deixe meia hora e depois com um pano molhado em chá de camomila limpe suavemente seu rosto. Não esprema espinhas e nem cravos. Segure-se.

Para livrar-se de acne
Chá de pólen com sálvia diariamente.
Ter uma alimentação bem natural.
Limpar bem a pele com sabão neutro.
Não espremer espinhas em hipótese alguma.
Só usar cosméticos em último caso e devem ser antialérgicos. Decida-se por este tratamento e anime-se. Persevere. Pare de ficar sofrendo pelas imperfeições de sua pele, elas irão desaparecer em breve. Pare de ficar olhando no espelho de aumento. A natureza se encarrega de você.

Tônico facial
Ingredientes:
3 colheres (sopa) de alecrim
3 colheres (sopa) de seiva de babosa
½ copo de água de rosa
3 colheres (sopa) de conhaque
1 colher (sopa) de mel
Modo de Preparo: Bater no liquidificador, filtrar e misturar o conhaque e o mel. Colocar em um vidro e usar no rosto com algodão molhado a noite.

Tratamento de acne
Tomar o chá de velame-do-campo ou taiuia ou carobinha.
Tomar suco de cenoura com salsinha, 2 vezes ao dia.
Comer alimentos ricos em fibra como frutas, legumes, aveia, farelo de trigo. É muito importante para um bom funcionamento intestinal. Usar também iogurte natural batido com 2 ameixas pretas toda manhã.
Compressas no rosto com calêndula, confrei ou bardana, berinjela (folhas), cenoura, pepino e mel. Fazer o chá com um destes componentes e aplicar compressas no local.

Vaporização para acnes pequenas e grandes espalhadas por todo o rosto
Ingredientes:
1 punhado de camomila
1 punhado de folhas de eucalipto
1 punhado de malva
1 maço de hortelã fresca
2 litros de água
4 colheres (sopa) de seiva de babosa
Modo de Preparo: Ferva as ervas. Desligue e coloque seu rosto sobre a panela que está soltando o vapor e cubra a sua cabeça com uma toalha. Fique respirando e tomando o vapor na pele do rosto até o vapor diminuir bastante. Depois resfrie o rosto com água fria e não aperte as espinhas. Passe a seiva de babosa, massageando suavemente e durma assim. Lave o rosto no dia seguinte. Fazer isto 3 dias seguidos. Repetir depois 2 vezes por semana. As espinhas irão diminuir bastante, principalmente se você mantiver uma alimentação saudável.

MÁSCARAS

Acnes – 1
No tratamento contra a acne o tomate pode ser utilizado de duas maneiras:

1 - Coma um tomate bem maduro todos os dias, 30 minutos antes das refeições.

2 - Faça uma máscara utilizando:

1 Tomate bem maduro triturado

¼ de copo de iogurte natural

Modo de Preparo: Misture bem os ingredientes e aplique sobre o rosto já limpo e seco. Deixe 30 minutos e retire com água fresca. Não esprema as espinhas por pior que estejam. O tomate é cicatrizante. Tenha paciência. Se quiser passe seiva de babosa para ajudar e pare de ficar olhando toda hora no espelho. Esqueça as espinhas que elas esquecerão você.

Acnes – 2

Faça, em seu rosto, compressas com o chá concentrado de calêndula, confrei, bardana ou folhas de berinjela. Acrescente um pouco de mel. Escolha um destes componentes acima e faça o chá para as compressas. Após estas compressas quentes, prepare a seguinte máscara:

Ingredientes:

1 inhame pequeno ralado

2 colheres (sopa) de seiva de babosa

2 colheres (sopa) de sumo de salsinha

1 colher (sopa) de azeite

5 gotinhas de limão

Modo de Preparo: Fazer um creme com os ingredientes, aplicar na pele e deixar por duas horas. Aconselha-se tomar chá de velame do campo, thuiá, carobinha ou um suco feito com cenoura e salsinha, 2 vezes ao dia.

Acnes e espinhas

Ingredientes:

¼ de pepino gelado

4 colheres (sopa) de creme de leite ou iogurte gelado

Modo de Preparo: Bata no liquidificador o pepino e o creme. Misture com creme de leite ou iogurte gelados, aplique por 30 minutos. Lave. Não esprema as espinhas. Enxugue e passe seiva de babosa e vá descansar. Tire apenas com água no dia seguinte. Ferva rosas brancas com água e um pouco de açúcar e tome uma xícara por dia. Evite ingerir gorduras e chocolates.

Anti-séptico e cicatrizante – 1

Indicação: Assepsia das mãos e do corpo, higiene íntima. Variando a escolha das ervas, é antimicrobiano, cicatrizante, útil para a desinfecção de ferimentos, feridas e úlceras.

Ingredientes:

1 kg de sabão de coco

½ vidro de azeite de amêndoas

1 punhado de confrei

1 punhado de equinácea

1 punhado de douradinha

1 copo de água

Modo de Preparo: Ralar o sabão, levar ao fogo baixo e derretê-lo aos poucos em banho-maria. Liquidificar as ervas com a água e coar. Colocar aos poucos no sabão derretido, mexer delicadamente até endurecer. Tirar da forma e cortar. Sugestões de ervas para sabão medicinal: alecrim, carqueja, arnica, eucalipto, camomila, macela, calêndula, confrei, sabugueiro.

Anti-séptico e cicatrizante – 2

Ingredientes:

1 kg de sabão de glicerina

1 xícara (chá) da erva desejada (folhas)

1 xícara (chá) de água

2 colheres (sopa) de essência perfumada

Modo de Preparo: Corta o sabão em cubinhos ou ralá-lo, levar ao fogo baixo e derretê-lo aos poucos em banho-maria. Liquidificar as ervas escolhidas com água e coar. Colocar aos poucos no sabão derretido, mexer delicadamente até ficar uma mistura homogênea. Derramar em assadeira molhada e deixar descansar até endurecer. Tirar da forma e cortar.

Espinhas miúdas
Ingredientes:
2 colheres (sopa) de seiva de babosa
2 colheres (sopa) de inhame cru raspado (polpa)
Modo de Preparo: Misture e aplique sobre a pele que já deverá estar limpa com um banho de chá de calêndula. Deixe sobre o rosto à noite e lave no dia seguinte. Evite espremer as espinhas, elas secarão sozinhas. Repita a máscara até secar todas as espinhas. Tenha paciência e perseverança.

Hidratante e fortificante
Rico em potássio, o mel funciona como um agente bactericida e hidratante. O mel misturado à clara de ovo e aveia produz um efeito tensor e calmante.
Ingredientes:
1 colher (sopa) de mel
1 clara de ovo
3 colheres (sopa) de aveia
Modo de Preparo: Misture todos os ingredientes e espalhe uniformemente sobre o rosto. Aguarde 1 hora. Remova com uma esponja, enxaguando com água.

Hidratar e proteger a pele (duas receitas)
1 – Bata uma mistura feita com gema e uma colher (sopa) de azeite de oliva, até virar uma maionese e aplique no rosto. Não use se a sua pele é gordurosa. Utilize sabão neutro.
2 – Passe mel no rosto e pescoço. Quando ficar bem pegajoso, bata de leve com os dedos para massagear a pele. Deixe o mel secar bem e lave com água.

Limpeza de pele
Use aveia para remover as impurezas da pele. Você vai precisar de:
Ingredientes:
1 pacote de gaze quadrada
2 colheres (sopa) de flocos de aveia
Mel puro
Modo de Preparo: Sobreponha três gazes e coloque a aveia no centro. Junte as pontas da gaze, formando uma trouxinha bem firme. Em seguida, molhe a trouxinha em água morna e passe-a suavemente no rosto, pescoço e colo durante 5 minutos. Após isso remova as impurezas, lave a pele com água e espalhe um pouco de mel, deixando agir por 30 minutos. O mel é um poderoso hidratante. Por último, lave a pele com água.

Manchas e rugas – 1
Ingredientes:
4 colheres (sopa) de mamão maduro
2 colheres (sopa) de sumo de salsinha
2 colheres (sopa) de mel
1 colher (sopa) de azeite
5 gotinhas de limão
Modo de Preparo:
Bata os ingredientes no liquidificador e passe sobre o rosto, massageando levemente para penetrar na pele. Deixe 30 minutos e lave com água fria. Enxugue bem o rosto com toalha macia.

Manchas e rugas – 2
Ingredientes:
2 colheres (sopa) de mamão maduro
4 colheres (sopa) de salsinha (sumo)
2 colheres (sopa) de mel
Modo de Preparo: Misturar e fazer um creme. Passar a máscara no rosto, diariamente, 1 vez em 2 horas, repetir várias vezes. Pode fazer todos os dias se puder.

Máscara de mel de abelhas
Ingredientes:
3 colheres (sopa) de mel
2 colheres (sopa) de aveia
Modo de Preparo: Ponha os ingredientes em um recipiente e misture bem. Passe no rosto fazendo leves fricções, durante 5 minutos, depois lave-o bem com sabonete neutro. Repita 1 vez por semana.

Olheiras fundas (duas receitas)
1 – Bata uma gema de ovo e a metade de uma maçã raspada, geladíssima. Aplique e coloque por cima uma máscara de plástico de gel bem gelada. Relaxe. Pense em coisas bonitas e boas. Deixe por 30 minutos.
2 – Coloque compressas de algodão embebido em água de rosas e suco de batata ralada, coloque a máscara de plástico com gel, bem gelado. Relaxe ao som de uma música bem suave. Procure cochilar. Fique assim o máximo de tempo que puder. Repita este momento bom sempre que for possível, você vai adorar os resultados.

Pele avermelhada
Ingredientes:
1 clara de ovo
4 colheres (sopa) de polpa de pepino gelada
Modo de Preparo: Bata a clara em neve, depois misture a polpa do pepino. Aplique, no rosto e no pescoço, se possível. Deixe 30 minutos. Retire com água gelada e não aplique maquiagem por quatro horas. Repita sempre que possível.

Pele envelhecida
Ingredientes:
½ banana
¼ maçã raspada.

2 colheres (sopa) de mel
1 colher (chá) de azeite de oliva
Modo de Preparo: Bater juntos os ingredientes, usar no rosto como uma máscara, durante 2 horas. Lavar o rosto após com água fria, fazer 2 vezes por semana.

Pele envelhecida e sem vida
Ingredientes:
½ kiwi
3 morangos
1 punhado de folhas de amendoeiro
1 colher (sopa) de mel
1 colher (sopa) de rosa-mosqueta
Modo de Preparo: Amassar bem todos os ingredientes e aplicar sobre a pele do rosto bem limpo. Deixar reagir por 30 minutos, retirar com água fresca. Enxugar sem esfregar. Não usar maquiagem neste dia. Passar seiva de babosa pura e deixar secar sem retirar.

Pele muito gordurosa
Ingredientes:
1/3 de maçã raspada
½ laranja com bagaço
2 colheres (sopa) de mel
5 gotas de limão
Modo de Preparo: Bata os ingredientes no liquidificador e passe sobre o rosto massageando levemente para penetrar na pele. Deixe 30 minutos e lave com água gelada para fechar os poros. Não use cremes gordurosos.

Pele oleosa
Ingredientes:
½ maçã com casca
½ laranja com bagaço
2 colheres (sopa) de mel
5 gotas de limão
Modo de Preparo: Bater juntos, no liquidificador, até virar um creme. Usar no rosto por 30 minutos para tirar a oleosidade da pele.

Pele ressecada, envelhecida e sem viço
Ingredientes:
½ kiwi
3 morangos
4 folhas de amendoeiro
2 colheres (sopa) de mel
5 gotinhas de óleo de rosa-mosqueta
Modo de Preparo: Bata os ingredientes no liquidificador e passe sobre o rosto, massageando levemente para penetrar na pele. Deixe umas duas horas e lave com água fria. Enxugue bem o rosto com toalha macia. Não use maquiagem logo após.

Pele seca sem vida
Ingredientes:
2 colheres (sopa) de mel
1 colher (sopa) de óleo de rosa-mosqueta ou amêndoas
4 folhas de alface
2 rodelas de pepino
Modo de Preparo: Bater a alface, o pepino e o mel juntos, misturar o óleo e passar no rosto por 2 horas. Lavar com água.

Pele sem elasticidade
Ingredientes:
2 colheres (sopa) de mel
1 colher (sopa) de óleo de rosa-mosqueta
3 folhas de alface
2 rodelas de pepino
Modo de Preparo: Bata os ingredientes no liquidificador e passe sobre o rosto, massageando levemente para penetrar na pele. Deixe umas duas horas e lave com água fria. Enxugue bem o rosto com toalha macia. Não use maquiagem logo após.

Pontos pretos no rosto
Ingredientes:
1 copo de iogurte desnatado gelado

3 morangos gelados
6 gotas de limões
Modo de Preparo: Bata no liquidificador o iogurte, os morangos e as gotas de limões. Aplique no rosto por 30 minutos e lave com água morna. Aperte os cravos sempre com algodão por cima dos seus dedos, jamais aperte com as unhas. O cravo que estiver difícil para sair abandone, da próxima vez sairá. Depois, passe delicadamente sobre a pele água fervida com pétalas de rosas. Seque com pano macio. Não passe creme. Se estiver também com espinhas passe seiva da babosa.

Poros dilatados
Ingredientes:
10 ameixas vermelhas ácidas (cruas) sem caroços
1 colher (sopa) de azeite
Modo de Preparo: Misture a polpa das ameixas com o azeite natural. Aplique por 30 minutos. Retire com água gelada, sem esfregar, se quiser pode passar seiva de babosa e deixar secar.

Revitalizar a pele
À base de aveia, ela dá brilho à pele.
Ingredientes:
2 colheres (sopa) de flocos de aveia
1 colher (sopa) de água
Pano ou gaze
Modo de Preparo: Misture em um pilão a aveia e a água. Em seguida, espalhe a pasta obtida sobre um pano ou uma gaze e cubra o rosto com o tecido, deixando agir por 20 minutos. Retire com água.

Rugas pequenas (duas receitas)
1 – Aplique mel no rosto e deixe por 20 minutos. No caso de pele oleosa, acrescente 6 gotas de suco de limão.

2 – Misture 3 cenouras raladas, 1 colher (sopa) de óleo de amêndoas e aplique por 30 minutos. Retire com água morna. Enxugue. Repita sempre que tiver um tempo, vale a pena.

Sabão de abacate
Ingredientes:
6 kg de massa de abacate
½ copo de vinagre
1 litro de óleo de cozinha
1 kg de soda
500 g de sabão em pó
1 vidro de essência de sua preferência
Modo de preparo Peneirar a massa do abacate. Misturar o sabão em pó com o óleo e depois despejar a lata de soda dentro. Mexer bem até ficar homogêneo. Pode-se usar a batedeira de bolo que tenha um recipiente grande ou bater em duas etapas. Tomar muito cuidado para não espirrar em você, pois tem soda. Acrescentar a massa do abacate e continuar batendo. Colocar na forma com pano forrando e esperar endurecer, depois cortar os pedaços e bom proveito.
Obs.: Este sabão é feito a frio.

Sabão de mamão
Ingredientes:
1 kg de soda cáustica
1 vidro de essência da sua preferência
3 kg de sebo
1 lata de 10 litros para fazer o sabão
1 colher de madeira de cabo bem comprido para bater o sabão
1 pedaço de pano para envolver a caixa
1 caixa de papelão grosso
8 mamões verdes, tamanhos médios (ralados sem sementes e descascados)
3 litros de água
Modo de Preparo: Derreta o sebo em banho-maria. Tenha paciência, isso leva tempo. Re-

serve. Coloque a água na lata e depois a soda, mexa com cuidado para não espirrar em você, coloque o mamão já ralado e por último o sebo quente. Mexer até esfriar, coloque na caixa já forrada com pano (se preferir pode ser uma forma de alumínio forrada com o pano). Após 24 horas, cortar pedaços e colocá-los envoltos em jornal. Usar depois de 5 dias.

Sabão natural líquido
Ingredientes:
4 colheres (sopa) de açúcar
4 colheres (sopa) de limão ou vinagre
4 colheres (sopa) de azeite
250 g de sabão de coco ralado
2 colheres (sopa) de glicerina
1 litro de água
1 colher (sopa) de essência de limão ou maçã
Modo de Preparo: Rale o sabão, misture com um pouco de água e derreta no fogo, acrescente toda a água e o restante dos ingredientes, bata bem até obter uma pasta homogênea. Guarde em um recipiente adequado.

Sabonete de aloe vera (líquido cremoso)
Ingredientes:
200 g de seiva de babosa
40 g de sabão branco ralado
50 g de óleo de amêndoa
50 g de essência de camomila
1 xícara (chá) de água
Modo de Preparo: Revigorante da pele. Cortar o sabão bem fino, colocar em uma panela com água, deixar derreter mexendo até dissolver, colocar a seiva de babosa, o mel, o óleo de amêndoas doce e a essência de camomila. Colocar em um pote seco com tampa. Usar para lavar o rosto e o corpo, diariamente.

Sabonete de mel e óleo
Ingredientes:
500 g de mel
250 g de sabão branco
1 xícara (chá) de água quente
50 g de óleo de amêndoas
50 g de essência de flor de laranjeira
50 g de camomila
20 cravos
Modo de Preparo: Corte o sabão bem fino com os cravos, leve ao fogo com água, deixe dissolver, retire os cravos. Acrescente o mel e as essências. Misturar bem, coloque em uma forma, deixe esfriar e corte. Usar sempre que for se lavar.

Sabonete de mel para adoçar a pele
Ingredientes:
½ kg de mel
250 g de sabão branco neutro
3 colheres (sopa) de vinagre de maçã
1 copo de água bem quente
50 g de óleo de amêndoas
50 g de essência de laranjeira
50 g de essência de camomila
Modo de Preparo: Rale o sabão. Coloque a água e o vinagre e leve ao fogo para derreter. Depois, misture o mel e as essências. Bata bem, pôr em uma forma. Deixe secar bem e corte os pedaços.

Sabonete revigorante da pele
Ingredientes:
200 g de seiva de babosa sem a casca
400 g de mel
250 g de sabão branco neutro
50 g de óleo de amêndoas
50 g de essência de camomila
Modo de Preparo: Ralar o sabão. Colocar a água e o vinagre e levar ao fogo para derreter. Depois misturar todos os ingredientes. Bater bem, pôr em uma forma. Deixar secar bem e cortar os pedaços.

Solução tonificante da pele
Ingredientes:
1 copo pequeno de água de rosa
100 g de mel
2 colheres (sopa) de óleo de rosa-mosqueta
3 colheres (sopa) de seiva de babosa
Modo de Preparo: Bater todos os ingredientes e colocar em vidro limpo com tampa. Usar com algodão no rosto para a limpeza. Tonificar de manhã e a noite.

Solução tonificante para a pele – 1
Ingredientes:
150 ml de água de rosas
100 g de mel
1 colher (sopa) óleo de rosa-mosqueta
Modo de Preparo: Bater todos os ingredientes juntos, colocar em um vidro bem limpo. Usar no rosto para limpeza e tonificar a pele.

Solução tonificante para a pele – 2
Ingredientes:
50 g de alecrim
50 g de seiva de babosa
100 g de água de rosas
2 colheres (sopa) de conhaque
1 colher (sopa) de mel
Modo de Preparo: Bater todos os ingredientes juntos, colocar em um vidro bem limpo. Usar no rosto com algodão à noite.

Tratamento de pele com acne
Ingredientes:
1 inhame pequeno ralado
2 colheres (sopa) de mel
2 colheres (sopa) de iogurte
3 colheres (sopa) de babosa
Modo de uso: Após a compressa, misturar os ingredientes. Fazer um creme e uma máscara no local, durante 2 horas. Ótimo cicatrizante.

Dicas

1 – Só use ingredientes que sejam frescos e, de preferência, sem agrotóxicos. Isso evita muito problemas.

2 – Lave bem as mãos e todos os objetos que for utilizar.

3 – A maioria das receitas deve ser usada na hora (a menos que haja uma observação dizendo que ela pode ser guardada na geladeira).

4 – Para saber se você é alérgica a alguma substância utilizada nas receitas, faça um teste. Prepare-a, normalmente, e coloque uma pequena quantidade na parte interna do braço ou atrás da orelha. Deixe agir por 24 horas e observe: se a pele ficar vermelha, não use. Caso contrário, vá em frente.

5 – Limpe e tonifique a pele antes de aplicar cremes e máscaras.

6 – Não use receitas com álcool se você tiver pele seca.

7 – Receitas com qualquer tipo de óleo não devem ser usadas em peles oleosas.

8 – Se você tiver pele oleosa, faça apenas uma esfoliação por semana. Se ela for seca, uma vez por mês basta. A esfoliação corporal deve ser feita 2 vezes por semana.

9 – Nunca use água quente para enxaguar o cabelo ou o rosto. Se forem secos, ficarão mais ressecados. Se forem oleosos, o problema piora.

10 – Em contato com o sol, limão, laranja, mamão (e outras frutas cítricas), pepino e essências podem provocar manchas e até queimadura na pele. Por isso evite usar receitas que tenham esses ingredientes quando vai se expor ao sol.

11 – Aproveite e relaxe durante o tempo de ação das receitas. Mantenha bons pensamentos.

12 – Mude sua cabeça. Nunca se compare com outra pessoa. Ame-se e cuide-se.

13 – Pare de provocar cravos e espinhas para espremer! Procure outro "divertimento"!

14 – Ame o seu cabelo do jeito que é. Crespo ou liso, ele é seu e trate-o bem.

15 – Melhore a sua alimentação. O esforço vale a pena e dizer que não é tão simples!

16 – Mexa-se, faça caminhadas, faça planos!

17 – Não esqueça de usar filtro solar, mesmo a sombra. Este é um novo hábito que você tem que adquirir, a camada de ozônio está sofrendo, defenda-se dos raios. **Cuidado!**

Alimentos bons para a beleza dos cabelos

Consuma gema de ovo, fígado e vegetais com folhas escuras que são ricos em ferro, mineral, que influenciam o processo de crescimento de cabelo.

Azeite de oliva e margarina contêm gorduras insaturadas, que garantem a lubrificação do fio. Leite e vegetais folhosos têm vitaminas do complexo B, que ajudam o couro cabeludo.

A gema de ovo, pêssego, melão, vegetais amarelos e verde-escuros ricos em vitamina A fortalecem os fios.

As frutas cítricas e tomate têm vitamina C, que estimula o crescimento dos fios e melhora a irrigação sanguínea.

Se você está tendo um notável queda de cabelo evite sucos de laranja e berinjelas.

Comentário: Todas as receitas foram testadas, inúmeras vezes, e dão resultados positivos, mas isto não impede que se visite o dermatologista quando sentir que é necessário.

"EMAGRECER É MUDAR E ISTO NÃO SE REFERE APENAS À SUA ALIMENTAÇÃO"
"EMAGRECER É UMA ATITUDE MENTAL E FÍSICA"

Emagreça sem mistérios

Lembre-se sempre que tratamentos milagrosos para emagrecer não existem. Por isso ao unir sua força de vontade a uma dieta, a caminhadas e a ervas emagrecedoras, você terá resultados surpreendentes.

Seu organismo precisa e merece ser respeitado. As combinações de ervas medicinais são muito mais eficazes que o uso isolado de cada uma.

Adquira as ervas indicadas (secas) e misture tudo, em proporções iguais, dentro de um recipiente com tampa. Sempre que for usá-las coloque água para ferver e faça uma infusão. Depois, é só tomar de 3 a 4 xícaras (chá) emagrecedor ao dia.

Lembre-se que as ervas são diuréticas e que será melhor tomar os chás durante o dia, evitando, assim, um sono com interrupções.

21 ESTRATÉGIAS PARA PROTEGER VOCÊ DURANTE A DIETA:

1. **Nunca coma de pé. Isso impede você de controlar o quanto come e poderá, por conseguinte, comer a mais.**

2. **Nunca coma dentro de panelas.**

3. **Não vá até a geladeira para "xeretar". A tentação pode ser uma armadilha. Cuidado.**

4. **Nunca coma restos de comida de alguém, principalmente, as papinhas que sobraram do seu bebê.**

5. **Não coma e não belisque enquanto estiver preparando uma refeição.**

6. **Não comer com as mãos, prefira alimentos em que se deve usar talheres.**

7. **Não coma enquanto estiver falando ao telefone, assistindo TV ou usando seu micro. Você se distrai e nem vai saber o que e o quanto comeu.**

8. **Não coma as balas que te oferecem. Nem pegue para levar para seu filho que está em casa. No seu bolso a bala vai ser uma outra armadilha.**

9. **Chicletes? Mesmo *diets* abrem o apetite.**

10. **Afaste-se de salgadinhos e biscoitos "para enganar a fome".**

11. **Evite local aonde o estímulo visual possa ser forte demais. Não se fixe nas bandejas, procure prestar atenção em outra coisa.**

12. **Se um amigo passar em frente a uma sorveteria e te oferecer um, resista. Podemos muito bem passar sem sorvete. Creia, dizer "não e resistir" é mais fácil do que você pensa. Resista!**

13. Esqueça os refrigerantes. Os *diets*, só de vez em quando.

14. Diga "adeus aos sanduíches e as batatas fritas."

15. Não beba líquido junto com as refeições, encharca o estômago, dilata e estraga a sua digestão.

16. Beba muito líquido entre as refeições.

17. Para que se encher de pãezinhos com manteiga antes dos pratos principais?
Recuse os *couverts* dos restaurantes.

18. Prefira alimentos grelhados e saladas.

19. Sobremesas? Só fruta daqui para frente.

20. Bebidas alcoólicas? Nem em sonho.

21. Bolos, pudins, chocolates? Emagreça primeiro e depois a gente conversa sobre isso!

PARA PENSAR E MEDITAR – TABELA DE CALORIAS

CREMES E MOLHOS

Alimento	Quantidade	Calorias
Branco	1 colher (sopa) (20 g)	28
Chutney de manga	1 colher (sopa) (20 g)	82
Maionese	1 colher (sopa) (20 g)	141
Molho agridoce	1 colher (sopa) (20 g)	31
Molho de iogurte	1 colher (sopa) (15 g)	21
Molho roquefort	1 colher (sopa) (15 g)	78
Molho rosé	1 colher (sopa) (15 g)	135
Molho de tomate caseiro	1 colher (sopa) (15 g)	10
Molho tártaro	1 colher (sopa) (15g)	64

ADOÇANTES E CONDIMENTOS

Alimento	Quantidade	Calorias
Açúcar branco refinado	1 colher (chá) (10 g)	40
Açúcar mascavo	1 colher (chá) (10 g)	36
Alcaparra sem azeitona	1 colher (chá) (6 g)	2
Alho	1 dente	7
Caldo de carne	1 tablete (12 g)	33
Caldo de galinha	1 tablete (12 g)	35
Cebola crua	1 colher (sopa) (20 g)	6
Cheiro-verde	1 maço	4
Curry	1 colher (café) (6 g)	23
Erva-doce	1 colher (chá) (6 g)	1
Extrato de tomate	1 colher (sopa) (20 g)	14
Ketchup	1 colher (sopa) (15 g)	20
Leite de coco	1/2 copo (120 ml)	32
Molho de pimenta vermelha	1 colher (chá) (6 g)	2
Molho inglês	1 colher (sopa) (5 g)	5
Mostarda	1 colher (chá) (10 g)	8
Páprica	1 colher (chá) (6 g)	20
Pimenta-do-reino	1 colher (chá) (10 g)	1
Sal branco refinado	1 colher (chá) (10 g)	0
Shoyu	1 colher (sopa) (15 g)	6
Vinagre	1 colher (sopa) (15 g)	3

GORDURAS E ÓLEOS		
Alimento	**Quantidade**	**Calorias**
Azeite-de-dendê	1 colher (sopa) (10 g)	89
Azeite de oliva	1 colher (sopa) (10 g)	90
Banha de galinha	1 colher (sopa) (20 g)	126
Banha de porco industrializada	1 colher (sopa) (20 g)	180
Gordura vegetal hidrogenada	1 colher (sopa) (20 g)	180
Manteiga com sal	1 colher (sopa) (10 g)	77
Margarina	1 colher (chá) (10 g)	74
Óleo de algodão	1 colher (sopa) (10 g)	90
Óleo de amendoim	1 colher (sopa) (10 g)	90
Óleo de canola	1 colher (sopa) (10 g)	90
Óleo de fígado de bacalhau	1 colher (sopa) (13 g)	130
Óleo de gergelim	1 colher (sopa) (10 g)	90
Óleo de girassol	1 colher (sopa) (10 g)	90
Óleo de milho	1 colher (sopa) (10 g)	90
Óleo de peixe	1 colher (sopa) (10 g)	90
Óleo de soja	1 colher (sopa) (10 g)	90

FRUTAS FRESCAS E SECAS		
Alimento	**Quantidade**	**Calorias**
Abacate	1 porção (100 g)	177
Abacaxi	1 fatia (80 g)	50
Acerola	1 unidade (12 g)	4
Banana-da-terra	1 unidade (100 g)	117
Banana-maçã	1 unidade (65 g)	72
Banana-nanica	1 unidade (90 g)	87
Banana-prata crua	1 unidade (65 g)	55
Caju	1 unidade (100 g)	37
Cana-de-açúcar	1 gomo (100 g)	64
Caqui chocolate	1 unidade (100 g)	74
Castanha-de-caju picada	1 xícara (chá) (150 g)	835
Cereja	1 porção (100 g)	97
Coco ralado fresco	1 colher (sopa) (20 g)	50
Figo maduro	1 unidade (50 g)	68
Framboesa	1 colher (sopa) (20 g)	12

FRUTAS FRESCAS E SECAS

Alimento	Quantidade	Calorias
Goiaba vermelha	1 unidade (100 g)	43
Graviola	1 unidade (100 g)	60
Guaraná	100 g	69
Kiwi	1 unidade	46
Laranja	1 unidade	46
Limão	1 unidade	12
Maçã verde	1 unidade (130 g)	79
Maçã vermelha	1 unidade (130 g)	85
Mamão maduro	1 fatia (100 g)	36
Manga	1 unidade (350 g)	230
Maracujá comum (polpa)	1 unidade (50 g)	28
Melancia	1 fatia (100 g)	24
Melão	1 fatia (70 g)	19
Morango	9 unidades (100 g)	43
Nozes	1 unidade (10 g)	71
Pêra crua	1 unidade (110 g)	68
Pêra seca	1 xícara (chá) (150 g)	144
Pêssego	1 unidade (150 g)	63
Tangerina	1 unidade (100 g)	50
Uva branca nacional	1 cacho pequeno	130

IOGURTES

Alimento	Quantidade	Calorias
Agite morango Danone	1 copo (200 ml)	**90**
Coalhada	1 colher (sopa) (20 g)	52
Batavo c/ mel	1 unidade	210
Corpus Diet morango	1 unidade	74
Danette	1 unidade	75
Danoninho morango	1 pote (65 g)	71
Dan'up	1 unidade	170
Iogurte batido com açúcar e mel	1 copo (200 ml)	180
Iogurte desnatado light Batavo	1 copo (200 ml)	88
Iogurte natural batido Vigor	1 unidade (200 ml)	176
Iogurte natural batido light Vigor	1 unidade (200 ml)	78

IOGURTES

Alimento	Quantidade	Calorias
Iogurte natural Paulista	1 unidade	89
Iogurte natural light Paulista	1 unidade	57
Neston com cereal e frutas	1 unidade	202
Parmalat natural desnatado	1 unidade	88
Shake morango Nestlé	1 pote 400 g	376

LEITES

Alimento	Quantidade	Calorias
Achocolatado Leco	1 copo (200 ml)	194
Chocolate pronto Glória	1 unidade	204
Creme de leite	1 colher (sopa) (15 g)	37
Leite com chocolate	1 xícara (chá) (200 ml)	222
Leite condensado	1 colher (sopa) (20 g)	65
Leite de búfala	1 copo (240 ml)	253
Leite de cabra	1 copo (240 ml)	220
Leite de soja	1 copo (240 ml)	120
Leite em pó desnatado	2 colheres (sopa) (40 g)	73
Leite em pó integral	1 colher (sopa) (20 g)	99
Leite integral	1 copo (240 ml)	150
Leite longa vida com ferro	1 copo (240 ml)	146
Leite semidesnatado	1 copo (240 ml)	115

QUEIJOS

Alimento	Quantidade	Calorias
Brie	1 fatia (30 g)	110
Camembert	1 unidade (50 g)	136
Catupiry	1 colher (sopa) (20 g)	49
Cheddar americano	1 fatia (30 g)	107
Cottage Lacreme	2 colheres (sopa) (30 g)	55
Cream cheese light Danúbio	1 colher (sopa) (20 g)	38
Cream cheese tradicional Alouette	1 colher (sopa) (20 g)	70
Edam	1 fatia (30 g)	92
Ementhal	1 fatia (30 g)	85
Estepe	1 fatia (30 g)	52

Queijos

Alimento	Quantidade	Calorias
Gorgonzola	1 porção (30 g)	119
Gouda Luna	1 fatia (30 g)	107
Gruyère francês	1 porção (25 g)	93
Mussarela	1 fatia (15 g)	47
Palmira	1 fatia (30 g)	114
Parmesão	1 fatia (30 g)	121
Pecorino	1 fatia (35 g)	128
Petit-Suisse	1 unidade (25 g)	45
Polenguinho	1 unidade	57
Prato	1 fatia (15 g)	53
Provolone	1 fatia (15 g)	51
Queijo-de-minas	1 fatia (30 g)	112
Queijo-de-minas semicurado	1 fatia (30 g)	90
Queijo-do-reino	1 fatia (30 g)	155
Ricota de leite integral	1 fatia (30 g)	54
Requeijão cremoso Nestlé	1 colher (sopa) (20 g)	54
Requeijão cremoso light Nestlé	1 colher (sopa) (20 g)	36
Roquefort	1 porção (25 g)	100
Suíço	1 fatia (30 g)	121
Tofú (queijo de soja)	1 porção (50 g)	68

Ovos

Alimento	Quantidade	Calorias
Omelete	1 porção (100 g)	170
Ovo de codorna	1 unidade	33
Ovo de galinha cozido	1 unidade	78
Ovo de galinha frito	1 unidade	108
Ovo mexido	1 porção (100 g)	195

Legumes verduras e grãos

Alimento	Quantidade	Calorias
Abóbora	1 porção (100 g)	40
Agrião	1 porção (100 g)	28
Aipim frito	1 pires (chá) (100 g)	353

Legumes, verduras e grãos		
Alimento	**Quantidade**	**Calorias**
Alface	2 folhas (20 g)	4
Amendoim	1 porção (100 g)	549
Arroz branco cozido	1 colher (sopa) (25 g)	41
Arroz integral cozido	1 colher (sopa) (20 g)	22
Aspargo cozido	2 talos (20 g)	4
Azeitona preta	1 unidade (3 g)	4
Azeitona verde	1 unidade (4 g)	5
Batata-doce assada	1 unidade (100 g)	143
Batata-doce frita	1 unidade (100 g)	383
Batata palha frita	1 porção (70 g)	220
Berinjela	1 unidade (250 g)	489
Beterraba	1 pequena (125 g)	55
Brócolis	1 pires (chá) (80 g)	23
Cebola	1 unidade (70 g)	32
Cebola cozida	1 unidade (100 g)	54
Cenoura	1 unidade (100 g)	45
Cenoura cozida	1 unidade (100 g)	54
Couve-flor cozida	1 porção (100 g)	41
Ervilha em conserva	1 colher (sopa) (20 g)	19
Escarola	2 folhas (20 g)	7
Espinafre	1 pires (chá) (100 g)	38
Feijão branco cozido	1 colher (sopa) (20 g)	24
Feijão cozido e desidratado	1 colher (sopa) (20 g)	78
Feijão preto cozido	1 colher (sopa) (20 g)	14
Mandioca frita	1 pires (chá) (100 g)	352
Palmito cru	1 pires (chá) (100 g)	26
Palmito em conserva	1 unidade (100 g)	22
Pepino cru com casca	1 unidade (150 g)	21
Pepino cru sem casca	1 unidade (150 g)	5
Repolho	1 porção (100 g)	33
Repolho cozido	1 porção (100 g)	13
Tomate cozido	1 unidade (100 g)	18
Tomate maduro	1 unidade (100 g)	20
Vagem cozida	1 porção (100 g)	52

PÃES

Alimento	Quantidade	Calorias
Baguete	1 fatia grossa	70
Baguete com gergelim	1 fatia grossa	82
Bisnaguinha	1 unidade	45
Brioche	1 unidade	210
Broa de milho	1 unidade	150
Croissant	1 unidade (60 g)	247
Panetone	1 fatia (100 g)	283
Pão de batata-inglesa	1 unidade (30 g)	90
Pão de cará	1 unidade (50 g)	140
Pão de centeio integral	1 fatia	58
Pão francês	1 unidade (50 g)	135
Pão de forma tradicional	1 fatia	74
Pão de hambúrguer	1 unidade (100 g)	278
Pão de hot-dog	1 unidade (100 g)	286
Pão de mel com cobertura de chocolate	1 unidade (20 g)	91
Pão de queijo	1 unidade (20 g)	68
Pão integral de trigo	1 fatia (100 g)	261
Pão sírio integral	1 unidade (50 g)	147

MASSA, PIZZARIA

Alimento	Quantidade	Calorias
Capelete de frango	1 xícara (chá) (100 g)	279
Espaguete comum cozido	1 prato (160 g)	233
Espaguete ao sugo	1 prato (160 g)	163
Lasanha	1 porção (100 g)	139
Macarrão à carbonara	1 prato (100 g)	362
Macarrão integral cozido	1 prato (160 g)	195
Macarrão com molho de tomate e queijo	1 xícara (chá) (100 g)	104
Macarrão cozido	1 xícara (chá) (100 g)	154
Macarronada	1 prato	289
Nhoque sem molho	1 prato (160 g)	227
Pizza alho e óleo	1 fatia (140 g)	276
Pizza de calabresa	1 fatia (1140 g)	412
Pizza de catupiry com tomate	1 fatia (140 g)	324

MASSA, PIZZARIA		
Alimento	Quantidade	Calorias
Pizza de champignon com mussarela	1 fatia (140 g)	249
Pizza de escarola com mussarela	1 fatia (140 g)	246
Pizza de frango com catupiry	1 fatia (140 g)	305
Pizza de mussarela	1 fatia (140 g)	304
Pizza margherita	1 fatia (140 g)	275
Pizza portuguesa	1 fatia (140 g)	396
Pizza quatro queijos	1 fatia (140 g)	432

CEREAIS – FARINHA E COMPLEMENTO		
Alimento	Quantidade	Calorias
Aveia em flocos	1 colher (sopa) (15 g)	50
Corn Flakes	1 prato (110 g)	217
Farinha de amendoim	1 colher (sopa) (15 g)	56
Farinha de arroz	1 colher (sopa) (15 g)	53
Farinha de aveia crua	1 colher (sopa) (15 g)	57
Farinha de batata-doce	1 colher (sopa) (15 g)	52
Farinha de batata-inglesa	1 colher (sopa) (15 g)	53
Farinha de fubá de milho	1 colher (sopa) (20 g)	69
Farinha de mandioca	1 colher (sopa) (15 g)	54
Farinha de milho integral	1 colher (sopa) (15 g)	30
Farinha de rosca	1 colher (sopa) (15 g)	54
Farinha de trigo	1 colher (sopa) (15 g)	54
Granola com castanhas	1 xícara (chá) (60 g)	300
Grão de aveia cru	1 colher (sopa) (15 g)	48
Germe de trigo	1 colher (sopa) (15 g)	55
Maisena	1 colher (sopa) (15 g)	52
Malte em pó	1 colher (sopa) (15 g)	56

PRATOS CASEIROS E PRODUTOS INDUSTRIALIZADOS		
Alimento	Quantidade	Calorias
Arroz com feijão	2 colheres (sopa) (40 g)	75
Arroz-de-carreteiro	1 colher (sopa) (20 g)	56
Bife à parmegiana	1 bife (200 g)	485
Carne de panela	1 bife (100 g)	230

Pratos caseiros e produtos industrializados

Alimento	Quantidade	Calorias
Creme de milho com leite e maisena	1 colher (sopa) (20 g)	72
Empadão de frango	1 fatia (100 g)	359
Estrogonofe	1 concha	332
Farofa	1 colher (sopa) (20 g)	169
Feijoada	1 concha	273
Frango xadrez	1 porção	180
Leitão à pururuca	1 porção	966
Moqueca de peixe	1 concha	325
Panqueca	1 unidade (30 g)	60
Pimentão assado com carne	1 unidade (200 g)	298
Rabada	1 porção	389
Ratatoille	1 colher (sopa) (20 g)	38
Risoto caseiro	1 colher (sopa) (20 g)	52
Salada de batata	1 xícara (chá) (100 g)	147
Sashimi c/ atum, namorado, linguado e nabo	1 porção	363
Tabule	1 colher (sopa) (20 g)	52
Torta de camarão	1 fatia (100 g)	310
Vatapá	1 concha	227

Sanduíches

Alimento	Quantidade	Calorias
Beirute	1 unidade	510
Cachorro-quente c/ maionese e molho vinagrete	1 unidade	624
Cachorro-quente com ketchup	1 unidade	314
Cachorro-quente com mostarda	1 unidade	330
Cachorro-quente com ketchup e mostarda	1 unidade	342
Cheeseburguer	1 unidade	305
Cheese salada com maionese	1 unidade	738
Hambúrguer	1 unidade	296
Misto quente	1 unidade	283
Sanduíche de lingüiça	1 unidade	370
Sanduíche de peito de peru	1 unidade	220
Sanduíche de queijo quente	1 unidade	340
Sanduíche de salada de atum	1 unidade	417

DIETA A – PARA OBESOS

Na dieta A, você vai usar em quase todas as refeições o arroz integral, então que tal começar a aprender prepará-lo?

Lavar bem 1 copo de arroz integral e deixar de molho durante duas horas para amolecer.

Na panela de pressão colocar uma colher (sopa) de azeite e dois dentes de alho, uma cebola grande picada (batida). Refogar os ingredientes e quando estiver dourado acrescentar uma xícara (chá) de talos de verduras variadas bem picadas, que estiverem a mão naquele dia (couve, espinafre, repolho, talos de beterraba, couve-flor, alcachofra etc).

Fechar a panela e deixar cozinhar durante 20 minutos. Abrir a panela e verificar se o arroz está seco. Se ainda não estiver deixar secar com a panela destampada.

Acrescentar uma xícara (chá) de salsinha picada e servir.

Recomendações

Mantenha a fibra moral até o final da sua meta de emagrecer. "Furar" é péssimo, é jogar fora dias e dias de dieta.

Segure-se, pense antes de cair em tentação.

Saiba que o regime alimentar só funciona perfeitamente se for acompanhado de caminhadas diárias ou exercícios leves.

Recomenda-se não fazer substituições a olho, só porque você "ouviu dizer" que isto ou aquilo não engorda ou tem baixas calorias. Troque apenas o permitido.

Não aumente nenhum alimento só porque você acha que "mais um pouquinho" não vai fazer diferença.

Mastigue bem os alimentos, a digestão começa na boca.

Beba muito líquido entre as refeições. Tomar bastante água por dia. É permitido tomar limonada, desde que tenha o juízo de se usar adoçante.

Entre as refeições também é permitido, duas vezes ao dia, você tomar sucos dietéticos: 1 copo de água, ¼ de casca de maracujá, 2 colheres (sopa) de polpa de maracujá, um galho de hortelã.

Tome 4 xícaras por dia (quente ou fria) de chá emagrecedor – combinação das seguintes ervas: hibisco, bugre, cavalinha, carqueja, sene, fucus, centella asiática, dente-de-leão, erva-de-são-joão.

CARDÁPIO DA DIETA A

Manhã:
1 xícara (café) com leite desnatado, adoçado com adoçante
1 fatia de **50** g de ricota

Lanche: das 10 h
1 fatia de melão ou de abacaxi

309

Almoço:

Arroz integral à vontade. A vontade mesmo, tem que saciar a sua fome.

Refogar os ingredientes na panela de pressão. Acrescentar pouco sal. Colocar o arroz e quatro copos de água.

Vagem: 1pires cozida ou refogada, se for refogada é no azeite, e pode por um pouco de arroz na sopa. Ela acompanha o arroz em qualquer refeição. Um filé de 120 g de frango, peixe ou carne grelhado.

Salada de folhas é opcional, temperar com limão, sal e um fio de azeite.

Lanche:

Da tarde: 1 copo de gelatina diet ou 1 pêra ou 1 rodela de abacaxi, 1 fatia de queijo branco de 50 g.

Jantar:

Durante esta dieta você vai ter que se habituar a tomar sopa, à vontade, no jantar.

O líquido limpa e hidrata seu organismo.

Sugestão de sopa:

Peito de frango desfiado (120 g) ou carne vermelha

Couve-flor com talo a vontade

Couve com talo a vontade

Repolho a vontade sempre com os talos

Chuchu

Tomate

Folhas de salsão

Vagens

Duas cebolas batidas

2 dentes de alho

2 colheres (sopa) de azeite

Salsinha a gosto – usar somente na hora de servir

Salada de folhas é opcional, temperar com limão, sal e um fio de azeite.

Antes de dormir:

Somente se você sentir fome, caso contrário, evite este lanche.

1 iogurte desnatado batido com um pouco de maracujá, abacaxi ou gelatina (pode tomar 2 copos).

DIETA B

PARA QUEM ESTÁ ACIMA DE SEU PESO NORMAL

As recomendações são exatamente as mesmas da **"DIETA A"**.

Manhã:

1 fatia de queijo minas ou ricota 50 g

2 bolachas água e sal

Café com leite desnatado, 1 xícara (chá) com adoçante

Lanche:
Das 10 horas: 1 pêra ou uma fatia de melão ou 1 fatia de abacaxi

Almoço:
Salada, queijo branco (50 g), 2 palmitos, rúcula ou alface ou chicória, pepino, tomate e nabo ralado. Cebola, sal, azeite, limão. Arroz integral com vagem e filé de frango ou carne vermelha grelhada (120 g).

Sobremesa:
Uma fatia de abacaxi ou uma fatia de melão

Lanche da tarde:
2 bolachas de água e sal
1 fatia de ricota 50 g
3 fatias de presunto magro

Jantar:
Igual ao almoço ou, se preferir, em algum dia, tomar sopa da dieta A ou uma salada com a carne grelhada.

DIETA C
DIETA DE MANUTENÇAO

Queijo branco, iogurte e leite desnatado, ricota, até 4 frutas por dia, bastante legumes e verduras, 2 colheres (sopa) de arroz normal, 1 colher (sopa) de feijão, 1 bife pequeno ou 1 filé de frango grelhado ou 1 filé de peixe.

Evite batatas fritas e macarrão com molho. Coma salada à vontade, sem exagerar no óleo, e faça questão de um prato com verduras refogadas em pouco óleo.

Sobremesa uma fruta (abacaxi ou melão ou kiwi ou laranja ou mexerica etc.) e 1 copo de gelatina (opcional).

Macarrão somente é permitido 2 vezes por semana, no almoço. Evite ingerir carboidratos a noite.

Quando comer não exagere na quantidade.

O chá emagrecedor, uma vez a noite.

Duas vezes por semana é permitido comer um doce que não ultrapasse 40 g.

Evite comer doce a noite.

Se sentir fome antes de dormir, coma uma fruta ou um iogurte ou um copo de leite desnatado.

PERCA PESO COM SAÚDE

Perder peso é uma meta de boa parte das pessoas, mas isso não deve ser feito sem critério e adotando qualquer dieta, principalmente aquelas milagrosas que prometem efeito em pouco tempo. Mais que perder peso é preciso adotar um estilo de vida saudável, diminuindo assim o risco de aparecimento de doenças. E mais: aumentar a expectativa de vida com saúde, é claro.

Preste mais atenção ao ato de comer. Demore pelo menos 15 minutos para fazer sua refeição, mastigando calmamente os alimentos e sentido o sabor dos alimentos.

Coma sempre à mesa nem que seja um simples lanche. Nada de ir beliscando enquanto você está preparando suas refeições ou lanches.

Estabeleça horário para fazer suas refeições, não pule nem uma delas e muito menos coma nos intervalos das mesmas.

Faça 5 refeições por dia (café da manhã, lanche da manhã, almoço, lanche da tarde, jantar), mas sem exagerar na quantidade. Os lanches devem ser pequenos, como: 1 copo de leite, 1 fruta, 1 pedaço pequeno de queijo com pouca gordura, 2 biscoitos de água e sal.

Não saia de casa sem tomar um bom café da manhã, porém *diet*.

Não fique mais que 4 horas sem comer nada.

Não coma lendo, vendo televisão, na frente do computador ou trabalhando.

Repouse os talheres sobre a mesa entre uma garfada e outra. E mastigue os alimentos até transformá-los em papa. A digestão começa na sua boca.

Evite comer sozinho e em lugares com barulho.

Nada de comer qualquer coisa e em qualquer horário só porque outros estão comendo ou lhe oferecem comida.

Pense bem e identifique os fatores que o fazem comer em excesso e fora de hora. É o estímulo visual? É o cheiro gostoso? É ver os outros comendo e ir no embalo?

Procure pesar-se pelo menos a cada 10 dias e anote o resultado. Se possível, mantenha um gráfico de peso. Medo da balança, por quê? Ela é sua melhor amiga!

Faça um esquema alimentar e siga-o corretamente. O melhor é procurar a ajuda de um profissional para estabelecer como deve ser o seu padrão alimentar.

Só vá ao mercado ou feira depois de se alimentar. Com barriga vazia a pessoa cai em muitas armadilhas e compra demais.

Antes de ir ao mercado, faça uma lista do que está precisando e não compre nada mais. Resista, faça um pacto com você mesmo antes das compras.

No mercado, não fique passeando nas gôndolas de doces, biscoitos e salgadinhos. Dirija-se apenas aonde é preciso. Crie o hábito de ler os rótulos de alimentos e conhecê-los. Veja as calorias por porção e o tipo de gordura. Evite alimentos muito calóricos e que tenham gordura saturada e colesterol.

Tenha sempre, em casa, frutas, legumes, carnes magras, e iogurte desnatado.

Não sirva as refeições em travessas. O melhor é servir a salada ou uma sopa de legumes primeiro e depois o prato com as demais preparações. Evite repetir.

Assim que terminar a refeição levante da mesa. Servir-se de novo, nem pensar!

Tenha sempre à mão receitas com baixas calorias.

Evite grupos de amigos que o único lazer é sair para jantar ou ir a barzinhos.

Sempre que tiver dificuldade em resistir a um alimento muito calórico, coma apenas a metade da porção que você está acostumado a comer.

Substitua o doce da sobremesa por uma fruta in natura. Se você não vive sem doce, prefira os doces de frutas em compotas, pois não têm gordura e, por isso mesmo, engordam menos.

Quando for à pizzaria, escolha as que contenham verduras e vegetais, como escarola, rúcula, cogumelos, vegetariana ou berinjela.

Quando for preparar a carne, certifique-se de não ter nenhuma gordura aparente.

Não adicione açúcar aos sucos. Não tome sucos com muitas frutas misturadas.

Inclua todos os dias dois vegetais folhosos em suas refeições. Se não for muito sacrifício, inclua no almoço e no jantar.

Troque o arroz polido pelo integral ou substitua por trigo em grãos.

Fique, pelo menos, 2 dias por semana sem comer carne. Prefira peixe.

Evite exageros quando comer fora de casa. Em churrascos, coma bastante salada e pouca carne. Nem passe perto do pão. Troque a cerveja por água ou suco sem açúcar.

Antes de viajar planeje suas refeições. Escreva se for o caso.

Antes de sair para jantar fora ou ir a uma festa, faça em casa um lanche simples, como: 1 copo de leite desnatado, 1 iogurte desnatado ou 1 fruta.

Procure ser menos sedentário, suba alguns lances de escada todos os dias, vá comprar pão a pé, passeie com o cachorro, lave o carro, arrume os armários, vá buscar as crianças na escola, cuide das plantas de sua casa e no lugar de receber o jornal em casa vá buscá-lo na banca de revista mais próxima etc.

Tome de 2 a 3 litros de água por dia.

Evite bebida alcoólica, têm muitas calorias e são pobres em nutrientes. Se puder não tome bebida alcoólica.

Lembre-se sempre de todos os benefícios do exercício físico, que não se limitam ao gasto de calorias. Procure caminhar mais, da forma que achar mais prazerosa.

Conheça o gasto calórico de cada tipo de exercício e escolha fazer um deles que mais lhe agradar, de preferência com orientação profissional ou de livros especializados.

Leia um pouco sobre a obesidade e aprenda a diferenciar a fome da gula.

Procure resistir aos desejos que o levam a consumir calorias em excesso.

Estabeleça objetivo realista para o seu programa de emagrecimento. Evite a pressa. Não persiga metas impossíveis.

Fique sabendo que o peso ideal é aquele que você consegue atingir e manter, de forma saudável.

Dê mais importância ao seu comportamento, seu estilo de vida do que o seu peso.

Não desista de sua meta toda vez que engordar um pouco. Ao contrário, tente perder os quilos adquiridos.

Conte para sua família, seus amigos e colegas de trabalho a sua meta de ter uma vida saudável e perder peso. Procure envolvê-los dando dicas de receitas gostosas e com baixas calorias. Não ligue para os "sabotadores" de dietas.

Procure um grupo de amigos que goste de caminhar e fazer atividade física.

Não aceite pressões para que coma mais do que o planejado. Tem gente que realmente não tem o que fazer.

Aumente a quantidade de fibras na sua alimentação, como: cereais integrais, arroz, trigo, milho e aveia, legumes, vegetais folhosos e frutas secas.

Lembre-se sempre de que o mais importante é mudar o estilo de vida, pois os antigos hábitos contribuíram com o seu aumento de peso.

Escolha o azeite de oliva como a fonte de gordura de sua alimentação. Use-o para passar no pão, preparar suas refeições, fazer bolos *light* e pães integrais.

BELEZA
Tratamentos para a pele

Pele normal: Amasse com um garfo 1 pêssego maduro (lavado, descascado e sem caroço). Acrescente 1/2 copo de leite e misture bem. Junte 1 colher (sopa) de farinha de trigo e misture até obter uma consistência pastosa. Aplique na pele do rosto limpa, exceto sobre os olhos e deixe agir por 30 minutos. Retire com água morna.

Pele oleosa: Misture 1/2 maçã verde ralada com 1 colher (sopa) de levedo de cerveja em pó e bata bem. Espalhe por todo o rosto exceto ao redor dos olhos. Enxágüe com água gelada. Outra opção é aplicar rodelas bem finas de pepino por toda a face e enxaguar com água morna na hora de retirar.

Pele seca: Misture bem 1 colher (sopa) de óleo de amêndoas doce, 1 colher (sopa) de mel e 1 gema de ovo. Aplique sobre a pele e deixe por 30 minutos. Enxágüe com água morna.

Clarear a pele: Misture 1 clara batida em neve com 1 colher (sopa) de iogurte natural. Deixe agir no rosto por 40 minutos e enxágüe com água morna.

Combater rugas: Misture 100 g de suco de raiz de lírios brancos com 100 g de mel e 50 g de cera de abelha. Aplique esse preparado à noite e retire na manhã seguinte com água morna.

Esfoliar: Misture 1 copo de óleo de amêndoas doce, 4 colheres (sopa) de gergelim e 4 colheres (sopa) de fubá até obter uma consistência pastosa. Aplique nas partes do corpo onde a pele está mais áspera fazendo movimentos suaves e circulares. Enxágüe com água morna.

Limpar a pele: Corte rodelas de batata e esfregue-as sobre a pele do rosto. Retire com água fria. Outra dica é bater 5 morangos em 1 copo de água: molhe 1 chumaço de algodão nessa mistura e passe delicadamente na pele, massageando bem. Enxágüe com água fria.

Nutrir a pele: Misture 30 g de farinha de aveia integral, 10 g de mel, 50 g de óleo de amêndoas doce e 1/4 copo de creme de leite. Aplique no rosto e no colo por 20 minutos. Enxágüe com água morna.

Rejuvenescer: Faça uma pasta com um pêssego maduro (descascado, picado e sem caroço). Aplique no rosto e no colo por 30 minutos e retire com água morna.

Loções naturais para cabelo

Oleosos: No liqüidificador, bata 1 colher (sopa) de suco de limão, 1 colher (chá) de bicarbonato de sódio, 1/2 copo de leite desnatado e 2 colheres (sopa) de aveia. Aplique no couro cabeludo limpo e massageie suavemente. Enxágüe com bastante água.

Sem força: Soque 2 colheres (sopa) de folhas frescas de bardana e 2 colheres (sopa) de folhas frescas de capuchinha. Junte 1 xícara (chá) de álcool de cereais a 80%. Deixe descansar em um vidro bem fechado por 5 dias, protegido da luz do sol. Coe, aplique no couro cabeludo, deixe agir por 5 minutos e enxágüe em seguida com bastante água.

Quebradiços: Misture 1 gema e 6 colheres (sopa) de azeite de oliva. Aplique no cabelo seco e cubra com touca plástica. Deixe agir por 2 horas. Lave o cabelo e enxágüe normalmente.

Sem volume: Separe claras e gemas de 2 ovos. Bata as claras em neve e misture as gemas com 1 colher (sopa) de água. Junte as claras às gemas e aplique a mistura no cabelo molhado. Espere 20 minutos e enxágüe com água fria.

Secos: Misture 3 colheres (sopa) de gérmen de trigo com 2 colheres (sopa) de azeite de oliva. Aplique no cabelo seco e limpo e deixe agir por 2 horas. Enxágüe com água fria.

Ressecados: No liqüidificador, bata 1/2 abacate e acrescente 1/2 copo de iogurte natural. Aplique no cabelo molhado. Deixe agir por 20 minutos e enxágüe normalmente com água.

Normais: Para hidratar os fios, bata no liqüidificador 1/2 abacate picado, 1/2 copo de iogurte e 1 colher (sopa) de mel. Aplique nos cabelos úmidos. Espere 20 minutos e enxágüe com água fria.

Inimigos da Beleza

Unha encravada: Repouse os pés todas as noites em uma mistura de sal marinho dissolvido em água quente.

Unha quebradiça: Mergulhe os dedos em óleo de oliva morno para que as unhas se tornem mais fortes.

Varizes: Misture 4 colheres (sopa) de argila verde com 1 xícara (chá) de água até obter uma pasta mole. Aplique uma compressa dessa mistura sobre as varizes até secar. Limpe a perna com sabonete neutro e água morna. Repita todas as noites antes de dormir.

Dentes amarelados: Esfregue 2 folhas verdes de sálvia nos dentes limpos, 3 vezes ao dia.

Obesidade: Prepare um chá de folhas e talos de alface (80 g para 1 litro de água) e beba 3 xícaras (chá) ao dia. Outras opções são 4 xícaras (chá) ao dia de chá de camomila (20 g para 1 litro de água) ou 1 copo de suco puro de tomate, tomado pela manhã, em jejum.

Celulite: Apanhe 1 punhado de pétalas frescas de arnica e calêndula, limpe-as e coloque em um vidro junto com a casca ralada de 1 limão. Misture esses ingredientes com uma colher de pau, tomando cuidado para não entrarem em contato com objetos metálicos. Adicione o dobro da quantidade dessa mistura de óleo de oliva. Feche o recipiente e deixe exposto ao sol por 28 dias, agitando diariamente. Depois, coe e armazene a parte líquida em um pote de vidro escuro. Use como óleo de massagem após o banho e não se exponha ao sol até se lavar.

Mau cheiro nas axilas: Misture 2 colheres (sopa) de maisena, 2 colheres (sopa) de bicarbonato de sódio e 1 colher (sopa) de óleo vegetal. Leve ao fogo e mexa até obter uma mistura homogênea. Espere esfriar e guarde em um frasco tampado. Use como desodorante.

Papada debaixo do queixo: Misture 1 xícara (chá) de soro fisiológico gelado com 1 punhado de canela em pó até obter uma pasta. Passe na papada, amarre uma gaze e deixe agir por 30 minutos. Enxágüe com água morna e passe um creme hidratante.

Olheiras: No liqüidificador, bata 1 raminho de salsinha com água. Aplique sobre as pálpebras inferiores por 20 minutos e retire com água fria.

Capítulo 10

Dicas e Receitas Rapidinhas

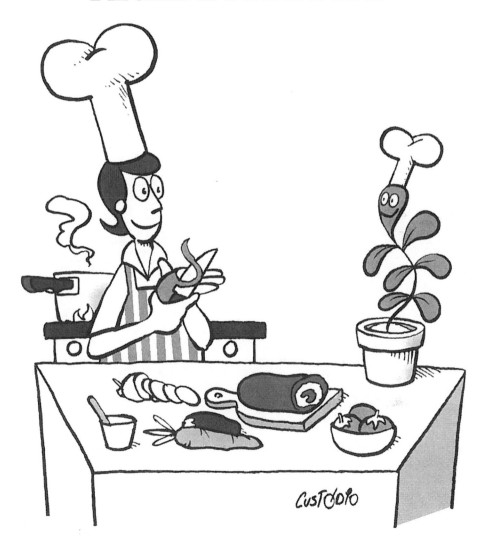

Como usar e aproveitar melhor os alimentos!

"Deus é justo, injusto é o homem que não usa aquilo que ele nos dá."

DICAS CASEIRAS

Afta: Molhar um cotonete com cloreto de potássio ou bicarbonato de sódio e aplicar na ferida.

Aftas, estomatites e gengivite: Faça bochechos do chá das flores de camomila, várias vezes ao dia.

Ajudar no parto: Folhas de artemísia, folhas de sálvia, folhas de alecrim e sebo de boi. Socar tudo junto e usar como pomada para massagear a barriga.

Amamentação (Falta de Leite):
Para a mulher que amamenta manter a quantidade de leite, comer todos os dias canjica branca com bastante caldo.

Arranhões: Folhas de tomateiro e 1 pitada de sal. Fazer a infusão fria para banhar o local arranhado.

Arroto: Tomar chá de casca de laranja torrada, flor de mamão e 1 pitada de sal.

Artrite, Ciática e Reumatismo: Cozinhe o chá de folhas e flores de verbena no vinagre e quando estiver bem quente, aplique cataplasma sobre a parte dolorida.

Asma 1: 2 cascas de ovo, 1 gema de ovo e 1 copo de leite de ovelha. Misturar tudo no liquidificador. Esquentar no banho-maria e tomar pela manhã em jejum.

Asma 2: Fruta do lobo, meia colher (sopa) de polpa da fruta madura, 1 colher (sopa) de mel de abelha e 1 colher (sopa) de açúcar. Fazer a calda e tomar 1 colher (chá), 3 vezes ao dia.

Asma, Bronquite e Tosse: 1 cebola, 1 copo de leite, 1 colher (sopa) de mel. Cozinhar a cebola, depois misturar tudo e beber bem quente antes de deitar.

Bronquite: Infusão fria de folhas de alfazema, casca de jatobá do campo e casca de vinhático. Tomar 1 xícara (chá), 3 vezes ao dia.

Bronquite Asmática: Folhas de papaconha, ruibarbo, folhas de sena, folhas de sabugueiro, pétalas de rosas e 3 dentes de alho.

Cabelos: Para dar brilho aos cabelos e evitar queda, passar banha de porco sem sal, todos os dias.

Cabelos Oleosos: 1 cenoura, ½ abacate, ½ pepino, ½ aipo e ½ litro de água. Bater tudo junto no liquidificador. Passar nos cabelos, uma vez por dia e deixar por 20 minutos. Depois lavar.

Cabelos Quebradiços: ½ abacate, 1 colher (sopa) de óleo de rícino e 1 colher (sopa) de óleo de amêndoas. Misturar tudo, passar nos cabelos dia sim, dia não. Deixar por 30 minutos, depois lavar. A seguir enxaguar com vinagre de maçã.

Cabelos Secos: Dar banho de azeite de oliva, uma vez por dia, durante uma semana.

Cálculos Renais, Nefrite e Inchaço das Pernas: Cabelos de milho. Tomar 1 xícara (chá), 3 vezes ao dia.

Calmante: Raízes e folhas do maracujá. Tomar o chá, 3 vezes ao dia.

Calos: Molhar uma folha de sabugueiro no vinagre e deixar por 24 horas em cima do calo. Repetir o tratamento até ficar curado.

Calos e Verrugas: Aplicar o látex de folhas de figo no local.

Carrapato: Para tirar do corpo. Molhar o local com um pouco de álcool e, a seguir, o carrapato sairá facilmente.

Caspa 1: Passar 1 limão no couro cabeludo antes de deitar, por vários dias, até ficar bom.

Caspa 2: Passar azeite de mamona no couro cabeludo, uma vez por dia, antes de deitar durante um mês. Lavar a cabeça todos os dias de manhã.

Catarro Crônico: Gema de ovo com 10 pingos do sumo de gervão. Tomar diariamente antes de deitar até ficar curado.

Chagas Ulcerosas: Misturar 50 g de ramos secos de girassol com 1 litro de álcool. Deixar curtir no sol por 30 dias. Depois de coado misturar em 1 litro de vinho branco. Serve para limpar qualquer tipo de ferida.

Chulé: Após o banho, antes de deitar, passar limão nos pés diariamente até ficar bom.

Circulação do Sangue: Tomar a infusão fria ou quente de erva-mate.

Cólicas Menstruais: Manjerona. Tomar uma xícara (chá) de infusão fria ou quente da planta, 3 vezes ao dia.

Conjuntivite e Inflamação dos Olhos: Cascas de abutua, caapeba e parreira brava. Fazer o chá, deixar esfriar e usar 1 gota em cada olho, 3 vezes ao dia, até melhorar.

320

Constipação: Sementes de mostarda, 1 colher (sopa) de mel e 3 gotas de seiva da planta babosa. Coar tudo e tomar 1 xícara (chá) antes de deitar.

Contra Mordida de Cobra: Raiz de cascavel e raiz de cajuzinho. Fazer o chá e tomar 1 xícara, 3 vezes ao dia. **Obs.:** Este tratamento só é válido se não houver nenhum tipo de socorro médico na região.

Contra Picadas de Marimbondos e Abelhas: Passar no local da picada, fumo de rolo ou folhas de salsão. Lavar com vinagre.

Contusões: Aplicar o cozido da casca de cebola roxa no local afetado.

Convulsões: Folhas de quebra-tigela, folhas de pega-pinto, folhas de melancia da praia e maria-fecha-porta. Tomar o chá, 3 vezes ao dia.

Coração: Folhas de douradinha, casca de pau-terra, sete aras e raiz de fel-da-terra. Fazer a infusão fria e tomar 1 xícara (chá), 3 vezes ao dia.

Desinfetante Geral: Água benzoada, 3 gramas de ácido benzóico e um litro de água fervida. Misturar tudo e desinfetar o quarto do doente diariamente.

Desodorante Natural: Passar nas axilas: folhas de mandioca, limão, vinagre, bicarbonato ou sumo de casca de laranja.

Diabetes: Comer salada de aipo nas refeições diariamente.
Tomar 3 vezes ao dia, 1 xícara (chá) de folhas e cascas de jacareúba.

Diarréia: 1 colher (chá) de polvilho, 1 copo d'água, ½ meio limão espremido e 1 pedaço de miolo de pão. Misturar tudo e tomar de uma só vez.

Disenteria: Tomar água-de-coco natural, 3 vezes ao dia.

Doenças dos Olhos: Folhas de jalapinha, raiz de emburaninha dourada e raiz de capeba. Fazer o cozido das plantas e banhar os olhos, 3 vezes ao dia.

Dor de Cabeça: Cheirar um pavio de algodão queimado.

Dor de Dente: Colocar uma pedra de sal grosso na boca e chupar até terminar. Depois lavar a boca com água natural.
Folhas de erva-cidreira, folhas de capim-santo, raiz de pirete e folhas de unha-danta, Fazer o chá e bochechar várias vezes, até sarar.
Raiz de capim-ciência, raiz-de-guará, raiz-de-tipí, meia semente de pinhão e um pouco de raspa de casco de cágado. Torrar tudo junto e colocar uma pitada no dente dolorido.

321

Raspa de chifre-de-veado, raiz de rebenta-boi, fumo de rolo picado. Misturar tudo, fazer um cigarro com palha de milho, fumar 3 vezes ao dia.

Dor de Garganta: Folhas de benjoim, fruta de sucupira-preta e raiz de suprianinha. Fazer a infusão fria e gargarejar, 3 vezes ao dia.

Dor de Ouvido: Esquentar a maçã e enrolar no algodão. Colocar no ouvido.

Dores Faciais: Fazer o cozido de folhas de hortelã e tomar vaporização antes de deitar.

Dores na Coluna: Misturar o óleo de mamona com pó de resina jequitibá. Fazer massagens no local.

Embriaguez: 3 gotas de tintura assa-fétida e 1 xícara (chá) de vinho comum. Dar a pessoa embriagada para tomar.

Engasgo: A pessoa engasgada deve comer um punhado de farinha de mandioca.

Enxaquecas: Fazer um cataplasma com folhas de lima e colocar na cabeça.

Escoriações: Fazer o chá das flores e folhas de violeta. Deixar esfriar e passar no local, 3 vezes ao dia.

Estancar Sangue: Lavar a ferida com sabão e água fria, depois tampar o ferimento com açúcar.

Estômago: Raiz de caboclo-preto, raiz de unha-danta, raiz de-caiapiá e raiz de para-tudo. Fazer a infusão fria e tomar uma xícara (chá), pela manhã e antes de deitar.

Falta de Apetite e Dor de Estômago: Tangerina. Fazer o chá das cascas, deixar esfriar, coar e tomar uma xícara (chá), após as refeições.

Farpas: Para tirar farpas, coloque os dedos dentro de uma vasilha com óleo de cozinha por no mínimo 10 minutos. Facilita a saída das farpas.

Febre: Tomar, 3 vezes ao dia, suco de melancia.

Feridas: Lavar com água e sabão, depois passar miolo de pão úmido.

Feridas de Objetos Cortantes: Raiz-de-consolido. Raspar a raiz e colocar no lugar ferido. A seguir tampar com gases.

Fígado: Casca de quina-de-papagaio, casca de quina-de-vara e raiz de sambaibinha. Fazer a infusão fria e tomar uma xícara (chá), 3 vezes ao dia.

Frieira 1: 1 colher (média) de suco de margarida-do-campo, 1 colher (sopa) de vinho de mesa. Misturar tudo e passar nos pés, após o banho, antes de deitar.

Frieira 2: Passar entre os dedos, depois do banho, o talo da mamona quente no borralho, uma vez ao dia, até curar.

Garganta Inflamada 1: Fazer um chá com a planta verônica. Gargarejar, 3 vezes ao dia.

Garganta Inflamada 2: ½ copo d'água, 1 colher (sopa) de vinagre, ½ limão espremido e 1 pitada de sal. Fazer o gargarejo, 3 vezes ao dia.

Garrafada após Parto: Folhas de palmas, folhas de losna e cebola. Socar tudo junto, depois colocar em cima da barriga.

Gengivite: Mastigar todos os dias, até curar, um pouco das folhas de agrião para ativar a salivação e melhorar as gengivas.

Gonorréia e Corrimento: 1 garrafa de cerveja Caracu, 1 colher (sopa) de leite de magnésia, 1 colher (sopa) de polvilho de mandioca e 1 colher (sopa) de batata-de-pulga. Fazer uma infusão fria de no mínimo 12 horas e tomar pela manhã em uma só dose.

Gota: Fazer cataplasma das folhas de borragem e colocar no local.

Gripe: 3 cebolas grandes, ½ litro de leite e 3 colheres (sopa) de mel. Cozinhar as 3 cebolas com leite, depois coar e acrescentar o mel. Tomar uma xícara (chá) por dia, antes de deitar.

Hematomas e Machucaduras: Aplicar um emplastro de folhas de pariparoba.

Hemorragia Interna 1: Folhas de juá manso, folhas de melancia-da-praia e raiz de erva-de-sangue. Fazer o chá e tomar, 3 vezes ao dia.

Hemorragia Interna 2: Raiz de pó-da-terra, raiz de aço-da-terra, raiz de monte sereno, folhas-do-campo e folhas de arnica-branca. Fazer a infusão fria e tomar 1 xícara (chá), 3 vezes ao dia.

Hemorragia Nasal: Aspirar o sumo de cebola roxa.

Hemorróidas: Raiz de canela-de-perdiz, raiz de ruão, folhas de genciana e folhas de erva de cortar-verme. Fazer o cozido das plantas e banhar o local, 3 vezes ao dia.

Hipertrofia do Coração: Comer diariamente, no mínimo, 3 frutas do cajá.

Histeria: Folhas de manjerona. Fazer o chá das folhas e tomar 1 xícara (chá), 3 vezes ao dia.

Impigem: Misturar 3 partes iguais de banha, vinagre e bicarbonato. Passar no local afetado antes de deitar.

Inflamação 1: Fazer uma papa bem quente de farinha de mandioca, colocar em um pano limpo e aplicar no local.

Inflamação 2: Aplicar cataplasma de folhas e talos de alface bem quente no local dolorido.

Inflamações de Dentes e Garganta: Macere um punhado de cocleária seca por 5 dias em 100 ml de álcool 60. Filtre e tome 10 gotas em um copo de água morna.

Inflamações Internas: Tomar 1 xícara (chá) do cerne de jatobá, 3 vezes ao dia.

Inflamações Uterinas: Fazer o chá das cascas de folhas de agoniada. Tomar 1 xícara, 3 vezes ao dia.

Insônia: Fazer o chá das folhas e flores de cidra. Tomar 1 xícara (chá), 3 vezes ao dia.

Lábios Secos ou Rachados: 1 colher (chá) da raiz moída de confrei, 1 xícara (chá) de água fervendo e 1 tablete de manteiga de cacau. Misturar tudo, passar nos lábios, 3 vezes ao dia.

Lepra e Dermatoses: Fazer um cataplasma de folhas de taiuiá e colocar no local afetado.

Limpeza da Vagina: Fazer o cozido com folhas de groselha vermelha e tomar banho de assento ou fazer lavagens locais.

Limpeza de Pele: Folhas de sambaíba e olhos de banana embaúba. Fazer o cozido, e após o banho normal, molhar todo o corpo com o preparado. Repetir o tratamento por 15 dias.

Limpeza do Organismo: Fazer o suco com as seguintes misturas: agrião, rúcula, cenoura e laranja. Tomar uma vez ao dia, durante uma semana.

Limpeza do Sangue: Folhas de papaconha, raiz de cajuzinho, folhas de salva-vida, casca de romã, folhas de angélica, casca de quina-de-vara, folhas de ruibarbo e folhas de arruda. Fazer a infusão fria e tomar 1 xícara (chá) pela manhã, em jejum, durante 30 dias.

Machucaduras e Contusões: O sumo das folhas e flores da erva-de-santa-maria. Aplique como compressa no local.

324

Mau Hálito: Mastigar, antes de deitar, 1 cravo da índia, casca de noz-moscada ou 1 pequeno pedaço de fumo de rolo.

Micose e Coceiras: Folhas de pimenta-malagueta, óleo de amêndoa, folhas de malva-branca, fumo de rolo picado e um pouco de farinha de mandioca. Socar tudo misturado em um pilão, passar no local, 1 vez ao dia, antes de deitar.

Mordidas de Insetos Venenosos: Raiz de caboclinho, meia fruta de gendiroba e buchinha paulista. Fazer o chá e tomar 1 xícara (chá), 3 vezes ao dia. **Obs.:** Este tratamento só é válido se não houver nenhum tipo de socorro médico na região.

Palidez: 1 copo de iogurte natural e 200 gramas de morangos. Passar tudo no liquidificador aplicar sobre o rosto e deixar por 10 minutos. Depois lavar o rosto. Repetir o tratamento por uma semana.

Panarício: Cozinhar 1 cebola branca, partir ao meio e colocar no local, 3 vezes ao dia.

Picadas de Insetos: Para aliviar as dores da picada, passar no local látex de folhas de figo.

Pisaduras de Animais: Casca de vinhático, folhas de barbartimão e casca de tinguí. Socar tudo e colocar em cima da pisadura.

Pneumonia 1: Fazer a infusão fria das folhas maceradas de assa-peixe. Tomar 1 xícara (chá), 3 vezes ao dia.

Pneumonia 2: Tomar 1 ovo quente de manhã em jejum, a seguir 1 copo de leite quente, ficar sem comer nada até o meio-dia.

Pomada para Ajudar no Parto: Folhas de poejo, folhas de hortelã, dentes de alho, maçaste, cebola branca e o sebo dos rins de boi. Socar tudo junto e massagear a barriga.

Pressão Alta: Folhas frescas de amoreira preta. Tomar o chá, 3 vezes ao dia.

Prevenir contra Enfarte do Miocárdio: Coma bastante cebola assada, frita ou crua.

Prisão de Ventre: Comer beterraba pela manhã.

Problemas dos Olhos: Coloque 1 colher (chá) de flores de camomila ressecadas dentro de um copo de água quente, deixar por 10 minutos. Coe em um tecido limpo e macio. Banhe os olhos e tome 10 gotas em 1 copo de água morna.

Queimaduras: Amassar batata inglesa crua e colocar no local queimado. Folhas de couve cozidas com banha de porco. Deixar esfriar e colocar no local.
Passar tinta de caneta no local queimado, 1 vez ao dia, até sarar.

Queimaduras e Feridas: Fazer um cataplasma da planta beldroega e colocar em cima do local afetado.

Rapé para Gripe e Resfriado: Cânfora, alfavaca, casca de burle, junco, cravo, canela-de-perdiz, mastruz, alecrim-do-campo, eucalipto, imburana, noz-moscada, buchinha e alfavaquinha. Torrar tudo junto e fazer um rapé, cheirar diariamente.

Rapé para Sinusite: Fumo de rolo, raspa de noz-moscada, buchinha paulista e semente de imburana. Torrar tudo junto e cheirar, 3 vezes ao dia.

Regular Menstruação 1: Raiz de paratudo, raiz de sete-sangrias, folhas de salsa e folhas de cajuzinho do mato. Fazer o chá dessas plantas misturadas e tomar 1 xícara (chá) por dia.

Regular Menstruação 2: Rama de melancia-da-praia, folhas de fedegoso branco, 1 dose de pinga e um pouco de café sem açúcar. Fazer a infusão fria e tomar 1 xícara (chá), uma vez ao dia.

Reumatismo 1: Casca de dorete branco, casca de dorete vermelho e casca de dorete roxo. Curtir na pinga durante 1 semana. Massagear a região dolorida.

Reumatismo 2: Fruta-do-conde. Fazer o cozido das cascas da fruta e tomar banho antes de deitar.

Reumatismo 3: Passar sebo quente de carneiro no local antes de deitar.

Reumatismo 4: Raiz de dorete, raiz de enterra mulambo, raiz de truciso, fruta do jataí, 7 dentes de alho e fruta de gendiroba. Curtir na pinga por, no mínimo, uma semana, usar para massagear o local dolorido.

Rins 1: Casca de grão-de-galo, casca de d'arco e casca de angico. Fazer o chá das 3 plantas juntas e tomar 1 xícara (chá), 3 vezes ao dia.

Rins 2: Raiz de canela-de-perdiz, folhas de ruão, folhas de genciana e erva de cortar verme. Cozinhar tudo junto e tomar 1 xícaras (chá), 3 vezes ao dia.

Rugas e Pés de Galinha: Misture 1 colher (sopa) de mel, 1 colher (sopa) de cera branca virgem e 2 colheres (chá) de suco de cebola. Coar tudo e aplicar no rosto deixando por meia hora, depois lavar a pele.

Sangue Pisado-de-Unha: Colocar o dedo dentro da água quente, o tempo que puder suportar, fazer uma vez por dia, até sarar.

Sardas e Manchas na Pele: Passar diariamente, antes de deitar, o suco das folhas de salsa.

Sífilis: Raiz de quatro-patacas, raiz de abrobenta, raiz de truciso, raiz de papaconha e raiz de arco-verde. Fazer o chá e tomar 1 xícara (chá), 3 vezes ao dia.

Suor dos Pés: Antes de deitar, lavar bem os pés e enxugar. Depois passar cachaça nos pés. Repetir o tratamento até ficar bom.

Terçol: Mastigar bem os grãos de trigo e colocar em cima do local.

Tirar Espinhos: Para tirar qualquer tipo de espinho, é só misturar fel de boi, alho, poejo, alevante, alcanfozinho e toucinho de porco. Misturar tudo e fazer uma pomada. Colocar no local onde está o espinho e deixar no mínimo 30 minutos. Depois retirar os espinhos com pinça.

Tônico para o Corpo: Misture 1 colher (sopa) de mel com ½ copo de leite, fazer uma nata e passar no corpo. Após 15 minutos retirar tudo com um banho de água morna.

Tosse 1: Coloque 5 ameixas em ½ litro de água, deixe ferver por 10 minutos em fogo baixo, adoce com mel. Tome 1 colher (sopa), 4 vezes ao dia.

Tosse 2: Um pouco de rapadura raspada, folhas de alfavaca e um pouco de picumã (flocos de fumaça). Colocar o picumã e a rapadura dentro das folhas de alfavaca; a seguir, esquentar no borralho. Misturar tudo com 1 copo d'água, coar e depois tomar 1 xícara (chá), por dia.

Tosse e Gripe: 1 dose de conhaque de alcatrão, 2 dentes de alho socados, ½ copo de leite quente e 1 pitada de sal. Misturar tudo e tomar em uma dose só, antes de deitar.

Tuberculose: Nogueira. Fazer o chá da planta e tomar 1 xícara (chá), 3 vezes ao dia.

Úlceras: Raiz e folhas de cansanção branco, raiz de quati-branco e raiz de folhas de papaconha. Fazer a infusão fria das plantas e tomar 1 xícara (chá), 3 vezes ao dia.

Unheiros: Pingar na unha, caldo de feijão quente, sem temperar, 1 vez por dia, até sarar.

Vermes: Tomar o chá de alho com folhas de hortelã, por uma semana.

Verrugas: Torrar a losna e misturar com vinagre. Colocar em cima da verruga todos os dias, até desaparecer.

MEDICINA CASEIRA

Acidez no estômago
Batata (batatinha) – 1 pequena
Água – 1 copo
Bater juntos, coar e tomar. Isso melhora a queimação do estômago na hora.

Cólica intestinal – menstrual
Folhas de louro – 6 folhas
Erva-doce – 1 colher
Noz-moscada –1 ralada
Água – 2 copos
Ferver e coar. Tomar 1 xícara (chá) bem morna de 2 em 2 horas.

Corrimento vaginal
Lavagem vaginal com folhas de nabo
Ferver 8 folhas de nabo em 1 litro de água. Fazer lavagem vaginal a noite.

Diabete alta
Cebola grande – 1
Vagem – 1 punhado
Água – 1/2 litro
Limão – 3 limões
Bater e coar, tomar aos poucos durante o dia todo.

Diarréia
Chá de folhas de goiabeira.

Dor de cabeça
Jiló – 1
Água
Bata o jiló em água e tome.

Dor de ouvido
Pingar o sumo da flor de abóbora.

Febre
Chá do talo da abóbora verde e sabugueiro. Cortar o talo, ferver 1 copo de água com 1 colher (sopa) de sabugueiro. Coar e dar 1 xícara (chá), de 1 em 1 hora.

Feridas em geral
Lavar a ferida com chá de folhas de confrei, 4 vezes ao dia. Usar também seiva de babosa, 4 vezes ao dia.

Fígado
Boldo – 3 folhas
Carqueja – 1 folha
Água – 1 copo
Bater juntos, coar e tomar 1 xícara (chá), 4 vezes ao dia.

Garganta – rouquidão
Fazer gargarejos com:
Gengibre ralado – 1 pedaço
Casca de romã
Malva
Confrei
Preparar o chá e fazer gargarejos, várias vezes ao dia.

Gripe
Limão – 1 cortado
Alho – 2 dentes
Água – 1 copo + mel
Ferver juntos e tomar bem morno ½ copo, 2 vezes por dia.

Hemorróida
Fazer banho quente com folhas de café, de manhã e a noite.
Tomar chá de erva-de-bicho, 4 vezes ao dia.

Inflamações nos olhos
Chá de camomila
Seiva de babosa
Fazer o chá de camomila, coar e misturar com a seiva de babosa. Fazer compressas frias várias vezes ao dia.

Intestino preso
Chá de cáscara-sagrada ou sene, tomar ½ copo de chá a noite.

Intestino ressecado
Farelo de trigo – 1 colher
Suco de laranja – 1 copo
Ameixa preta – 3 ameixas
Bater juntos e tomar de manhã em jejum.

Pedra nos rins
Semente de melancia – 1 colher (sopa)
Quebra-pedra – 1 punhado
Água – 1 litro
Bater juntos, coar e tomar aos poucos, 1 litro ao dia.

Pele seca
Azeite – 1 colher (sopa)
Ameixa preta – 4 ameixas
Abacate – 1 colher (sopa)
Bater juntos e aplicar por 2 horas.

Picada de inseto, frieira
Colocar 1 folha cortada de babosa em 1 vidro de álcool. Usa-se no local, 4 vezes ao dia.

Pressão alta
Chá de alpiste
Ferver 1 colher (sopa), em 1 litro de água. Tomar aos poucos o dia todo.

Queimaduras
Seiva de babosa com sumo de salsinha. Bata tudo junto. Aplicar no local.

Reposição hormonal
Chá de folhas de amora – 3 folhas
Chá de gergelim preto
Salsinha batida
Comer bastante inhame

Retenção de líquido
Chá de pêra
Cortar duas pêras, ferver em 2 copos de água e tomar meio copo, 4 vezes ao dia.

Reumatismo
Fazer banhos quentes com:
Gengibre ralado – 1 pedaço
Folhas de eucalipto – 1 punhado
Folhas de capim gordura – 1 punhado
Água – 4 litros
Ferver tudo e fazer compressa bem quente nas dores, a noite.

Sistema nervoso
Maçã – 1 cortada
Melissa – 1 punhado
Água – 2 copos
Ferva e tome meio copo, 4 vezes ao dia.

Tosse e catarro
Cebola – 1
Alho – 4 dentes
Açafrão – 1 colher (sopa) pó
Mel – 1 copo
Gengibre – 1 xícara (chá) cortado
Bater juntos e tomar 1 colher (sopa) de 2 em 2 horas.

Úlcera varicosa
Açúcar cristal – 1 copo
Seiva de Babosa – 1 copo
Misturar e colocar na ferida até cicatrizar.

Vômitos
Água de limão – 1 copo
Água de bicarbonato – 1 copo
Tomar 1 colher (sopa), de 30 em 30 minutos até cortar o vômito. Tomar separado.

BRONQUITE

Abacate:
Folhas
Uso interno: chá por decocção, 1 xícara (chá), 4 vezes ao dia.

Abacaxi:
Fruto
Uso interno: sob a forma de xarope, 1 colher (sopa), 4 a 5 vezes ao dia.

Aipo:
Folhas
Uso interno: chá por decocção, 30 g de folhas frescas em 1 litro de água. Adoçar com 1 colher (chá) de mel e tomar diariamente, pela manhã em jejum.

Alface:
Folhas e talos
Uso interno: adiciona-se 2 cabeças de alface com os respectivos talos machucados a 1 litro de água; ferve-se até que a água se reduza à metade e adoça-se com mel. Toma-se 1 xícara (chá), 4 vezes ao dia.

Alho:
Frutos
Uso interno: suco de alho diluído em água.

Amêndoa:
Frutos
Uso interno: sob a forma de leite de amêndoa, adoçado com um pouco de mel, 1 xícara (chá) de 3 a 4 vezes ao dia.

Couve:
Folha
Uso externo: aplicar no tórax as folhas refogadas em azeite de linhaça.

Gengibre:
Rizomas
Uso interno: chá por decocção com pequena quantidade de mel.

Manjericão:
Folhas e flores
Uso interno: chá por infusão, 2 xícaras (chá), 3 vezes ao dia.

Quiabo:
Flores

Uso interno: chá por infusão, frio ou quente, adoçado com mel, 1 xícara (chá), 5 vezes ao dia.

Rabanete:

Raízes

Uso interno: cruas, em rodelas ou raladas, sob a forma de salada, ou sob a forma de suco, até ½ meio litro por dia, dividido em várias vezes.

RAPIDINHAS
PRESSÃO ARTERIAL
(ALTA)

Azeitona:
Folhas
Uso interno: suco, 1 xícara (chá), 3 vezes ao dia.

Carambola:
Frutos
Uso interno: suco, 1 copo, 3 a 4 vezes ao dia.

Chuchu:
Frutos
Uso interno: cozido sem sal, como alimento.

Espinafre:
Folhas
Uso interno: suco, 1 xícara (chá), 3 vezes ao dia.

Limão:
Frutos
Uso interno: tomar inicialmente o suco de 1 limão, pela manhã, em jejum, e aumentar progressivamente 1 limão a cada dia, até chegar a 10 limões; em seguida, diminuir também progressivamente 1 limão por dia, até completar o tratamento, ao final de 20 dias.

Melancia:
Frutos
Uso interno: suco, 1 copo, várias vezes ao dia.

Pêra:
Folhas
Uso interno: comidos ao natural, como alimento ou sob forma de suco, 1 copo, 3 vezes ao dia.

Pêssego:
Frutos
Uso interno: comidos naturalmente, como alimento.

ESPECIARIAS

Alho em flocos ou granulado: Allium sativum L. (Ásia Central).

Uma das primeiras plantas cultivadas pelo homem. Símbolo da vida e das virtudes foi usado até como moeda.

Infinidade de usos na culinária, ingrediente básico de molhos. Faz par com a cebola em muitas preparações.

Alho-porró desidratado: Allium porrum L. (Ásia).

O Alho-porró é desidratado por um processo moderno que retira água de legumes e vegetais mantendo suas características naturais.

Use-o fresco em carnes, molhos, recheios e sopas.

Anis-estrelado: Illicium verum Hook. (Sul da China e Vietnã).

Fruto em forma de estrela, de pequena planta, sempre verde, originária da China. Quando seco é ligeiramente amargo e de aroma intenso.

Usado em receitas chinesas de porco e de pato. Também utilizado para aromatizar bebidas à base de álcool.

Beterraba: Beta vulgaris L. (Região Mediterrânea da Europa, Norte da África, Oeste da Ásia).

A beterraba é desidratada por um processo moderno que retira água de legumes e vegetais mantendo suas características naturais.

Use-a em molhos, recheios, sopas e para colorir massas de macarrão, lasanha e outras.

Bicarbonato de amônio

Uma pitada em suas receitas de biscoitos caseiros obterá uma crocância consistente.

Bicarbonato de sódio

Função idêntica a do fermento, fazendo as preparações crescerem, realça a cor de vegetais verdes quando em cozimento. No preparo de bolos de chocolate, realça o sabor do cacau, em pés-de-moleque, indispensável no capuccino caseiro.

Canela em rama ou em pó: Cinnamomum zeylanicum Breyn. (Ceilão).

Foi introduzida na Europa pelos navegantes fenícios. Fornece sua casca, para ser comercializada em rama ou em pó.

Use em pó para polvilhar bolos, biscoitos, bananas cozidas ou assadas, no arroz-doce e em rama no vinho quente, no quentão e em compotas e caldas.

Cardamomo: Elettaria cardamomum White et Mason. (Índia).

Fruta ou semente da planta da família do gengibre; nativa da Índia também é cultivada na Guatemala e Ceilão. Para utilizá-la é necessário retirá-la da casca e amassá-la.

Use-as nas sopas, no fígado, na carne de porco, no pickles e para aromatizar licores.

Casca de laranja: Citrus sinensis Osbeck. (China).

Ralada por processo que preserva todo perfume e sabor.

Ideal nas mais variadas preparações.

Cebola em flocos ou granulada: Allium cepa L. (Ásia Central e Ocidental).

Planta sagrada entre os egípcios. Extremamente popular, já naquela época era consumida até desidratada.

Ingrediente básico na cozinha. Faz par com o alho em inúmeras preparações.

Cenoura: Daucus carota L. (Região Mediterrânea da Europa e da Ásia).

A cenoura é desidratada por um processo moderno que retira água de legumes e vegetais mantendo suas características naturais.

Use-a fresca em saladas, molhos, recheios e sopas.

Coentro: Coriandrum sativum L. (Ásia Menor).

As frutas têm aroma quente e picante.

A semente do Coentro é muito utilizada em pickles, peixes e frutos do mar.

Cominho: Cuminum cyminum L. (Ásia Ocidental).

Semente amarela-amarronzada, originária do Oriente e cultivada no Egito.

Use o cominho em molhos para carne e peixe, legumes, ovos, e queijos. Utilizado também na carne assada, cozida ou de panela. Ingrediente básico na cozinha nordestina.

Cravo-da-índia: Syzygium aromaticum[L.]. Merr. et Perry. (Indonésia – Arquipélago de Molucas).

Fornece botões florais secos, colhidos antes de desabrocharem.

Usado nas caldas de frutas, nos doces a base de coco e abóbora, no quentão e vinho quente, no pão-de-mel e em biscoitos. Use-o em pó.

Cremor tártaro:

Obtém-se a partir do depósito salino que os vinhos deixam na parede dos tonéis, rico em uma substância chamada tartarato.

É usado na fermentação dos vinhos feitos em casa e em outras fermentações artificiais, como na confecção de balas e na consistência do suspiro e do glacê.

Cúrcuma: Curcuma longa L. (Sudeste e Sul da Ásia – Conchinchina).

Raiz da planta da família do gengibre, importada da Índia e da Jamaica.

Ingrediente básico no curry e na mostarda. Usada em sopas e massas.

Cúrcuma-açafrão: Curcuma longa L. (Sudeste e Sul da Ásia).

Muito utilizada em pratos franceses e espanhóis. Fresca tem uma fragrância aromática e picante. Seca tem um aroma mais medicinal.

Normalmente, utilizado como substituto do açafrão, é um ingrediente essencial no arroz com polvo, bouillabaisse e risoto. Também pode ser usado em pães e outros pratos com frutos do mar.

Endro: Anethum graveolens L. (Ásia Central e Mediterrâneo).

Semente aromática importada da Índia.

Muito utilizada na Europa para temperar peixes, aromatizar frutas em calda, pães e queijos cremosos.

Fava de baunilha: Fructus Vanillae. (México e Guatemala).

Contém sementes que possuem um aroma doce e aromático.

Largamente utilizada em receitas doces, como biscoitos, bolos, bebidas, molhos doces e, principalmente, sorvete de baunilha.

Gengibre: Zingiber officinale Roscol (Ásia Central).

Refrescante, cheiro parecido com o de limão, pungente e um pouco cítrico.

O Gengibre é um ingrediente indispensável no quentão e pode ser utilizado em pó em biscoitos, creme, pudins ou para temperar aves e carnes de porco.

Kümmel: Carum carvi L. (Europa Central e Ásia).

Planta originária da Europa e Ásia, onde cresce espontaneamente. Foi aclimatada e cultivada na América do Norte. Conhecido no Brasil também pelo nome de Alcaravia.

Muito utilizado nos pratos alemães, eslavos e húngaros. Use-o também em bolos, pães, biscoitos, patês e sopas.

Macis: Myristica fragrans Houtt. (Indonésia Oriental).

De cor vermelho-alaranjado escuro, provém de uma pequena casca que envolve a semente da noz-moscada, daí o similar sabor entre ambas.

Use-o em sucos de tomate, pickles, chutney, pratos com queijo, aves, vitela, lombo e legumes.

Mostarda (Região do Mediterrâneo).

Planta que cresce espontaneamente na Inglaterra e na América.

Use-a em grãos no pickles, chutney, conservas, legumes e pepino. Em pó para aromatizar carnes, molhos e temperos.

Noz-moscada: Myristica fragrans Houtt. (Indonésia Oriental).

Fornece frutos condimentares tanto para pratos doces como salgados.

Use-a em molhos, saladas, sopas, caldo de carne, recheio de capelete e ravióli. No creme de galinha e no peixe frito. Coloque uma pitada em coquetéis e batidas com leite.

Páprica doce ou picante: Capsicum annuum L. (Europa).

É um pó avermelhado, obtido a partir de uma maceração de uma variedade de pimentão originário da Europa; as mais famosas são de origem espanhola e húngara.

Doce ou picante é utilizada no goulash, em sopa de legumes, frango assado ou ensopado, carne, peixe e para dar coloração ao arroz.

Pimentão: Capsicum Frutescens L. (América Latina).

O Pimentão é desidratado por um processo moderno que retira a água de legumes e vegetais mantendo suas características naturais.

Use-o fresco em saladas, molhos e recheios. Para reidratar o produto deixe a quantidade desejada por 15 minutos em um recipiente com água.

Raiz-forte: Armoracia rusticana. G. M. Sch. (Leste Europeu).

Nativa das temperaturas do Leste Europeu, da região próxima da Rússia, Polônia e Finlândia, é relativamente recente sua adição na lista das especiarias.

Excelente para molhos, na preparação de salsichas, arenques e saladas cruas, como as de pepino e rabanete.

Semente de papoula: Papaver somniferum L. (Ásia Ocidental).

Esta pequena semente seca tem sabor suave e agradável.

Use-a crua sobre alimentos que serão assados, em bolos, biscoitos, tortas. Um preparado típico são os pãezinhos triangulares com recheio de semente de papoula. Com sal, polvilhe sobre vegetais e com açúcar polvilhe-a em sobremesas. Se quiser sementes cruas amaciadas, deixe uma hora em água ou vinho branco. Escorra e adicione a pratos crus.

Tomate: Lycopersicon esculentum Mill. (América Latina).

O Tomate é desidratado por um processo moderno que retira água de legumes e vegetais mantendo suas características naturais.

Use-o em risotos, carnes, molhos, recheios e sopas. Para reidratar o produto, deixe a quantidade desejada por 15 minutos em um recipiente com água.

Zimbro: Juniperus communis L. (Europa temperada e Ásia).

Tem a forma de bolinhas, semelhante a pimenta-preta.

É indispensável ao preparo do chucrute e inúmeros pratos da cozinha alemã. Use-o no cozimento do feijão, em molhos, carne e salada.

ERVAS

Açafrão: Crocus sativus L. (Turquia Oriental).

Estigma de uma flor clara, usado como condimento e aromatizante. Muito usado na cozinha medieval, hoje é empregado em pratos nos quais sua presença é essencial.

Use-o no risoto, na paella e no bouillabaisse.

Aipo: Apium graveolens L. (Europa – Mediterrâneo).

O Aipo é desidratado por um processo moderno que retira água de legumes e vegetais mantendo suas características naturais. Bastante aromático.

Use-o em molhos, recheios e sopas.

Alecrim: Rosmarinus officinalis L. (Mediterrâneo).

Erva aromática, nascida nas encostas do Mar Mediterrâneo, cultivada principalmente na Itália, Espanha e Grécia.

Use-a em sopas, molhos, preparações de ovos, saladas e guisados. Realça o aroma de carnes grelhadas. Indispensável com limão e vinagre nas carnes de porco e frango.

Camomila: Matricaria chamomilla L. (Europa).

Uma das mais populares ervas originária da Europa. Tradicionalmente usada como chá, possui aroma marcante e sabor intenso.

Prepare as folhas em infusão na água fervente por 3 minutos. Adoce a gosto e sirva.

Cebolinha: Allium schoenoprasum L. (Ásia Menor).

Cresce no clima fresco do hemisfério Norte. Seu sabor é delicado e agradável.

Use em molhos em geral, patês, massas, omeletes, carnes, peixes e no minestrone.

Cerefólio: Anthriscus cerefolium L. (Sul da Europa ou Cáucaso).

O nome significa "folha de alegria", na França é uma erva culinária indispensável. O sabor puxa para o anis, o que valoriza as receitas de peixes, ovos e queijos cremosos. Importante adicioná-lo no cozimento, pois perde o sabor se ficar muito tempo no fogo.

Ideal para grelhados, sopas e pratos com batatas.

Coentro: Coriandrum sativum L. (Ásia Menor).

Tem um leve sabor de limão. Os antigos gregos e romanos usavam em poções do amor. Não confunda com folha de coentro que, apesar de vir da mesma planta, tem sabor diferente.

Use-o para temperar carne para churrasco, frango, peixe ensopado e vinha-d 'alhos.

Dill: Anethum graveolens L. (Ásia Central).

Suave e aromático sabor entre o anis e o kümmel.

Use-a para aromatizar frutas em calda, pães, queijo, pickles e tempero para churrasco. Em folhas use no minestrone, saladas e patês.

Erva-doce: Pimpinella anisum L. Oeste do Mediterrâneo ou leste da (Ásia).

A semente pode ser usada inteira ou moída, em bolachas, bolos, pães, doces, queijos, saladas, aperitivos, frutos do mar, assados de carne etc. Sua infusão resulta em um delicioso chá, bastante consumido em todo o Brasil.

Espinafre: Spinacia oleracea. (Ásia).

O espinafre é desidratado por um processo moderno que retira água de legumes e vegetais mantendo suas características naturais.

Use-o em molhos, recheios, sopas e para colorir massas de macarrão, lasanha e tortas.

Estragão: Artemisia dracunculus Hook.f. (Asia Central – Sibéria).

Muito usado para aromatizar vinagres e mostardas.

Pode ser usado em pickles, cozidos de panela, frutos do mar e pratos com ovos.

Excelente para saladas verdes. É o sabor distinto do Molho Bernaise.

Hortelã: Mentha piperita L. (Região Mediterrânea da Europa, Norte da África e Inglaterra).
Possui sabor distinto e aroma refrescante.

A Hortelã tem uma utilização muito grande na cozinha árabe.

Além disso, é ótima com ervilha, cenoura, beterraba, batata, carne de porco e carneiro.

Louro: Laurus nobilis L. (Mediterrâneo).
Adapta-se bem em regiões de clima temperado. É usado como aromatizante e estimulante do apetite. Também utilizado em pó em pratos nos quais não se deseja a presença de suas folhas.

Use-o no feijão, frutos do mar e cozimento de castanhas.

Manjericão: Ocimum basilicum L. (Índia e Mediterrâneo).
Chamado "Erva dos Reis" pelos antigos gregos.

Muito usado na preparação de recheios, pizzas, massas, assados, sopas, queijos e carnes. Mistura-se muito bem com outras ervas.

Manjerona: Origanum majorana L. (Europa).
Da mesma família do orégano, possui sabor e aroma mais requintados, podendo, eventualmente, substituí-lo. Deve ser utilizado em pratos de cozimento rápido ou no final da preparação, já com o fogo desligado, para não perder seu aroma delicado.

A Manjerona é bastante usada em maionese, patês, legumes cozidos, omeletes, saladas, ovos, carne moída, frango e peixes grelhados.

Menta: Mentha piperita L. (Região Mediterrânea da Europa, Norte da África).
Muito utilizada na cozinha do Oriente.

Toque especial em muitas preparações, misturada ao vinagre e ao açúcar. Tradicional acompanhante de carnes de carneiro.

Orégano: Origanum vulgare L. (Mediterrâneo).
Da mesma família da manjerona, é importado do México e do Chile.

É tradicionalmente utilizado para aromatizar pizzas napolitanas. Use-o no feijão branco, na berinjela, em temperos básicos para frituras, nas azeitonas pretas, nos queijos para aperitivos com óleo e pimenta-calabresa.

Salsa: Petroselinum crispum (Mill.) Nyman. Europa – oeste do Mediterrâneo).
Erva tradicional da cozinha internacional que soube adaptar-se a diversos climas. Não há necessidade de reidratá-la antes de utilizar, mas nunca a acrescente em óleo quente, pois a enrijecerá.

Use-a para condimentar ou simplesmente decorar.

340

Sálvia: Salvia officinalis L. (Mediterrâneo e Ásia Menor).

É muito difundida em todas as cozinhas européias. Suas folhas rasuradas são de cor acinzentada, muito aromáticas e levemente azedas.

Excelente para carneiros, cabrito, aves, carnes de porco, queijos, certos molhos mais fortes.

Segurelha: Satureja montana L. (Mediterrâneo).

Da família da menta. É tradicionalmente utilizada na preparação do "bouquet garni" (duas folhas de salsa, uma de manjerona, uma de segurelha e uma de tomilho). Polvilhe-a na salada de tomate, nos pratos de carnes e aves e nos vegetais cozidos.

Tomilho: Thymus vulgaris L. (Sul da Europa).

Tem a França como produtor líder de suas folhas verde-acinzentadas.

Tempero de praxe para a sopa de ostras.

TEMPEROS

Açúcar com baunilha: Deliciosa mistura que dá sabor especial a bebidas com leite, caldas doces, cremes, fondants. Utilizada em bebidas quentes e doces em geral.

Açúcar com canela: Uma perfeita mistura de açúcar com a aromática canela.

Polvilhe-a sobre o arroz-doce, bolos, canjicas, tortas, maçãs de forno, rabanada e no famoso aperitivo "Alexander".

Açúcar, cravo e canela: Outra interessante mistura, com duas especiarias, que se combinam muito bem. Pode ser usada em pratos doces e algumas pitadas em bebidas à base de leite.

Bouquet garni: É composto por: tomilho, manjerona, salsa e louro.

Coloque o saquinho em infusão em ensopados; esprema o mesmo no canto da panela para aproveitar o caldo.

Cajun: Tempero para peixe e frango. Composto por: páprica, sal, estragão, alho, cebola, pimenta-do-reino, salsa, canela, tomilho e pimenta-calabresa.

Cubra a carne com a mistura e depois grelhe.

Cebola, alho e salsa: Utilizado em qualquer tipo de prato, este tempero é ideal para preparar carnes, risotos e refogados.

Chimichurri: Composto por: pimentão, alho, salsa, orégano, pimenta-do-reino, pimenta-calabresa, alecrim, louro e sálvia.

Tempero indicado para o preparo de molhos para carne.

Colorífico: É um preparo à base de semente do urucunzeiro com fubá.

Use-o para dar uma leve coloração vermelha alaranjado ao arroz e frango. Também utilizado na confecção de pastas de queijo, molhos cremosos e farofa.

Curry: Mistura composta por especiarias, com a cor amarelo-ouro dada pela cúrcuma, com perfume e sabor que lembram sempre a culinária indiana.

Indicado no preparo de ovos, sopas, peixes, carnes, aves, legumes e em molhos.

Dukkah: É uma especialidade egípcia. Composto por: avelã, gergelim, coentro, pistache, cominho, sal e pimenta-do-reino.

Misture ao óleo de oliva e sirva como molho para pães crocantes. Pode ser usado polvilhando-o sobre peixe assado, frango, carneiro ou no pão-de-mel.

Fines herbes: Composta por: salsa, cebolinha, estragão e cerefólio.

É uma combinação deliciosa de ervas usada principalmente em omeletes. Pode também ser utilizada em suflês e saladas.

Green salt: Composto por: cebola, alho, ácido cítrico, casca de laranja, cominho, tomilho, pimentão, tomate, alecrim, açúcar cristal, coentro, endro, manjerona, salsa, manjericão, orégano, louro, sálvia, mostarda e aroma natural de limão.

Use Green Salt para cozinhar ou na mesa para adicionar sabor em seus pratos, tais como: carnes, frangos, saladas, omeletes, sopas e vegetais.

Green salt com pimenta: É a combinação de mais de 15 ervas e especiarias.

Utilize este tempero apimentado para cozinhar ou à mesa para salgar seus pratos favoritos, incluindo carnes, frangos, saladas, omeletes.

Herbes de Provence (Sul da França): Mistura de ervas que florescem nos montes de sal da França, nos meses quentes de verão. Composto por: orégano, segurelha, alecrim, manjerona e tomilho.

É usada na maioria das praias da região do Mediterrâneo em assados, carneiro e geléias.

Lemon pepper: Ótima combinação de pimenta-do-reino, condimentos e o sabor do limão.

Ideal para temperar carnes, saladas, peixes e legumes ensopados.

Molho bolonhesa: É composto por: tomilho, manjerona, salsa e louro.

Coloque o saquinho em infusão em ensopados; esprema o mesmo no canto da panela para aproveitar o caldo.

Molho vinagrete: Composto por: cebola desidratada, sal, pimenta-do-reino, alho desidratado, pimentão vermelho desidratado, pimentão verde desidratado, salsa desidratada.

342

Reidratar o produto durante 15 minutos em um recipiente com água. Retirar a água e adicionar vinagre e azeite (ou óleo de sua preferência).

Pimenta chilli: Forte mistura de pimenta-malagueta, cominho, orégano e alho, que dá a seus pratos um "caliente" sabor.

Quatre épices (França): Quarteto composto por: pimenta-branca, noz-moscada, gengibre e cravo-da-índia.

Utilizada no lugar da pimenta-branca, recomenda-se o uso moderadamente.

Sal, cebola e alho: Trio mais tradicional da culinária brasileira. Utilize diariamente em suas preparações. Sabor e aroma sempre bem-vindos.

Sal com aipo: Aipo que perfuma e dá sabor forte e marcante em seus pratos.

Misturada ao sal dá o tempero delicioso em sopas, carnes grelhadas, canapés e aperitivos.

Sal com alho: No alho assenta-se bem a reputação das cozinhas francesa e italiana, por ser largamente utilizado.

Use o sal com alho em todas as sopas, saladas, molhos e patês. Além de frutos do mar, massas, carnes, canapés, torradas e biscoitos.

Sal com cebola: Uma mistura do sal com o mais versátil condimento, propicia seu uso em quase todos os pratos.

Usa-se principalmente em sopas de vegetais e em pratos com ovos e queijos.

Sal defumado: Seu sabor e aroma peculiares dão toque especial a seus pratos.

É utilizado na preparação de grelhados, feijão e molhos.

Sal marinho: Dê um toque natural aos seus pratos moendo e polvilhando este sal, momentos antes de consumir.

Utilizado como substituto do sal convencional.

Spice mix: Sabor exótico dado pela pimenta-branca, erva-doce, cravo, canela, coentro, pimenta-da-jamaica, anis, cebola.

Tempero para arroz: Composto por: sal, cebola, alho, cúrcuma e glutamato monossódico.

Tempero baiano: Composto por: pimenta-do-reino, cominho, coentro, cúrcuma, pimenta-calabresa, orégano e amido.

Este tempero é indicado para peixes, molhos, frango ensopado, camarão e sopas. Excelente para pratos típicos da culinária baiana.

Tempero cheiro-verde: Composto por: salsa e cebolinha desidratadas. Utilize em saladas, arroz e molhos, ou como decoração em saladas cruas e batatas fritas ou assadas. Nas receitas com óleo ou com molhos é aconselhável que se coloque primeiro na água por alguns minutos para que as ervas sejam reidratadas e voltem as suas formas naturais.

Tempero para churrasco: Composto por: sal, glutamato monossódico, pimenta-do-reino preta, pimentão, alho, pimenta-calabresa, cebolinha, salsa, orégano, louro, cebola, manjericão e sálvia.

Este tempero foi desenvolvido para ser utilizado em carnes feitas na brasa.

Tempero para feijão: Composto por: sal, cebola, alho, louro, e glutamato monossódico.

Tempero italiano: Composto por: sal, alecrim, salsa, alho desidratado e pimenta-do-reino.

Este tempero é ideal para frangos e carne de porco. Podendo ser utilizado também em outros pratos como, por exemplo, batatas cozidas ou fritas.

Tempero para molhos: Composto por: sal, colorífico, alho, salsa, glutamato monossódico, pimenta-do-reino preta, páprica doce, páprica picante e cúrcuma.

É ideal para temperar molho de tomate, mas também pode ser utilizado em molhos de base láctea ou patês.

Tempero para pizza: Composto por: orégano, tomilho e manjericão.

Utilizado no preparo de pizzas. É excelente também em receitas com peixes, berinjela e na preparação de queijos.

Za Atar: "Blend" (Oriente Médio): É composto, por: tomilho, gergelim e sal.

Mais comumente utilizado para polvilhar no pão com azeite de oliva, pode também ser polvilhado sobre o frango antes de assá-lo.

PIMENTAS

Pimenta-branca: Extraída do mesmo fruto da pimenta-do-reino, mas menos aromática.

Utilizada em pratos que não permitem ingredientes que alterem sua cor, como molho branco. Na conserva de legumes, use-a em grãos. Utilize-a moída em molhos picantes e temperos para carnes de coelho e frango.

Pimenta-calabresa (Europa): É uma espécie extremamente picante, encontrada na América, principalmente no Brasil.

Use-a nas preparações de molhos picantes para carnes e peixes, na lingüiça e na cobertura para lombos. Na azeitona preta e queijo use-a com orégano e azeite.

Pimenta-de-cheiro: Composto por: pimenta-de-cheiro, vinagre, água e sal. Esta pimenta é ideal para ser utilizada diretamente: picada ou inteira.

Pimenta chilli: Composto por: pimenta chilli. Use-a com moderação, pois se trata da mais ardida das pimentas.

Pimenta-cumari: Composto por: pimenta-cumari, vinagre, água e sal. Esta pimenta é ideal para ser utilizada diretamente: picada ou inteira.

Pimenta com cominho: Composto por: pimenta e cominho. Acrescenta um sabor diferenciado a carnes, sopas, frango ensopado, "chilli" com carne, molhos para churrasco, peixes e saladas.

Pimenta-dedo-de-moça: Composto por: pimenta dedo-de-moça, vinagre, água e sal. Esta pimenta é ideal para ser utilizada diretamente: picada ou inteira.

Pimenta jalapeño: Composto por: pimenta jalepeño, vinagre, água e sal. Esta pimenta é ideal para ser utilizada nos pratos já prontos.

Pimenta-da-jamaica (Índia e América Latina): Seu sabor lembra a combinação de canela, noz-moscada e cravo. Ingrediente do tempero sírio (Ba-har). Deve ser utilizada na condimentação de carnes, frangos, peixes, no pickles, e em alguns doces.

Pimenta-malagueta: Composto por: pimenta-malagueta, vinagre, água e sal. Esta pimenta é ideal para ser utilizada diretamente: picada ou inteira.

Pimentas mistas: Grãos de pimenta de diversas tonalidades e sabores picantes específicos, quinteto composto de: pimenta-do-reino preta, verde, branca, rosa e jamaica. Especial para dar um toque diferenciado em sua comida. Polvilhe ao servir.

Pimenta-do-reino (Sudeste Indiano):
Em cachos, provenientes de uma planta trepadeira, largamente cultivada na Região Norte do Brasil e nativa do Sudeste Indiano, é a especiaria mais consumida no mundo. Moída, utilize-a em saladas, molhos, queijos, carnes e peixes. Em grãos use-a em conservas e recheios de lingüiças.

Pimenta-do-reino verde: Composto por: pimenta-do-reino verde, vinagre, água e sal. A pimenta-do-reino verde é indicada para ser utilizada durante o processo de cozimento (ex: fillet au poivre).

Pimenta scoth bonet: Composto por: pimenta Scoth Bonet, vinagre, água e sal.

Esta pimenta é ideal para ser utilizada diretamente: picada ou inteira.

Pimenta síria: Mistura de pimentas e especiarias, picante suave e muito aromática (graças às especiarias).

Empregada largamente na culinária árabe, em pratos como: quibe, esfiha, e também em preparações doces, como: pudins, bolos de especiarias e biscoitos.

RECEITAS CASEIRAS

Analgésico dental
Ingredientes – 1:
Cravos
Mel
Modo de preparo: Aqueça o mel e mergulhe os cravos. Mastigue-os a seguir, ainda quentes.

Ingredientes – 2:
Pimenta-de-caiena em pó
Modo de preparo: Introduza uma pequena quantidade na cavidade do dente. Aguarde. Em poucos minutos a dor diminui.

Analgésico cutâneo
Ingredientes:
Folhas de sálvia
Água fervente
Modo de preparo: Para aliviar a dor de arranhões, apenas aplique chá de sálvia. Se a escoriação for grave e mais dolorosa, faça uma pasta com as folhas. Aqueça e embrulhe num pano ou gaze aplicando sobre a área atingida.

Contra esgotamento nervoso
Ingredientes:
1 litro de vinho
Nozes
Modo de preparo: Descasque as nozes. Deixe durante 10 dias as nozes mergulhadas em 1 litro de vinho. Após esse período, filtre o líquido.
Tome 1 colher (sopa) antes de cada refeição.

Decocção para aliviar os brônquios
Ingredientes:
1 xícara (chá) de leite
1 folha de couve
Mel
Modo de preparo: Ferva o leite com a folha de couve, sem o talo. Coe. Adoce com mel. Beba em seguida. **Obs.:** Se os sintomas persistirem, o uso de medicamentos naturais não exclui a consulta com seu médico.

Infusão contra nervosismo
Ingredientes:
1 xícara (chá) de água
1 colher (sopa) folhas de caqui
1 pedaço de gengibre
1 colher (café) de mel
Modo de preparo: Leve ao fogo uma xícara de água e deixe ferver. Coloque dentro da xícara de água fervente, as folhas de caqui, o gengibre e o mel.
Tampe e deixe em infusão por 5 minutos. Filtre o líquido. Beba em seguida.

Ponche de chá contra resfriado
Ingredientes:
Casca de canela
1 cálice de aguardente de cana
1 xícara (chá) de água
Modo de preparo: Coloque água quente dentro de um recipiente. Adicione um pedacinho de casca de canela e um cálice pequeno de aguardente de cana.
Deixe em infusão por 10 minutos.
Beba em seguida.

Vinho com camomila para o estômago
Ingredientes:
1 punhado de flores de camomila
1 garrafa de vinho branco seco
Modo de preparo: Tire um pouco do vinho da garrafa, para dar espaço à camomila. Deixe suas folhas de molho no vinho durante 10 dias. Tome diariamente duas colheres (chá).

Vinho com gengibre contra resfriados

Ingredientes:

1 garrafa de vinho tinto (ou branco seco)

Pedaços de gengibre esmagado

Modo de preparo: Deixe 2 colheres (sopa) de gengibre curtindo dentro do vinho por 2 semanas. Coe e tome uma colher (chá) ao perceber que está começando um resfriado. Gengibre estimula e desintoxica a transpiração, o que ajuda contra os resfriados.

Vinho com mostarda contra fermentação gastrointestinal

Ingredientes:

1 copo com água

3 colheres (sopa) de sementes de mostarda em pó

1 litro de vinho branco seco

Modo de preparo: Deixe o pó das sementes de mostarda de molho no vinho durante oito dias. Coe e guarde o líquido em um litro bem fechado. Tome diariamente 2 colheres (sobremesa) pela manhã. Este vinho também atua como diurético.

Vinho contra tosse e resfriado

Ingredientes:

Cravos-da-índia

Vinho

Modo de preparo: Ferver 1 xícara (chá) de vinho e colocar em infusão 2 cravos-da-índia. Faça bochechos com o líquido morno, que também é eficaz contra mau hálito.

Vinho de alecrim contra gases

Ingredientes:

Folhas de alecrim esmagadas

1 litro de vinho branco seco

Modo de preparo: Deixe o alecrim de molho no vinho durante sete dias. Coe. Tome 3 cálices pequenos do preparado ao dia.

Vinho de erva-doce para dispepsia de origem nervosa

Ingredientes:

3 colheres (sopa) de erva-doce em pó

1 litro de vinho branco seco

Modo de preparo: Deixe a erva-doce de molho no vinho durante dez dias. Coe. Tome um copinho, ou cálice pequeno, cinco minutos depois de cada refeição.

Vinho de sálvia antidepressivo

Ingredientes:

Folhas de sálvia

1 litro de vinho branco seco

Modo de preparo: Deixe a sálvia de molho no vinho durante dez dias. Coe. Tome 3 copinhos por dia, longe das refeições. **Pessoas com inflamações internas não devem tomar este vinho.**

Vinho digestivo – 1

Ingredientes:

1 litro de vinho branco seco

1 pau de canela

Folhas de espinheira-santa

Modo de preparo: Coloque dentro do litro de vinho a canela e a espinheira-santa. Deixe em infusão por 5 dias. Filtre o líquido e guarde em local fresco. Consuma em cálices pequenos antes das principais refeições.

Vinho digestivo – 2

Ingredientes:

1 litro de vinho branco seco

1 pedaço de canela

1 punhado de semente de anis

2 colheres (sobremesa) de açúcar

1 pedaço de raiz de genciana

1 envelope pequeno de baunilha (se for líquida, 3 gotas)

Modo de preparo:

Em 1 litro de vinho branco seco, deixe macerar

por uma semana todos os ingredientes. Antes de colocá-los no vinho, amasse-os bem. Após esse período, filtre o líquido, em uma garrafa, e conserve em local fresco. Tome um cálice pequeno após as refeições.

Vinho digestivo e tônico
Ingredientes:
1 xícara (chá) de água fervente
2 garrafas de vinho tinto (ou branco seco)
2 colheres (sopa) de folhas de salva
2 colheres (sopa) de folhas de tomilho
2 colheres (sopa) de folhas de hortelã
2 colheres (sopa) de camomila
2 colheres (sopa) de absinto
2 colheres (sopa) de manjerona
Modo de preparo: Transforme todas as ervas em um pó grosso, com o auxílio de um socador. Umedeça com um pouco de vinho. Coloque essa massa num coador de papel para café, e despeje o restante do vinho. Divida entre as duas garrafas e guarde em local escuro e sem umidade. Cuide para que ao menos uma vez por semana a rolha que tampa a garrafa seja molhada, virando o litro de cabeça para baixo.
Tenha sempre um vinho filtrado com as ervas no armário. Tome apenas um cálice pequeno depois do almoço e jantar, sempre que tiver má digestão.

Vinho sedativo de alecrim
Ingredientes:
2 colheres (sopa) de folhas de alecrim seco
2 colheres (sopa) de folhas de melissa seca
1 garrafa de vinho branco seco
Modo de preparo: Deixe as folhas de molho no vinho por um período de 7 a 10 dias. Coe as ervas e tome em doses pequenas (duas colheres (chá), todos os dias antes das refeições. Bom como calmante dos nervos e contra depressão.

Vinho tônico estomacal
Ingredientes:
Raiz de alcaparra em pó
Vinho branco seco em estado de fervura
Vinho branco seco frio
Modo de preparo: Coloque o conteúdo de uma garrafa de vinho em uma panela e leve ao fogo. Assim que ferver, tire do fogo e adicione o pó da raiz de alcaparra. Deixe de molho até esfriar. Adicione o vinho frio e espere o pó assentar no fundo. Filtre e conserve o litro bem fechado. Tome dois cálices pequenos por dia entre as refeições.

SUCOS

Acidez estomacal: O suco deve ser feito com 1 copo de água e 3 limões. Prepare-o todos os dias e beba-o em jejum. Faça isso durante 30 dias.

Ácido úrico: Beber 1 copo de suco de melancia todos os dias.

Afta: Beba 1 copo de suco de uva por dia até que desapareça.

Alergia: Prepare 1 copo de suco de abacaxi e adoce com mel. Beba essa mesma quantidade, todos os dias, até se sentir melhor.

Anemia: Misture o suco de 3 laranjas e 1 limão, 1 cenoura picada, 1 beterraba picada, 1/2 copo de água e açúcar mascavo a gosto. Coe e beba logo em seguida. Não há problema em tornar esse suco diariamente.

Ansiedade: No liquidificador misture 1 xícara (chá) de camomila, 3 xícaras (suco de laranja) e 1 e 1/2 xícara (chá) de suco de limão. Adoce e beba.

Arteriosclerose: Quem sofre com o problema pode beber 1 copo de suco de abacaxi, todos os dias, durante um mês.

Artrite: Faça um suco de morango e adoce com mel. Beba 2 copos, de manhã e a tarde, durante 10 dias.

Asma: Prepare o suco com 1 xícara (chá) de água, 3 colheres (sopa) de abacaxi, 10 gotas de própolis e 1 colher (sopa) de mel. Durante as crises, tome um pouco da mistura de cada vez, várias vezes ao dia.

Brotoeja: Beba, a cada 1 hora, 1 copo de suco de laranja. Crianças e recém-nascidos com esse problema precisam da supervisão de um médico.

Bruxismo: Diariamente, beba 1 copo de suco de maçã em jejum.

Cãibra: Em 1 litro de água, acrescente o suco de 1 limão e 1 colher (café) de sal. Beba meio copo dessa mistura, várias vezes durante o dia.

Cálculo renal: Faça um suco de melão e adoce com açúcar cristal. Durante uma quinzena, beba 3 copos por dia.

Cirrose: Beba 2 copos de suco de melão por dia, um de manhã e o outro à tarde, durante 40 dias.

Colesterol alto: Tome 1 copo de suco de acerola (por dia) durante 3 semanas.

Cólicas menstruais: Uma semana antes da menstruação, comece a tomar 1 copo de suco de melão por dia.

Diabetes: Diariamente, beba 1 copo de suco de maçã ácida.

Diarréia: Misture o suco de 1 limão com 1 copo de água e 1 colher (sopa) de maisena.

Dor de cabeça: Aqueça 1 copo de suco de laranja e beba.

Dor de garganta: Bata no liquidificador, ½ abacaxi e o suco de 5 laranjas. Adoce e beba.

Enterite (inflamação no intestino): Diariamente, em jejum, tome 1 copo de suco de melão.

Espinhas: Todos os dias, beba 1 copo de suco de abacaxi.

Estresse: Faça um suco de laranja com acerola. Tome 2 copos da mistura por dia, de manhã e à tarde, durante 40 dias.

Falta de apetite: Cerca de 1 hora antes das refeições, tome 1 copo de suco de uva. Faça isso durante 20 dias.

Febre: Faça um suco de limão e adoce com mel. Beba 3 copos por dia.

Frieira: Pela manhã e à tarde, beba 1 copo de suco de melancia. Faça isso durante 10 dias.

Furúnculo: Pingue 20 gotas de própolis em 1 copo de suco de limão. Beba e repita o procedimento por mais 9 dias.

Gastrite: Use mamão papaia para fazer um suco. Beba 1 copo de manhã e outro à tarde durante 40 dias.

Giárdia: Use ¼ de melão com as sementes, 1 copo de água e 1 colher (sopa) de mel para fazer o suco, que deve ser batido no liquidificador e servido ainda fresco.

Glaucoma: Beba 3 copos de suco de acerola, diariamente.

Hemorróidas: Prepare 1 copo de suco de ameixa e beba ainda fresco. Faça isso por 40 dias.

Hepatite: Faça suco de melão usando a polpa e as sementes. Durante 40 dias, beba 1 copo do suco.

Hipertensão: Use a polpa e as sementes da melancia para fazer o suco. Beba 1 copo de manhã e outro à tarde, por 15 dias.

Icterícia: Prepare 1 copo de suco de uva e beba sem açúcar. Crianças ou recémnascidos com esse problema precisam, antes de mais nada, receber a orientação do médico.

Inchaço: Durante 20 dias, beba 1 copo de suco de melancia.

Insônia: Prepare 1 copo de suco de laranja e misture 1 colher (sopa) de ervacidreira. Aqueça e beba antes de dormir

Intoxicação alimentar: Durante 2 dias seguidos, beba 4 copos de suco de abacaxi.

Laringite: Prepare 250 ml de suco de pepino, adoce com mel e beba 3 vezes ao dia.

Lúpus: Prepare 1 copo de suco de kiwi com acerola. Beba 1 copo de manhã e outro à tarde, durante 40 dias.

Má circulação: No liqüidificador coloque 1 copo de suco de laranja, 2 dentes de alho e 1 lasca de gengibre. Tome essa mistura pela manhã.

Má digestão: Misture 10 folhas de hortelã em 1 copo de suco de abacaxi. Bata no liqüidificador por alguns instantes, adoce com açúcar cristal ou mascavo e tome 1 copo por dia, após as refeições.

Mau hálito: Todos os dias, em jejum, beba 1 copo de suco de limão sem açúcar. Faça isso por 30 dias.

Nevralgia: Aqueça 1 copo de suco de laranja com algumas gotas de própolis. Faça isso de manhã e à noite, durante 20 dias.

Obesidade: Durante 40 dias, em jejum, tome 1 copo de suco de abacaxi.

Osteoporose: Diariamente, beba 1 copo de suco de pêra. Faça isso por 40 dias.

Pressão baixa: Bata no liqüidificador 2 tomates maduros, 3 cenouras e 4 colheres (sopa) de salsinha. Coe e beba alguns minutos antes da refeição.

Prisão de ventre: No liqüidificador, misture o suco de 2 laranjas, 1 mamão papaia e 3 ameixas pretas sem caroço. Pela manhã em jejum, tome 1 copo desse suco.

Reumatismo: Beba 1 copo de suco de laranja, 3 vezes ao dia.

Resfriado: Corte 1 limão galego pela metade e misture-o, com casca, a 8 folhas de hortelã, 2 colheres (sopa) de mel e 1/2 xícara (chá) de água. Coe e sirva o suco fresco.

Rinite: Prepare 1 copo de suco de laranja e pingue 30 gotas de própolis. Faça isso por 40 dias.

Tabagismo: De manhã e à tarde, beba 1 copo de suco de abacaxi. Repita esse procedimento por 40 dias.

Tuberculose: De manhã, ainda em jejum, beba um suco de limão sem açúcar. Anote outra receita caseira: Prepare 1 copo de suco de goiaba, adoce com mel e beba, 3 vezes ao dia.

Úlcera: 2 vezes ao dia, beba 1 copo de suco de mamão papaia. Continue esse procedimento por 40 dias. Outra alternativa é tomar 1 colher (sopa) de suco de couve, a cada 1 hora, durante 3 dias.

Urticária: Durante 20 dias, 4 vezes ao dia, beba 1 copo de suco de melancia.

Uretrite: Prepare 1 copo de suco de melão e adoce com mel. Beba de manhã e à tarde.

VITAMINAS

Vitamina A

É importante para as crianças em fim de crescimento e ajuda a fortalecer o corpo contra os problemas de saúde. Deixa a pele mais bonita e beneficia também olhos e mucosas. Quando há pouca vitamina A no organismo, alterações na visão, na pele e nos cabelos podem-se manifestar.

É encontrada em: tomate, goiaba, mamão, manga, laranja, couve, cenoura, chicória, caju, abacaxi e aveia.

Vitamina B1

A falta dela tem chances de provocar dores musculares, alterações nervosas e dificuldade de digestão. Entre os benefícios da vitamina está a capacidade de ajudar o organismo a eliminar toxinas. Também abre o apetite, estimula o sistema nervoso e o crescimento.

É encontrada em: tomate, lentilha, laranja, cenoura, batata, abacaxi, figo, rabanete, castanha-do-pará e aveia.

Vitamina B2

Previne problemas relacionados às córneas, aos cabelos, unhas e mucosas. Mantém a boa aparência da pele. A ausência dessa substância provoca lesões na língua, no nariz e nos olhos.

É encontrada em: cebola, cenoura, tomate, pimentão verde, limão, abacate, uva, leite e feijão branco.

Vitamina B5

Favorece o sistema nervoso e a pele. Também contribui para regular e previne problemas relacionados às funções do sistema digestivo. A ausência dessa vitamina no corpo ocasiona manchas na pele e diarréia.

É encontrada em: pimentão, amendoim, castanha-do-pará e trigo integral.

Vitamina B6

Estimula a produção de anticorpos no organismo, por isso protege contra as doenças. Também ajuda a evitar a retenção de líquido, problemas de pele e alterações nervosas. Outro benefício é que previne cãibras.

É encontrada em: melado de cana, ovos, carnes, leite e melão.

Vitamina B12

Combate a anemia e favorece a produção de glóbulos vermelhos. Auxilia o organismo a absorver proteínas e aminoácidos.

É encontrada em: ovos, queijo, leite, beterraba, carne, batata e aveia.

Vitamina C

É ótima contra infecções e problemas nos ossos, mucosas e no sistema digestivo. A falta dessa vitamina deixa o organismo mais exposto a gripes, alergias e a outros tipos de problemas.

É encontrada em: laranja, limão, goiaba, cebola, cenoura, caju, alface, abacaxi, kiwi, acerola e pêra.

Vitamina D

Essa é a única vitamina que o nosso organismo produz, no entanto, para isso, ele precisa entrar em contato com certos alimentos (confira abaixo). A vitamina D ajuda o corpo a absorver cálcio e fósforo, portanto, ajuda a prevenir a osteoporose.

É encontrada em: leite, queijo e gema de ovo.

Vitamina E

Favorece os músculos e o sistema reprodutor. A falta dessa substância pode ocasionar problemas de fertilidade e dores musculares.

É encontrada em: couve, espinafre, soja, hortaliças frescas, banana, abacate e frutas cítricas (laranja, abacaxi, limão etc.).

Vitamina H

Um dos benefícios é deixar a pele mais bonita. Também é importante para as crianças, pois ajuda a desenvolver a coordenação motora. A falta dessa vitamina pode provocar fraqueza, dores nos músculos e excesso de sono.

É encontrada em: aveia, leite, banana e arroz integral.

Vitamina K

Estimula as funções do sistema circulatório, especialmente a coagulação do sangue.

Nos casos muito graves, a ausência dessa vitamina pode ocasionar hemorragias.

É encontrada em: cebola, cenoura, soja, hortaliças, couve, espinafre e todos os cereais.

REMÉDIOS RÁPIDOS E CASEIROS

Amigdalite:
– Faça gargarejos, 2 vezes por dia, com suco de tomates verdes.
– Faça gargarejos com chá de folhas de abacate (50 g para 1 litro de água).
– Tome chá de casca de jequitibá (20 g para 1 litro de água), 4 vezes por dia.

Anemia:
– Beba suco de couve com espinafre, pela manhã, em jejum.
– Tome chá de carqueja (20 g de folhas para 1 litro de água), 5 vezes por dia.
Coma 6 amêndoas em cada uma das refeições.

Artrite:
– Faça compressas com óleo de linhaça a quente.
– Tome suco feito com as folhas e os talos de alface (1 pé de alface para 500 ml de água), 30 minutos antes de ir dormir.
– Beba chá da raiz de sassafrás (20 g para 1 litro de água), 5 vezes por dia.

Asma:
– Tome, 5 vezes por dia, 1 colher (chá) de um xarope feito com 6 g de sementes de abóbora, 40 g de mel e 1 xícara (chá) de água batidos no liquidificador. Depois, acrescente 25 gotas de própolis.
– Faça inalação com chá de folhas de eucalipto (30 g para 1 litro de água).
– Beba chá da raiz de gengibre (20 g para 1 litro de água), 4 vezes por dia.

Arteriosclerose:

– Tome chá de pó de guaraná (10 g para 1 litro de água), 4 vezes por dia.
– Consuma saladas de cebola crua.
– Beba chá de talos de alface (60 g para 1 litro de água), 4 vezes por dia.

Azia:

– Tome chá de dente-de-leão (20 g para 1 litro de água), 3 vezes por dia, sempre antes de alguma refeição.
– Consuma chá de erva-cidreira (20 g de folhas para 1 litro de água), 3 vezes por dia, adoçado com mel.
– Coma mamão 2 vezes por semana.

Bronquite:

– Tome 3 colheres (sopa), 5 vezes por dia, da seguinte mistura: 1 beterraba cortada em rodelas finas, dispostas em uma vasilha e cobertas com açúcar mascavo. Deixe 10 horas em repouso antes de ingerir.
– Cozinhe mangas com mel até formar uma calda espessa e espere esfriar. Tome 2 colheres (sopa) por hora até melhorar.
– Consuma chá de guaco (20 g de folhas para 1 litro de água), 3 vezes por dia.

Cirrose hepática:

– Beba suco de agrião diluído em água, pela manhã, em jejum.
– Coma salada crua de cebola temperada com azeite de oliva, limão e sal.
– Tome chá de picão (20 g de folhas para 1 litro de água), 4 vezes por dia.

Colesterol alto:

– Beba suco de berinjela, diluído em água e limão, pela manhã, em jejum.
– Inclua berinjela, cozida ou crua, com freqüência em suas saladas.
– Tome chá de jurubeba (30 g de para 1 litro

de água), 4 vezes por dia.

Cólica menstrual:

Consuma chá de folhas de mangueira (20 g para 1 litro de água), adoçado com mel, 4 vezes por dia.
Beba 250 ml de suco de tomate puro, 2 vezes por dia.
Tome chá de alfavaca (20 g de folhas para 1 litro de água), 4 vezes por dia.

Coriza:

– Beba suco de laranja quente, com 10 gotas de própolis, 4 vezes por dia.
– Faça inalação com o chá de folhas de eucalipto (100 g para 1 litro de água).
– Tome chá de manjerona (20 g de folhas para 1 litro de água), adoçado com mel de abelhas, 3 vezes por dia.

Dor ciática:

– Aplique uma cataplasma no local que incomoda feita com folhas de repolho amassadas e aquecidas.
– Faça compressa quente no local da dor com chá de folhas de abacateiro (100 g para 1 litro de água).
– Tome chá de folhas e sementes de salsa (20 g para 1 litro de água), 4 vezes ao dia.

Diarréia:

– Coma três bananas-maçãs por dia até melhorar.
– Beba o caldo resultante do cozimento de cenouras.
– Tome chá de poejo (30 g de folhas para 1 litro de água), 4 vezes por dia.

Dor de cabeça:

– Aplique rodelas cruas de batata na testa e mantenha essa compressa por 1 hora ou até a dor cessar.

Tome chá de alfazema (20 g de folhas para 1 litro de água), 3 vezes por dia.

– Beba chá de sementes de girassol, torradas e moídas (30 g para 1 litro de água), 4 vezes por dia.

Enxaqueca:

– Faça compressa na testa com folhas trituradas de repolho.

– Tome chá de folhas e raízes de erva-cidreira (20 g para 1 litro de água) adoçado com mel, 5 vezes por dia.

– Faça compressa na testa com chá de folhas de abacateiro (40 g para 1 litro de água).

Escorbuto:

– Beba suco de acerola, adoçado com mel de abelhas, 4 vezes por dia.

– Consuma laranja entre o lanche da tarde e o jantar, 3 vezes por semana, durante 15 dias.

– Coma brócolis cozido no vapor e temperado com azeite de oliva e sal, em suas refeições, enquanto persistir a doença.

Estresse:

– Tome chá de camomila (20 g de folhas e flores para 1 litro de água) adoçado com mel de abelhas, 5 vezes por dia.

– Beba suco de 2 laranjas-pêras, 2 morangos e 1 cenoura com 200 ml de água.

– Coma abacaxi entre o lanche da tarde e o jantar, 3 vezes por semana, durante 15 dias.

– Faringite:

– Faça gargarejos com suco de agrião diluído em água com 10 gotas de própolis para cada 250 ml, 4 vezes por dia.

– Faça gargarejos com suco de limão diluído em água quente com 10 gotas de própolis para cada 250 ml, 4 vezes por dia.

– Faça compressa quente com polpa de pepino na região da garganta, 3 vezes por dia.

Gastrite:

– Inclua chuchu cozido com pouco tempero em suas refeições.

– Mastigue de 10 a 15 sementes de mamão por dia.

– Beba chá de tamarindo (50 g de polpa da fruta para 1 litro de água), 5 vezes por dia.

Gripe:

– Acrescente alho amassado às suas saladas, que devem ser cruas e temperadas com cebola e limão.

– Tome suco de acerola, 5 vezes por dia.

– Beba chá de guaco (20 g de folhas e raízes para 1 litro de água) adoçado com mel, 3 vezes por dia.

Impotência sexual:

– Tome chá de casca de catuaba (20 g para 1 litro de água), 4 vezes por dia.

– Consuma chá de sementes de feno-grego (50 g para 1 litro de água), 4 vezes por dia.

– Coma melão entre o lanche da tarde e o jantar, 3 vezes por semana, durante 15 dias.

Inflamação na bexiga:

– Tome chá de acelga (30 g de folhas para 1 litro de água), 4 vezes por dia.

– Beba suco de berinjela (diluído em água e limão), 1 vez por dia.

– Consuma chá de cavalinha (20g de folhas para 1 litro de água), 3 vezes por dia.

Insônia:

– Tome chá de poejo (20 g de folhas para 1 litro de água), 4 vezes por dia.

– Beba chá de folhas de laranjeira (20 g para 1 litro de água), 5 vezes por dia.

– Beba suco de maracujá, adoçado com mel de abelhas, 6 vezes por dia.

355

Laringite:

– Tome 3 colheres (sopa) por hora do seguinte xarope: 300 g de cenoura ralada e cozida durante 20 minutos em 1 litro de água. Coe e adoce com mel.

– Faça gargarejos com suco de maçã, adoçado com mel.

– Beba chá preparado com folhas de avenca (20 g para 1 litro de água), 4 vezes por dia.

Náuseas:

– Coma sementes de abóbora torradas e temperadas com sal.

– Beba bastante água-de-coco.

– Tome suco de limão sem adoçar.

Osteoporose:

– Consuma suco de açaí, 3 vezes por semana.

– Coma 6 castanhas-do-pará após as refeições.

– Tome suco de couve diluído em água 30 minutos antes do almoço.

Pneumonia:

– Aplique a seguinte cataplasma morna no peito, por 20 minutos, 3 vezes por dia até os sintomas desaparecerem: 100 g de talos de folhas de aboboreira fritados em azeite de oliva.

– Coma bananas assadas mornas.

– Beba chá de folhas de limoeiro (30 g para 1 litro de água), 3 vezes por dia.

Prisão de ventre:

– Inclua em suas refeições diárias, quiabo cozido em vapor e temperado com azeite de oliva e sal. Deixe ameixa-seca de molho em água por 6 horas. Após esse período, consuma toda a água e coma as ameixas.

– Coma diariamente abacaxi. Inclua essa fruta no cardápio do seu lanche da tarde, 2 vezes por semana, durante 15 dias.

Reumatismo:

– Aplique compressas de folhas de couve aquecidas nas articulações que estiverem doloridas.

– Faça banhos de chá de folhas de alecrim (80 g para 1 litro de água) no local do incômodo, 2 vezes por dia.

– Beba chá preparado com folhas de cavalinha (20 g de folhas para 1 litro de água), 4 vezes por dia.

Rinite:

– Torre 6 dentes de alho e inale a fumaça, deixando a coriza escorrer para limpar as cavidades.

– Faça inalação sobre o vapor de chá feito com folhas de eucalipto (30 g para 1 litro de água).

– Coma maçã entre o lanche da tarde e o jantar, 3 vezes por semana, durante 15 dias.

Sinusite:

– Beba suco feito com folhas e talos de agrião diluídos em água, aquecidos e adoçado com mel de abelhas antes de dormir.

– Tome suco de laranja adoçado com mel, com 10 gotas de própolis, 4 vezes por dia.

– Todos os tratamentos para rinite são eficazes também para a sinusite.

Úlcera no estômago:

– Beba 250 ml de água-de-coco, 2 vezes por dia.

– Coma mamão entre o lanche da tarde e o jantar, 4 vezes por semana, durante 15 dias.

– Tome chá de casca de barbatimão (20 g para 1 litro de água), 4 vezes por dia.

Vômito:

– Inclua acelga em suas saladas cruas, temperada com limão e azeite de oliva.

– Beba chá de hortelã (10 g de folhas para 1 litro de água), sem adoçar, 1 vez por dia.

– Tome suco de maçã puro até passar o enjôo.

VERDURAS E LEGUMES

Alface: Combate à insônia, o reumatismo, a conjuntivite, além de acalmar os nervos e ser um bom diurético (ajuda no funcionamento das vias urinárias).

Batata: As folhas do pé de batata amenizam dores reumáticas. Rodelas de batata na testa aliviam dores de cabeça.

Beterraba: Ótimo laxante, também age contra anemia, artrite e reumatismo. O suco de beterraba é revitalizante.

Brócolis: Anemia, fadiga, excesso de peso, hipertensão, distúrbios da bexiga e problemas cardíacos, hepáticos, renais, menstruais e visuais: esses são alguns casos com os quais os brócolis são eficientes.

Cebola: Abaixa a pressão arterial, diminui o colesterol e combate o diabetes. Usada externamente é um eficiente anti-séptico.

Cenoura: Boa para a pele, os cabelos, os ossos e a visão. Também age como digestivo.

Chuchu: Além de calmante, o chuchu também ajuda em casos de obesidade, problemas estomacais e hipertensão.

Couve: É ótima contra úlceras, acidez estomacal, prisão de ventre e anemia.

Espinafre: Rico em ferro, vitaminas A, C e complexo B, age contra a anemia. O ideal é consumi-lo refogado, pois, se ingerido cru, pode causar efeitos colaterais em pessoas que sofrem de gota, problemas nos rins, cálculos de vesícula e úlceras no estômago.

Pepino: Ótimo diurético. Em uso externo, o emplasto feito de pepino funciona bem contra coceiras e irritações. Também é eficaz colocar rodelas.

Quiabo: Alivia a prisão de ventre. Usada externamente, a mucilagem (a popular "baba" do quiabo) é cicatrizante.

Rúcula: Limpa o sangue, fortalece o organismo, é boa para a pele e também para as vias respiratórias.

OUTRAS DICAS CASEIRAS

ACNE

Abacate: Durante uma hora, com o abacate amassado, fazer uma cataplasma no local.

Bardana: Preparar um chá usando 20 g da planta para cada litro de água e fazer compressas locais.

Berinjela: Amassar as folhas frescas e fazer cataplasma no local.

Cenoura e Pepino: Consumir 250 ml do suco combinado, 4 vezes ao dia.

Louro: Fazer cataplasma local com as folhas maceradas misturadas com mel.

AFTAS

Abacate: Mastigar as folhas novas do abacateiro.

Agrião: Tomar 250 ml, pela manhã, em jejum, de suco diluído em água.

Beterraba e Cenoura: Tomar 250 ml do suco combinado, meia hora antes do almoço.

Jabuticaba: Bochechar três vezes ao dia com o suco diluído em água.

Sálvia: Bochechar 2 vezes ao dia com chá feito das folhas (50 g para 1 litro de água).

ALERGIA

Agrião e Alface: Tomar 250 ml do suco combinado, diluído em água, 30 minutos antes do almoço.

Alecrim e Camomila: Tomar 3 xícaras (chá) ao dia do chá combinado, preparado com 30 g para cada 1 litro de água.

Alfavaca e Chapéu-de-couro: Tomar 3 xícaras (chá) ao dia do chá combinado, preparado com 40 g para cada litro de água.

Carqueja: Tomar 3 vezes ao dia o chá feito com 30 g de folha para cada litro de água.

Espinafre e Brócolis: Cozinhar em vapor e temperar com azeite de oliva, limão e sal. Incluir este prato no cardápio do almoço, 4 vezes por semana.

Dente-de-leão: Fazer gargarejos, 3 vezes ao dia, com 6 gotas de tintura da raiz já fria, misturada com água fervida e sal.

Gengibre: Fazer gargarejos com infusão de gengibre, 3 vezes ao dia.

Limão, Cebola e Orégano: Fazer gargarejos com o chá combinado, feito com 3 limões, 1 cebola e 10 g de orégano para cada litro de água.

Pepino: Fazer, 3 vezes ao dia, gargarejos com suco puro adoçado com mel.

Repolho: Durante meia hora, 2 vezes por dia, fazer compressa local com as folhas maceradas.

Tomate: Fazer gargarejos com o suco de tomates verdes, 2 vezes ao dia.

Tomilho e Sálvia: Fazer infusão com 2 a 4 colheres (chá) das ervas para cada meio litro de água.

ANEMIA

Abacaxi: Tomar 250 ml, 4 vezes ao dia, do suco puro adoçado com melado de cana.

Amêndoa: Comer 6 unidades em cada refeição.

Brócolis: Cozinhar em vapor e temperar com azeite, limão e um pouco de sal.

Carqueja: Tomar 5 xícaras (chá) ao dia do chá feito com 30 g de folhas e 1 litro de água.

Cenoura, Beterraba e Couve: Tomar pela manhã, durante 10 dias, 1 copo do suco feito com cenoura, beterraba e couve batidas.

AZIA

Alface: Tomar 1 xícara (chá) do suco das folhas e talos meia hora antes do almoço.

Dente-de-leão: Consumir 3 xícaras (chá) ao dia, antes das refeições, de chá feito com 30 g para 1 litro de água.

Erva-cidreira ou Hortelã: Beber o chá adoçado com mel, 3 vezes ao dia.

CÃIBRA

Açafrão: Preparar o chá das folhas com 20 g para cada litro de água, e tomar 3 xícaras (chá) ao dia.

Agrião: Tomar 250 ml do suco diluído em água pela manhã e em jejum.

Angélica: Preparar o chá com 30 g de folhas e 1 litro de água, tomar 3 xícaras (chá) ao dia.

Marmelo: Beber 4 xícaras (chá) por dia de chá feito das flores (30 g para cada litro de água).

CONJUNTIVITE

Alface: Lavar os olhos com o chá morno preparado com 80 g de talos para 1 litro de água.

Arruda: Deixar as folhas maceradas de molho durante 4 horas, depois lavar os olhos com a água.

Camomila: Lavar os olhos com o chá morno.

Cenoura: Lavar os olhos com o suco puro e morno.

Maçã: Lavar os olhos com o suco puro e fazer compressas com a fruta ralada.

Salsa: Fazer compressa no local com as folhas maceradas.

CORRIMENTOS VAGINAIS

Batata e Cebola: Cozinhar batatas e cebolas e tomar uma xícara (chá), 3 vezes ao dia, do caldo do cozimento.

Chicória: Tomar, em jejum, pela manhã, 250 ml do suco diluído.

Couve: Tomar 2 vezes ao dia o suco diluído em água.

Eucalipto: Preparar o chá das folhas (30 g para 1 litro de água) e tomar 4 xícaras (chá) ao dia.

Losna: Fazer compressa com o chá quente na região genital.

Romã: Tomar 4 xícaras do chá feito da casca.

DIARRÉIA

Banana: Cozinhar 2 bananas-maçãs em 1 litro de água e tomar 1 xícara (chá), a cada 3 horas.

Batata: Comer purê temperado somente com sal e azeite de oliva.

Camomila: Fazer o chá com 20 g das folhas e das flores para cada litro de água e tomar 4 vezes ao dia.

Cenoura: Beber o caldo do cozimento da cenoura.

Limão: Beber o sumo da fruta.

Maçã: Tomar 250 ml do suco pela manhã, em jejum.

Pitanga: Consumir 4 xícaras (chá) ao dia do chá preparado com as folhas da pitangueira.

Poejo: Ingerir, 4 vezes ao dia, o chá das folhas.

DOR DE CABEÇA

Alfazema: Tomar 3 xícaras (chá) ao dia do chá preparado com as folhas (30 g para cada litro de água).

Batata: Fazer compressas com batatas em rodelas na região da fronte durante 1 hora ou até que a dor desapareça.

Erva-doce: Ideal para dores de cabeça de origem digestiva. Fazer uma infusão, aguardar 10 minutos e coar. Tomar 1 xícara (chá) durante as principais refeições.

Jiló e Limão: Tomar 2 xícaras (chá) por dia do suco combinado.

Manjericão: Fazer inalação com as folhas em infusão.

Pimentão: Fazer uma cataplasma com legume morno e aplicar nas têmporas, testa e nuca deixando agir por 15 minutos.

ENXAQUECA

Abacate: Fazer compressa na fronte com o chá das folhas do abacateiro.

Alfazema: Tomar 5 xícaras (chá) por dia do chá preparado com 20 g das folhas para cada litro de água.

Cebola: Consumir 3 xícaras (chá), por dia, do suco diluído em água.

Laranja: Tomar 250 ml do suco da fruta puro com 10 gotas de própolis e morno.

Lima: Fazer compressa na fronte com as folhas da limeira bem amassadas.

Repolho: Fazer compressa na região da fronte com as folhas trituradas .

ESTOMATITE

Abacate: Mastigar as folhas novas do abacateiro.

Agrião: Consumir 250 ml, pela manhã, em jejum, de suco diluído em água.

Aipo: Beber 3 xícaras (chá) ao dia do chá das folhas preparado com 100 g para cada litro de água.

Beterraba e Cenoura: Tomar 250 ml do suco combinado, meia hora antes do almoço.

Jabuticaba: Fazer bochechos 3 vezes ao dia com o suco diluído em água.

Marmelo: Triturar as sementes até se transformarem em pó, acrescentar mel de abelhas e aplicar a pomada no local.

Rábano: Tomar 250 ml do suco diluído em água, 2 vezes ao dia.

FRIEIRA

Alho: Amassar 3 dentes de alho e deixá-los de molho durante 5 horas. Em seguida, lavar as partes afetadas com a água.

Batata: Cozinhar batatas apenas em água e lavar as partes afetadas com a água do cozimento, 2 vezes ao dia.

Carqueja: Utilizando 30 g das folhas, para 1 litro de água, preparar um chá e tomar 3 xícaras (chá) por dia. Para lavar as partes afetadas, preparar um chá com 80 g de folhas em 1 litro de água.

Confrei: Lavar as partes afetadas com o chá preparado com 60 g de folhas e 1 litro de água.

Maçã: Lavar as partes com frieiras usando suco diluído em água.

Nabo: Com o nabo ralado, fazer compressas locais com duração de 15 minutos, 3 vezes ao dia.

Gengibre: Preparar o chá da raiz, utilizando 30 g para cada litro de água e consumir 3 xícaras ao dia.

Goiaba: Tomar 3 xícaras (chá) por dia do chá das folhas da goiabeira.

Jiló: Tomar 250 ml de suco, 30 minutos antes do almoço.

Urtiga: Consumir 4 xícaras (chá) por dia do chá das flores (20 g para cada litro de água).

MAU HÁLITO

Limão: Fazer gargarejos com o suco sem açúcar.

Maçã: Mastigar a fruta.

Menta: Beber infusão de menta.

Salsa: Mastigar um pouco de salsa.

NÁUSEA

Abóbora: Comer as amêndoas das sementes de abóbora, torradas e temperadas com sal.

Boldo: Consumir 250 ml, 2 vezes ao dia, da solução das folhas maceradas com 250 ml de água.

Cebola: Tomar, ao primeiro sinal de náusea, 1 xícara (chá) do suco diluído em água, combinado com limão.

Coco: Beber água-de-coco em abundância, principalmente quando a náusea se manifestar.

Laranja: Mascar cascas de laranja.

Limão: Tomar 250 ml do suco diluído em água, mas sem adoçar.

Maçã: Comer maçã crua.

Pêssego: Infusão de folhas de pêssego.

PRISÃO DE VENTRE

Ameixa: Colocar de molho 6 ameixas secas. Em seguida, beber a água e comer as ameixas.

Beterraba: Tomar 250 ml de suco puro, 2 vezes ao dia.

Camomila: Consumir 4 xícaras (chá) diariamente do chá das folhas adoçado com mel.

Cenoura: Beber o suco puro, 2 vezes por dia.

Chapéu-de-couro: Beber o chá das folhas, adoçado com mel, 4 vezes ao dia.

RESFRIADO

Alho: Bater no liquidificador 4 dentes de alho, duas cebolas, com o suco de 4 limões. Coar a solução, temperar com azeite de oliva e sal e tomar 3 colheres (sopa) da mistura, com 5 gotas de própolis a cada hora.

Acerola: Consumir 4 xícaras (chá) ao dia do suco diluído em água e adoçado com mel.

Alecrim: Fazer inalação com água, sal, cebola e folhas de alecrim, 3 vezes ao dia.

Cebola: Preparar uma infusão com gengibre e cebola picada, coar e beber.

Laranja: Beber a infusão preparada com as folhas de laranja e mel.

Limão: Fazer infusão com as folhas e a casca de limão. Coar e beber antes de dormir.

Madressilva: Fazer uma infusão e beber com mel e limão.

Mostarda: Fazer uma cataplasma de mostarda no peito.

Poejo: Tomar 4 xícaras (chá) do chá preparado com 30 g das folhas para cada litro de água e adoçado com mel.

Salsa: Extrair o sumo das folhas e dos talos, acrescentar leite e mel e tomar 3 xícaras (chá) ao dia.

Tomilho: Fazer uma infusão com uma colher (sopa) de folhas e flores de tomilho. Coar e beber com mel ou açúcar orgânico. Beber 1 xícara (chá) de 2 a 3 vezes ao dia.

ROUQUIDÃO

Abacaxi: Fazer gargarejos com o suco natural adoçado com mel, 3 vezes ao dia.

Agrião: Depois de extrair o sumo das folhas e dos talos, acrescentar mel na mesma quantidade e ferver durante 30 minutos. Tomar 4 vezes ao dia 2 colheres (sopa) da mistura como 10 gotas de própolis.

Maçã: Cortar as maçãs em pedaços, assá-las com mel de abelhas e comê-las ainda quente.

Pepino: Na área da garganta, fazer compressas com a polpa de pepino durante 30 minutos.

Romã: Preparar o chá da casca utilizando 30 g para cada litro de água e fazer 3 gargarejos ao dia.

SAPINHO

Confrei: Aplicar o sumo das folhas trituradas com um algodão embebido, deixar agir por 10 minutos e lavar em água corrente.

Feijão: Após cozinhar o feijão, retirar o caldo do cozimento sem temperar. Depois de frio, molhar um algodão no caldo, aplicar na boca da criança deixar agir por 15 minutos e lavar.

Tomate: Aplicar, na boca da criança, o suco puro com um algodão embebido. Após 10 minutos lavar o local com água.

ESTRESSE

Alface: Tomar 4 vezes ao dia, antes de deitar, chá morno feito dos talos e adoçado com 1 colher (sopa) de mel.

Alho: Amassar 3 dentes de alho e deixá-los de molho durante 6 horas. Consumir a solução, 3 xícaras ao dia.

Arruda: Beber, 2 vezes por dia, o chá das folhas preparado com 15 g para cada litro de água.

Camomila: Consumir 5 xícaras (chá) ao dia de chá das folhas.

Malva: Fazer o chá das folhas usando 30 g das folhas para 1 litro de água e beber 5 xícaras por dia.

Mulungu: Antes de deitar, tomar um banho de banheira, durante 10 minutos, em uma infusão feita com 3 colheres (sopa) de cascas de mulungu.

TORCICOLO

Batata: Fazer compressas no local utilizando rodelas de batata crua, 3 vezes ao dia, com duração de 1 hora.

Cebola: Com rodelas de cebola crua, fazer compressas locais, com duração de 1 hora, 3 vezes ao dia.

Maracujá: Beber 250 ml do suco natural adoçado com mel, 3 vezes ao dia.

Orégano: Preparar um chá com 15 g para cada litro de água, adoçar com mel e consumir 3 xícaras ao dia.

TOSSE

Alecrim: Tomar, 3 vezes por dia, o chá preparado com as folhas.

Alho: Misturar 3 dentes de alho com mel e leite e aquecer sem deixar ferver. Beber 2 colheres (chá), 2 vezes ao dia, sendo uma pela manhã e outra à noite.

Beterraba: Após cortar a beterraba em rodelas finas, colocá-las em um recipiente e cobri-las com açúcar mascavo, deixar em repouso durante 10 horas. Tomar 3 colheres (sopa), 5 vezes ao dia.

Cebola: Bater 1 cebola crua com 2 colheres (sopa) de açúcar mascavo. Aguardar 6 horas e acrescentar água. Beber este líquido, 2 vezes por dia.

Mamão: Aquecer o suco natural adoçado com mel e tomar 250 ml, 2 vezes ao dia.

Orégano: Fazer infusão de orégano adoçada com mel.

GASES INTESTINAIS

Abacate: Tomar 4 xícaras (chá) ao dia do chá, sem adoçar, preparado com 40 g das folhas do abacateiro para cada litro de água.

Agrião: Tomar 1 xícara (chá) do suco diluído, 3 vezes por dia.

Banana: Comer a fruta sem mastigar muito.

Cenoura: Tomar o suco puro, meia hora antes do almoço.

Erva-doce: Tomar 4 xícaras (chá) por dia do chá das sementes.

Mamão: Preparar um chá com as sementes secas e moídas, adicionadas à água fervente. Beber o chá morno pela manhã em jejum.

Salsa: Tomar 4 xícaras (chá) ao dia do chá feito com 50 g das folhas e raízes para 1 litro de água.

Uva: Tomar suco de uva natural de 5 a 6 vezes por semana.

GENGIVITE

Amora: Bochechar com suco de amoras pretas, adoçado com mel e levemente aquecido.

Agrião: Tomar 1 xícara (chá) do suco diluído pela manhã. Para cessar as hemorragias, fazer bochechos com as folhas e talos amassados adicionados a água.

Manga: Fazer bochechos com o chá das folhas da mangueira, levemente aquecido.

Pepino: Tomar 3 xícaras (chá) por dia do suco diluído em água.

Rábano: Tomar 1 xícara (chá), 30 minutos antes das refeições, de suco diluído.

Romã: 2 vezes ao dia, bochechar com o chá da casca da romã.

GRIPE

Acerola: Tomar 250 ml de suco das frutas, ao dia.

Alface: Beber o suco das folhas e talos previamente aquecidos antes de deitar.

Alho: Usá-lo amassado em saladas cruas, junto com cebola e limão. Esfregar os dentes de alho na sola dos pés.

Eucalipto: Fazer uma infusão com eucalipto. Coar, adicionar açúcar mascavo ou mel e beber, 3 vezes ao dia.

Guaco: Preparar o chá das folhas e das raízes, adoçar com mel e tomar 3 xícaras (chá) ao dia.

Laranja: Aquecer levemente o suco natural combinado com própolis e tomá-lo ao deitar.

Rabanete: Consumir 1 xícara (chá), 3 vezes ao dia, do suco diluído em água ou usá-lo na alimentação na forma de saladas.

HERPES

Agrião: Tomar 1 xícara (chá), 2 vezes ao dia, do suco diluído em água.

Alecrim, Camomila, Cáscara-sagrada e Sálvia: Tomar, 2 vezes por dia, o chá combinado, preparado com 30 g das folhas para cada 1 litro de água.

Berinjela: Com as folhas frescas da berinjela, fazer compressas locais que devem ser renovadas a cada 30 minutos.

Melancia: Tomar 250 ml do suco a cada 2 horas e meia.

Pepino: Amassar sementes de pepino, adicionar um pouco de água e fazer compressas locais.

Pêssego: Fazer compressas locais com as folhas do pessegueiro amassadas.

INSÔNIA

Camomila: Beber, 4 vezes ao dia, o chá das folhas preparado com 30 g para cada 1 litro de água.

Cebola: Tomar 1 xícara do chá preparado com 50 g para 1 litro de água antes de deitar.

Laranja: Consumir 5 xícaras (chá), diariamente, do chá das folhas de laranjeira.

Maracujá: Tomar 250 ml, 6 vezes ao dia, do suco natural adoçado com mel.

Poejo: Preparar o chá das folhas utilizando 20 g para cada litro de água e tomar 4 xícaras por dia.

MÁ DIGESTÃO

Abacate: Tomar 4 xícaras (chá), ao dia do chá preparado com 40 g das folhas do abacateiro para cada litro de água.

Alface: Beber 5 vezes ao dia o chá das folhas e talos.

Brócolis: Cozinhar em água e beber a água do cozimento.

Camomila: Consumir 4 xícaras (chá), por dia do chá feito tanto das folhas como das flores.

A ASSOCIAÇÃO DAS ERVAS É MUITO EFICAZ NO AUXÍLIO DOS TRATAMENTOS:

1. ÁCIDO ÚRICO
2. AFECÇÕES DE HERPES
3. AFECÇÕES LUPUS
4. AFRODISÍACO FEMININO
5. AFRODISÍACO MASCULINO
6. AMENORRÉIA
7. ANTIDEPRESSIVAS
8. ANTINFLAMATÓRIO
9. BRONQUITE
10. CIRCULAÇÃO
11. CISTO E OVÁRIOS
12. COLESTEROL
13. CÓLICAS MENSTRUAIS
14. DEPURATIVO PARA ACNE
15. DESINTOXICANTE PARA FUMANTES
16. DIABETES
17. EMAGRECEDOR
18. ENXAQUECA
19. FORTIFICANTE DO SISTEMA IMUNOLÓGICO
20. GARGANTA, LARINGE E FARINGE
21. GASTRITE E DIGESTÃO
22. HEPATOPROTETOR/HEPATITES
23. HIPERTENSÃO
24. INFECÇÕES DO PÂNCREAS
25. INSÔNIA
26. LABIRINTITE
27. LAXATIVAS
28. MALES DO FÍGADO
29. MENOPAUSA
30. MIOMA
31. OSTEOPOROSE, COLUNA E DORES MUSCULARES
32. PRÓSTATA
33. PSORÍASE
34. RECONSTITUINTE PARA ANEMIA
35. REUMATISMO
36. RINS E BEXIGA
37. SINUSITES E RINITES
38. TRIGLICÉRIDES
39. VARIZES E HEMORRÓIDAS
40. VESÍCULA

"A PIOR DOENÇA É A MENTAL,

LIBERTE-SE DOS PENSAMENTOS NEGATIVOS

ACREDITE EM VOCÊ, FALE VÁRIAS VEZES

AO DIA, EU ME AMO POR QUE SOU FRUTO DE DEUS."

Informações sobre ervas

Contatos com o Autor:
(011) 6975-2682
E-mail: ifarandreresende@ig.com.br